U0219701

Focusing in Clinical Practice:
The Essence of Change

聚　焦
在心理治疗中的运用

［美］安·韦泽·康奈尔（Ann Weiser Cornell）／著

吉　莉／译

中国轻工业出版社

图书在版编目（CIP）数据

聚焦：在心理治疗中的运用／（美）康奈尔（Cornell，
A. W.) 著；吉莉译. —北京：中国轻工业出版社，2016.5
（2023.12重印）

ISBN 978-7-5184-0795-8

Ⅰ. ①聚…　Ⅱ. ①康…　②吉…　Ⅲ. ①精神疗法－
研究　Ⅳ. ①R749.055

中国版本图书馆CIP数据核字（2015）第318111号

责任编辑：陈　程　　　　文字编辑：罗运轴
策划编辑：阎　兰　　　　责任终审：杜文勇
责任校对：刘志颖　　　　责任监印：吴维斌

出版发行：中国轻工业出版社（北京东长安街6号，邮编：100740）
印　　刷：三河市鑫金马印装有限公司
经　　销：各地新华书店
版　　次：2023年12月第1版第4次印刷
开　　本：710×1000　1/16　印张：17
字　　数：200千字
书　　号：ISBN 978-7-5184-0795-8　定价：48.00元
读者热线：010-65181109，65262933
发行电话：010-85119832　传真：010-85113293
网　　址：http://www.chlip.com.cn　http://www.wqedu.com
电子信箱：1012305542@qq.com
如发现图书残缺请拨打读者热线联系调换
231734Y2C104ZYW

献给 尤金·简德林，精神导师和朋友

南嘉—万千心理先锋译丛总序

　　《南嘉—万千心理先锋译丛》是南嘉心理学出版基金与万千心理图书的合作出版项目。它以国际临床心理学前瞻性研究与发展相关的专业图书的翻译出版为途径，促进国内临床心理学发展与国际临床心理学发展的接轨。它是一项推进中国临床心理治疗与咨询健康发展的计划。译丛选材主要涉及当代国际精神分析与人本—体验心理疗法等前瞻性研究的经典著作。

　　"万千心理"于1998年即开始专心致力于专业临床心理学图书的出版策划。虽然市场变化起伏，但她十几年如一日地坚持着最初的专业心理学图书的出版策划宗旨；目前已成为中国心理学界颇具认可度和信任度的专业图书出版标志。近十几年来，国内心理学专业学生、心理咨询师、临床心理学家、精神科医生、社会工作者等阅读学习的专业性书籍，相当大的一部分来自万千心理默默无闻持续耕耘所出版策划的优秀图书。我自接触"万千心理"的第一本专业书籍起，即开始关注和购买"万千心理"的图书，并以作为自己专业学习的资料，同时也推荐给同仁和学生。

　　南嘉心理学出版基金的建立，是基于南嘉心理咨询中心的赞助。而设立南嘉心理学出版基金的初心源于我在心理咨询界十多年的阅读积累和从业经验及我对相关社会实践的反思。20世纪90年代，专业心理学图书远没有今天这么丰富，几乎可以说是很贫乏。由此，我们不得不要么托人从台湾地区购买汉译本，要么从海外购买外文版。当时如果能够拿到几本，真的如获至宝。当时许多国外优质的心理专业图书很难获得。随着引进一些国际心理学培训创办南嘉心理咨询中心，我与一些任教的国内外讲师在专业心理学的教学中，意识到专业心理学书籍对学生学习的必要性和重要性，此后即将这一想法隐隐记挂心头。

　　"念念不忘，必有回响"，事情的成就或许就在于念念不忘，众多因缘一旦和合，便有回响。2008 年，我因协助我的老师——英国 Campbell Purton 博士的《聚焦取向心理治疗》一书的翻译出版，而与"万千心理"的编辑结缘。之后在其他专业心理学图书的翻译出版上则与万千心理有了更进一步的合作。在此过程中，我感受到"万千心理"的石铁总策划及其编辑团队，是真正忠实于专业心理学图书出版策划的专业性团队，而并非市场上某些只注重效益和个人目标的出版商。这些共同构成了《南嘉—万千心理先锋译丛》的重要基础。

同时，我也注意到由于目前国内纸质图书出版相对不景气，在引进及出版国外一些临床心理学专业的前沿性图书的过程中，常存在一定的谨慎及滞后，这影响了国内临床心理学界与国际临床心理学界在发展上的接轨。在此背景下，我和家人商量后，即发心成立了南嘉心理学出版基金，以赞助国际临床心理学前瞻性研究与发展相关的专业图书的翻译出版。此后，由"万千心理"的阎兰编辑策划，经与石铁总策划等一起确定了《南嘉—万千心理先锋译丛》项目的计划。目前确定出版的有关于精神分析与人本疗法研究的前沿性及代表性的经典作品《心理治疗中的转变：一个整合的范式》《母婴关系与咨访关系中的主体间形式》（暂定名）《体验的世界》（暂定名）等等。未来双方将持续该出版项目。

赞助专业图书的出版自然会有一些代价。有朋友说，你们应该先搞些"心灵鸡汤"，挣一大笔钱，然后再做专业心理学。我的想法却并非如此，正如昂山素季曾说，"你真的不能把手段与目的截然分开"。我觉得中国临床心理学专业以及图书的发展，是需要持续坚持其专业性的。如果我们开始就为了某些目标而走偏了，以为获利后可以"从良"，但这有可能让中国临床心理学专业及其图书的出版误入歧途。正如佛学的哲理所说，饿鬼道的心态和手段，不会得到天道的结果。而天道的福果，也只有以天道的心态和方式手段才可能实现。既然有理想，就要有所坚持。又有朋友说，这不是个人的事情，是社会的事情。我也觉得并非如此，所谓"社会"也即是由我们每个人组成的共业群体，如果作为个人不能投入到对社会的积极贡献中去——尽管这种贡献是十分微弱且可以忽略不计的——而说这是社会的事情，其实是在将自己隔离于社会之外。特蕾莎修女说，"无论如何，总还是要建设"。在人，即活世上百年也终归于尘土；在世，或许需要对社会真正有所贡献——即使是很小的。我们希望对社会的一个很小的专业领域有所贡献，《南嘉—万千心理先锋译丛》项目就是在这一理想下确定并进行的。此先锋译丛希望以南嘉与万千心理结合而尽绵薄之力，对国内临床心理学的发展起到一定的促进和推动作用，并且拓宽国内心理学工作者的国际发展视野。同时，我也希望心理学界的老师、同道们，能够支持先锋译丛的这一理想。如果你们也有意愿并且能够加入进来，推荐、阅读，甚至参与翻译等，那将是我们的荣幸。

徐钧 于南嘉心理咨询中心

2014 年 1 月 1 日

推　荐　序

　　《聚焦：在心理治疗中的运用》是当代人本主义心理疗法的重要作品。它在出版之前已经备受国际聚焦圈的瞩目。作者 Ann Weiser Cornell 博士（简称 Ann）是聚焦创始人简德林博士的重要弟子及合作者，也是国际聚焦取向疗法圈重要的理论发展者及内在关系聚焦的创始人。

　　2011 年，我前往美国加州海岸阿西罗马会议中心参加第 23 届国际聚焦大会，受到 Ann 的热情接待。她专门驾车来加州一号公路的蝴蝶镇接我去会议中心。随后，在大会的工作坊中，我注意到 Ann 博士的教学和临床工作气场非比一般。她也在会议期间和我聊起内在关系聚焦在聚焦中的工作核心。

　　在 2013 年，我由前缘而邀请 Ann 来中国旅行和教学，教授她创立的内在关系聚焦。她和我在茶余饭后聊起她的一些临床思考——聚焦如何在临床实践有效运用，以及聚焦与精神分析自体心理学等方法上的比较。我当时注意到她正在撰写一本重要的聚焦著作。同年 6 月，在瑞士琉森的阿尔卑斯山上召开的第 25 届国际聚焦大会上，Ann 做了"聚焦在心理治疗中的运用"的专题会场报告，许多专家都来听了这场报告，演讲中除涉及聚焦本身的核心和发展外，还涉及了聚焦与精神分析多个学派的比较，以及临床的研究，众多专家多给予好评。所以我当时就与 Ann 约定，在此书的英语版出版后，我会尽快组织其中文版的出版。

　　2014 年春节，我在中国香港的聚焦圈交流汉字聚焦时，与聚焦学会中国香港协调员张家兴博士见面，张老师和我说起了《聚焦：在心理治疗中的运用》刚出版，并在我离开中国香港时赠送了我一本英语版。我回上海后，当即和万千心理的阎兰编辑联系，之后与 Ann 联系了获得了出版同意。于是，我启动了南嘉出版基金促成此书版权的引进。最后，众缘和合，决定了此书的中文版的出版。

《聚焦：在心理治疗中的运用》是一本内容十分丰富的著作。Ann 在早期即与聚焦创始人简德林博士一起进行聚焦的临床工作至今，所以对聚焦的历史和根源有十分清晰的理解和记忆，在本书中，她对聚焦的历史进行了清晰的介绍；其二，她也常年从事临床和聚焦教学工作，这些工作经验使她在聚焦核心的阐释上十分精确；其三，聚焦在临床运用中如何根本性地与各种疗法结合，是一个很重要的环节，在本书中，Ann 也清晰地介绍了这其中的关联性，有助于使用各种疗法的同行理解和整合聚焦这一有效的方式在自身的工作中；其四，本书是 Ann 与全球各地的聚焦训练师、一些心理疗法代表人的交谈后的写作，所以价值十分深远，也为未来提供一个以聚焦为基础的整合模型提供了十分有意义的基石。

在此，我十分推荐《聚焦：在心理治疗中的运用》的阅读，这对一般不太了解聚焦及其体验疗法意义和技术的咨询心理学同道，会是一本提供重要信息的著作；对已经了解聚焦，但正纠结于聚焦与其他疗法关系并且如何运用的同道，无疑是打开了一个崭新和清晰的窗口；对于聚焦及其疗法的熟识者，此书也协助了解聚焦及其体验疗法的国际发展水平。

徐 钧

南嘉（上海）心理培训中心

2015 年 10 月 1 日

译　者　序

译完全书之后，我感到一种深深的放松和宁静。在翻译这些柔软的文字时，我自己内在那些柔软的、年幼的部分也常常会探出头来，好奇地张望，于是我就会闭上眼睛，告诉它们："我看到你了，我知道你在那里，我很高兴你在这儿。"我静静地呼吸，体会着身体的感觉，陪伴着它。于是常常，内在的一个微笑会浮现到脸上。

我深深地感到，不仅心理治疗的专业人士能够从这本书里收获到很多实用的信息和技巧，更重要的是，非专业的普通读者，也能在阅读本书的过程中，体会到这种与自己内在的每一个部分在一起的美好和温暖。

记得2013年1月份的时候，安（Ann）来到上海授课，当时我很荣幸地作为翻译者参与了那次课程。还记得那时的我，刚刚发生了一个小小的意外，额头上还顶着一个未拆线的伤口和一块大大的纱布，对于是否能带伤顺利完成工作多少还有些如履薄冰。

在翻译讲义的过程中，我已经了解到安会讲"自我临在（Self-in-Presence）"，那时的我对于什么是"临在"都不太清楚，就更不用说什么是自我临在了。

课程进行到第三天下午，我清楚地记得，开课后不久，我的肚子突然开始剧痛，让我几乎无法站立。刚好那几天课程的内容都是关于如何用"自我临在"的方式与自己困难的感受在一起。于是我就下意识地一边做着翻译，一边在自己身上练习起了"自我临在"。我在心里和腹部的这份痛连接，温柔地告诉它："没关系，我在这里，我看到你了，我和你在一起。"我甚至把它想象成了一个毛茸茸的小动物，在想象中温和地把它抱在怀中。很神奇的情况发生了，这份痛变得不再那么剧烈，一会儿之后，这份痛就慢慢地变弱，最后竟然消失了。

课后我和安分享了这个过程，我已经不记得当时她对我说了什么了，但是我能清楚地记得那份得到确认和嘉许的欣喜。那次小小的"历奇"让我对聚焦和"自我临在"产生了极大的好感和好奇。从那以后，我又继续跟随徐钧老师学习了常规的聚焦、汉字聚焦以及全身聚焦，一发不可收拾地爱上了聚焦。

当我接到翻译安的这本新书的任务时，我就感到一种由内而外的使命感，希望能透过这本书让更多的人了解和接触到这么简洁又好用的方法。让我们每一天的日子都能过得更多一点点的轻松自在，每一个人的内在都能有多一点点这样温暖柔软的空间。

祝愿每一位读者都能在阅读本书的过程中品味到这份美妙的感受。

吉　莉

2015 年 10 月 7 日于 广州 碧桂园

中文版序言

我很高兴也很荣幸地欢迎我这本《聚焦：在心理治疗中的运用》的中文译本问世。为了这本书，我做了很多关于当代心理治疗的研究，我也对很多聚焦取向的心理治疗师进行了采访。本书凝结了我三十多年来将聚焦教给心理治疗师的经验。我很高兴英文版的读者对于这本书给予了很好的反馈。现在，这本中文译本也让它可以在中文世界中得到阅读和应用，而且这会是一个很大的发展。我在 2013 年 1 月份的时候，应徐钧先生的邀请，到中国上海为治疗师做了一次高级聚焦的课程。我也在张家兴先生的邀请下，于 2012 年 12 月去了中国香港。我对于当时遇到的中国心理治疗师的敏感、智慧和能力印象深刻。我也很享受美丽的中国、善良的中国人以及美味的食物。非常棒的是，这个译本将让更多的临床工作者能够注意到聚焦的力量，意识到"体会"是治疗中的一个强大的突破性时刻。我很高兴在中文世界中的人们也将有机会把这个能够改变生命的工作带到他们与来访者的心理治疗中去。在本书中我特别关注了这个理念，就是这些过程将能被注入很多已有的治疗模型中去。

我对出版者以及所有涉及这本书翻译的工作者表达感谢，也对读者表示感谢：愿你们的生命和治疗工作都发生蜕变！

Ann Weiser Cornell ，2015 年 10 月

目　　录

引　言
一个片刻的大门

我 40 年前开始学习聚焦，而且这很可能拯救了我的生命。我当时是为了自己的个人成长而学习，那时每周日晚上在芝加哥的一个社区教堂会有一系列的聚会。当时还没有相关的书籍，没有人料到它会成为被超过五十个国家成千上万个人使用的方法，如心理治疗（Amodeo, 2007; Friedman, 2007; Gendlin, 1996）、咨询（Purton, 2007）、教练（Madison, 2011）、自助（Cornell, 1996; Gendlin, 1981）以及社区健康（Omidian & Lawrence, 2007），还有在创造力领域的应用（Rappaport, 2009），还有商业（Ikemi, 2007）、身体健康（Klagsbrun, 1999, 2001; Summerville, 1999）、创伤释放（Armstrong, 2010; Grindler Katonah, 出版中）、灵性（Hinterkopf, 2004）、成瘾（Tidmarsh, 2010）、慢性疼痛（Barlocher, 1999; Frezza, 2008; Muller & Feuerstein, 1999）、与儿童的工作（Stapert & Verliefde, 2008）、帮助住院治疗的青少年（Parker, 2007），以及父母和婴儿（Boukydis, 2012）——还有很多。当时，这只是那个叫作尤金·简德林（Gene Gendlin）的人免费教授、我和朋友们共同练习的一件事情。

我爱上了聚焦，并且最终，在经历了许多转折之后，我成为了一个专业的聚焦老师和从业者。我成为了聚焦群体中一个知名的创新者和能够清晰讲解这个方法的人。从 20 世纪 80 年代开始至今，我去过 19 个国家开展培训，写出了在聚焦领域使用范围第二广的书，一直与来访者一起工作，以及训练并督导其他从业者。在我的来访者和我的学生们的来访者身上，我看到了强大而感人的生命蜕变的过程，并且，我总是会感到很困惑，这样一个非凡的过程竟然没有被更多人所知。当我告诉别人我是做什么的，有一半以上的时间，对方会瞪着眼睛问我："什么是聚焦？"

聚焦现在出名了，但是仍然感觉像是一个被保守得很好的秘密——尽管它激发了当今这么多以身体为导向、以正念为基础的工作。在 2010 年 10 月，当彼得·莱文（Peter Levine）接受美国身体心理治疗协会终身成就奖时，他在台上推荐尤金·简德林为该奖项的下一位接受者，他提及了简德林对他的"身体体验"（Somatic Experiencing）工作的重要贡献。聚焦也被荣·柯兹（Ron Kurtz）整合到了自己的"哈科米疗法"（Hakomi Therapy）中，这促进了"感官运动疗法"（sensorimotor therapy）的产生（Ogden, Minton, & Pain, 2006），聚焦是格林伯格（Greenberg）、艾略特（Elliott）和莱斯（Rice）的个体情绪聚焦疗法（Emotion-Focused Therapy）的一个核心部分（Elliott, Watson, Goldman, & Greenberg, 2004）。事实上，当今任何体验性的工作都获益于简德林 20 世纪 50 年代的研究工作，他研究了来访者改变过程的精华，并创造出了"聚焦"，以此促进这个改变的过程。就如我们将会看到的，在五十多年前，聚焦过程纳入并整合了许多过程和方法，这些方法和过程如今被当作仿佛是新发现一般，尤其是正念、情感的自适性力量、躯体导向、来访者的自我调节，以及当下时刻的重要性。

但是，有一些东西让聚焦与每一种其他的与来访者一起工作、理解改变过程的方法不同，而且，甚至是那些小心翼翼地将聚焦进行收录的理论工作者们，他们也错失了大部分核心的、转变范式的概念。

将聚焦带给来访者并获得巨大的成果，同时不理解基本的原因，不理解为什么这个过程是重要的改变精髓，这是有可能的。但是只要想一想，如果我们确实能理解，并且真的可以深入它的背后，去支持那些可以为我们的来访者（以及我们自己）带来改变的东西，将会发生什么。这就是我想带给你们的：让你们掌握令聚焦具有独特力量的方法，以你的来访者需要的方式支持他们，给你一些工具，把这份工作以既适合你的来访者也适合你的方式带给他们。

这一切如何开始

在 20 世纪 50 年代的芝加哥大学，当一位年轻的、名为尤金·简德林的哲学系学生与传奇人物卡尔·罗杰斯组成了一个研究小组后，他们发现了一种惊人的新方法来理解——并促进——人们的改变过程。

尤金·简德林（Eugene Gendlin）生于 1927 年。在 11 岁时，少年尤金观察自己的父亲做着一个又一个直觉性的选择——信任这个人而不信任那个人，这使得他们这个犹太家庭得以逃离了纳粹，而许多其他家庭没能离开，最终被送往了生命的终点。当尤金问："爸爸，你怎么知道不能信任那个人？"他的爸爸摸了摸他的胸口，说道："我跟随自己的感受。"在 1994 年，简德林告诉一个采访他的人："我当时很惊讶，后来也常常会问自己，那种可以告诉你一些事情的是什么感觉。有的时候，我会试着在自己的内在寻找这种感觉，但是我找不到。而我开始寻找它这个事实，最终产生了效果"（Korbei，2007）。

回到 1952 年：尤金当时是芝加哥大学哲学系的一名研究生，跟随非常杰出的理查德·迈科恩（Richard McKeon）学习，努力在阅读一些存在主义现象学作家们的作品，如海德格尔、萨特和梅洛·庞帝。尤金当时苦苦思索着一个对他而言似乎是人类生命核心的问题：体验出现在语言之前，它是如何成为一种以语言为框架的想法的。他对于所有来自哲学传统的答案都感到不满意；所有这些答案似乎都没有体现出这样一个显而易见的事实，那就是，在用语言加以描述之前，意义可能已经存在了。

尤金从自己自我问询的经验中知道，人可以从某种体验出发说话，但是他需要例证。他想要待在一些能够清晰地表达自己的体验的人身边，他们也对其他能够清晰地表达自己的人感兴趣，特别是如果他们是在诉说着一些新的东西，一些他们在过去从未说过的东西的时候。

这听起来像是在心理治疗中发生的事情，所以似乎很显然——回过头来看——尤金·简德林发现自己站到了卡尔·罗杰斯的门口，他当时是芝加哥大学咨询中心主任，带领着一群精力充沛的心理学研究生。他们有一个心理治疗实习科目，不要求学生必须要有心理学背景，这与罗杰斯的理念是相一致的。尽管如此，年轻的尤金是第一个来自哲学系的申请人。他记得罗杰斯倚向他，问道："但是你与人相处时迟钝吗？"

我理解那是他对于哲学家们的印象，就是他们对人很迟钝。我回答不是，我不觉得，因为人们整晚跟我说话，而且我会倾听他们。我发现自己成为了一个聆听者，但是我没有任何帮助他们的方法，而且我热切地想要学习如何帮助他们。他很满意。大约两周之后，我才意识到，事实上我之所以来了这儿，是因为*我*需要这些（私人沟通，2012 年）。

于是简德林加入了罗杰斯身边的团体，既是作为一个治疗师培训生，也是作为来访者。他后来成为了一个心理治疗师，最终四次获得美国心理学协会的荣誉嘉奖，包括获得了该协会临床分支的首位年度杰出心理学教授奖。但是他从未停止过自己作为哲学家的身份，并且也在那个领域获得过荣誉。他的哲学"始于存在主义哲学家们止步的地方，即符号（念头、言语、其他符号）是如何与具体经验相关联或如何基于具体经验的"（Gendlin，1973，p.320）。

一个人接下去的感受和说出的话与他之前所说的话之间不一定具有逻辑性。相反它跟随的是之前所说的话的感受……把解读和计划强加在某个人的身上是没有用的，而是要允许他／她的"下一步"真实地形成，同时带着勇敢的选择，这才是活出这个人真正的可能性的方式。（Gendlin，1973，p.319）

尤金的加入改变了罗杰斯工作小组的研究类型，最终使罗杰斯改写了他的人类改变过程理论，在他的《成为一个人》一书中他描述了这些，也褒奖了尤金·简德林（以及另外两位）"他们凭借杰出的能力以新的方式来思考心理治疗，那对我非常有帮助，我从他们那里汲取了很多东西（1961，p.128）。"

那次合作产生了一种看待心理治疗改变过程的新方法，其中涉及两个关键的、互相依赖的因素：治疗师如何与来访者在一起，以及来访者如何与他／她自己的"体验"在一起。治疗师创造出一种共情的、仔细关注来访者的氛围，同时带着对来访者作为一个人的接纳。在这种氛围的协助下，来访者——应该会——在治疗中经历一系列的阶段，在这个过程中越来越关注当下最直接的经验，在每一个当下，改变就这样发生了。要问的是：来访者们真的是在治疗的过程中经历了各个阶段，越来越为自己活在当下吗？这是给研究者提的一个问题——这个研究导致了"聚焦"（Focusing）的出现。

聚焦背后的研究

由简德林带领的研究者们决心要找到，在治疗师与来访者工作的过程中，什么与治疗性的改变相关，特别是在治疗的过程中，来访者有没有经历各个体验性的阶段。他们录下了心理治疗的过程，并且根据结果成功与否来排序。他们创造了一个进程量表（Process Scale，后来成为体验性量表 Experiencing Scale），用来评估来访者接触到自身体验并从自身体验出发讲话的能力（Gendlin & Zimring, 1955；Klein, Mathieu, Gendlin & Kiesler, 1969）。

所以，只有一个问题以及一种可测量的维度：个体的语言和行动在多大程度上表达了他／她的体验，或者在多大程度上是对他持续发生的体验的最新鲜的描述，以及在多大程度上，它们"只是"语言，不涉及也不蕴含任何自己的体验（Gendlin, Beebe, Cassens, Klein & Oberland, 1968, p.220）？

研究表明，能够在治疗期间"新鲜地描述自己持续发生着的体验"的来访者，比起只是在谈论着他们的问题或情绪的来访者，倾向于拥有更显著的正向治疗结果。

让简德林和他的研究同仁们感到不安的是，治疗成功与否可以通过第一次治疗的情况予以预测。换句话说，治疗似乎没有改变来访者与体验进行接触的能力，尽管这个体验性接触是改变的关键因素，因而相当多的来访者从一开始就已经"注定"了无法从治疗中得到帮助（Gendlin 等，1969）。

已经有能力与当下的经验进行新鲜地接触的来访者会成功实现他们的治疗目标；其他人则不会。对简德林来说，这一发现，如果是真的话，就意味着为了让所有的来访者都能从治疗中获益，有些东西需要加入治疗中去。因为与直接体验接触并从直接体验出发说话与治疗成功与否相关，他一步步发展出了一种教授这种能力的方法，他将其称为聚焦。进一步的研究显示，学习过聚焦步骤或者得到过聚焦步骤指导的来访者，倾向于比那些没有接受过指导的来访者在治疗中能做得更好。[1]

1　Hendricks 谈到，有 39 个研究发现"通过训练或者特定的治疗师干预可以提升聚焦或体验水平"（2001，p.226）。

体会：改变的精华

简德林的研究的核心在于，他发现了一种新的体验类型，他将其命名为"体会"（felt sense）。体会是对某种生活情境产生的新鲜的、整体的、身体的感受——它与简单的情绪或想法不同。在简德林的工作中，体会是人们理解得最少的一个方面，也是最具有转化力量的方面。

在简德林命名体会很早之前，人们对它就已经有所体验，但他是第一个为它命名的人。要理解体会的本质，要求人们至少对于一个哲学问题具有初步掌握，即体验与符号化，这也是简德林一生的工作，它始于"体验"的本质。

"体验"是对此时此地的过程中感受到的意义的直接感受。它不只是简单的"内感受"——从身体内部去感受，因为体验具有复杂的内隐含义。我们对于自己的身体确实有一种向内的感受，比如我们是否紧张，或是很平静——而且乍一看来，体验似乎只是这种内在的感受。但是体验事实上不只是感受；在体验中，我们能找到我们的意义（Fisher，2002）。

然而，在进一步的沉思之下，我们能够注意到，只有在这种直接的感受之中，我们才有我们所说的话以及所思考的内容的意义。因为，如果没有我们对于意义的"感受"，语言符号都只是噪音（或者声音意象的噪音）。比如，有个人听你说话，然后说道："对不起，但是我没有领会你说的意思。"如果你要换一种方式来说出你的意思，你会注意到，你必须向内探寻你的直接参考点，你感受到的意义。只有以这种方式，你才能找到重新表述的话语。（Gendlin，1964，pp. 108-109）

体验是可以直接参照的，因为当我们说："我无法很好地用语言来描述这个。"那往往是我们很难清楚地表述我们在这个维度的体验中感受到或者认为自己最清晰地觉知到的部分。特别是在那些时刻，当我们觉知到了"一些东西"——"这个"——并且到目前为止，还没有任何表达方式成功地捕捉到了它，我们触及了体验的"直接参照"（direct referent）。

这就是那些"将会成功"的来访者所做的，在研究中——他们直接参照自己的经验。评分者能在录音中分辨出这些来访者是如何说话的——"呃……我不太肯定该怎么说这个……它就在这儿……它不完全是愤怒……"——他们在触碰着一些直接的、真实的、难以描述的东西。而且，当某个描述终于适合了，会有一个明显的松了口气的感觉："哦，它不是愤怒，那感觉就是被困住了，同时也很无助。就是这样。呼！"

体会是一种新鲜的、直接的、此时此地的体验，它实际上是有机体正在形成这个人所经历的当下情形的下一步。体会就是体验正在自己形成，并且它是可以被感觉到的。体会的形成是因为我们有意地邀请它们形成。我们带着真实的好奇心说："我此时此刻怎么样？"——然后等待答案。我们在内在好奇："这个当中的什么让我如此受到困扰？"然后等待，感受什么出现了。

这份暂停以及想要询问的内心意图，让体会得以形成。当然，并不见得要有所有这些概念性的工具才能让体会发生，因为每一个人都可以在不了解术语的情况下拥有体会。当一个体会形成的时候，总会有某种暂停、某种转向"某个部分"的过程。然后我们找到的东西或许昏暗、模糊、不清晰，而且感觉似乎也不太多——但是它已经形成了这一事实，就已经是我们的生命以全新并且新鲜的方式向前移动的开始。

关于这一点，在第一章中会有更多讲解。

"六步骤"版本的聚焦

在 1978 年，就是我遇到尤金·简德林的第六年，他写了《聚焦》一书，内容是他将聚焦的过程教给普通大众。当《聚焦》于 1981 年被班坦图书公司（Bantam Books）选中的时候，出于对这个过程的兴奋，消息被人们迅速地口耳相传。到今年为止已经售出了超过 50 万本"封面上有小石头的平装书"，而且出版社从来没有停止过加印。[1]

为了能够将"聚焦"传播给大众，简德林把聚焦过程系统化为六个步骤。当我在 1972—1974 年跟随他学习聚焦时，他实验了很多种教导这个过程的方法，但是为了在书中能够简化这个过程，他选择了这个六步骤的形式，从"清理空间"开始，随后是"获得体会""找到把手""与把手交互感应""叩问"，并且"接

1　第二个修订版确实换了新封面……我想念那些小石头！

收"。因为这本书的流行，这特定的六步骤被等同为聚焦，尽管简德林自己也承认，这只是众多教授聚焦过程的方法中的一种。没有哪种单一的形式可以囊括聚焦，或者适用于每个人。我是几位最早发展并出版其他呈现聚焦的方式的人之一（Cornell，1993）。

听说了聚焦的心理治疗师们对于这项工作可能的结果都很自然地感到兴奋，并且想要立刻把它弄到与来访者的治疗中去。但是《聚焦》这本小册子中的六个步骤，它本来的意图是作为一本自助型的导读类书，而不是一本临床实践的指导书。那些尝试将这六个步骤直接运用到来访者身上的治疗师们，往往发现自己很受挫败，或者很快就遭遇到了这个过程里显而易见的局限之处。如果将简德林的六步骤视为某种将聚焦应用于临床设置的"手册"，你很快就会发现它无法涵盖各种复杂的情况，如不同类型的来访者以及来访者不同的准备程度。当时对于指导临床治疗师实践聚焦还没有更进一步的资源。尽管是这样，许多心理治疗师确实将聚焦作为一种方法学。有一位早期的实践者——尼尔·弗里德曼（Neil Friedman，1982，1987，2007），他关于将聚焦带入心理治疗并将聚焦与其他方法相结合的书，是这一领域中的经典著作。后来，简德林为临床治疗师写了一本杰出的作品——《聚焦取向疗法》（1996），我强烈推荐此书。[1]

身体取向

自从 20 世纪 70 年代开始，将身体取向带入治疗之中已经日益流行。荣·柯兹（Ron Kurtz，1997）创造了一种"哈科米"方法（Hakomi），他也称之为"以身体为中心的心理治疗"。他的一个学生，帕特·欧格登（Pat Ogden）继而创造了感官运动疗法（sensorimotor therapy，Ogden 等，2006）。欧格登也受到了彼得·莱文（Peter Levine，1997，2010）的影响，他有一个强有力的对身体过程开展工作、释放创伤的方法，叫作"身体体验"（Somatic Experiencing），现在得

1 　对于那些对本书与简德林的书有什么区别感到好奇的读者，我可以简短地说，他的书是关于如何做聚焦取向治疗的手册，而我写作本书的意图是想提供一份简洁的指导，关于如何将聚焦引入任何形式的临床实践之中。关于聚焦和心理治疗，还有一些作者也写过一些很有帮助的书籍，如 Armstrong（1998）、Depestele（2004）、Fleisch（2008）、Geiser（2010）、Grindler Katonah（出版中）、Ikemi（2010）、Jaison（2004）、Leijssen（2007）、Madison（2001）、Nickerson（2009）、Preston（2005，2008）、Purton（2004，2007）、Rappaport（2009）和 Tidmarsh（2010）。

到了广泛的应用。莱文说过，"通过参照身体，任何一种疗法都可以做得更好。"
（Yalom & Yalom，2010）。

聚焦曾经对这些身心治疗领域的先驱有过重要影响，柯兹和莱文都曾采用
过"体会"。聚焦是以一种身体过程而著称，因为它将身体这一维度带入了治疗
之中（Kurtz，1997；Levine，1997）。但是事实上，聚焦所提供的远不止通常意
义上的"身体"。聚焦把"邀请体会"这种可能性加入到了身体取向疗法的世界
之中，它不只是身体的感受，指出这一点很重要。我将会在第一章和第三章中
详细探讨。

正　念

近年来，人们对于正念的兴趣日益高涨，把它作为一种支持性的工具用于
各种疗愈工作中。自然，心理治疗师们也对正念开始感兴趣，把它作为一个过
程引入到治疗之中，既是为了来访者，也是为了治疗师。我们发现"正念"有
很多种不同的定义，如丹尼尔·西格尔（Daniel Siegel）在这段文字中写道：

有一种将正念进行概念化的方式，就是有意地将注意力聚焦在每一个片刻
的体验上，而不沉迷于判断、成见和期待之中，（见 Kabat-Zinn，2005）……另
外一种定义正念的方式是，避免过早地关闭各种可能性，紧随其后的往往是一
种"范畴的硬化"（Cozolino，2002），我们通过这种分类来过滤和限制我们对于
世界的感知……哪怕是在我们日常生活中对于正念这个词的运用，我们的意思
是思虑周全、周到，并且有觉知……在这三种定义方式当中，一位正念的治疗
师会带着关怀，将清醒的心智如是地聚焦在事物上，临在于意识之中，真正地
与此时此刻的发生同在（2010，p.136）。

邀请来访者带着一种"正念"的意识品质觉知当下的经验，包括身体的
感受，这在许多模型中都在日益成为一个关键的因素。有一些著名的将正念带
入心理治疗的疗法，如辩证行为疗法（DBT）和接受与承诺疗法（ACT），这
两个实践的群体都被称为"行为治疗的第三浪潮"。正念也是身体治疗中的
构成部分，如"哈科米疗法"（Hakomi Therapy，Kurtz）和"感官运动疗法"

（Sensorimotor Therapy，Ogden）。

卡巴金（Kabat-Zinn）将正念定义为"以一种特定的方式运用注意力；有意地注意当下的时刻，不做评判"（1993，p.4）。林娜翰（Linehan，1993）把正念定义为"什么"技能与"如何"技能的组合。"什么"技能包括观察、描述和参与；"如何"技能包括不评判的态度、一次聚焦于一件事情，以及高效。在感知运动的方法中，正念意味着定向和关注当下内部经验的起伏（Ogden 等，2006，p.193）。

在所有这些把正念觉知作为心理治疗模型的一部分的例子中，正念都不是单独使用的，而是设定一个舞台，或者说为内部工作的过程形成一个框架，这里的内部工作就是治疗本身。对于"聚焦"而言也是一样。

从聚焦开始的时候起，就包含了如今人们所了解的正念的态度和行为。聚焦可以促进来访者非评判性地关注自己当下的体会和经验（Bundschuh-Müller，2004）。就像其他包含正念的心理治疗方法一样，聚焦纳入了正念，并且将它更进一步。"正念"是对一种注意力品质的很好的描述，这种注意力品质是形成体会的最佳背景。体会的形成本身，以及进一步地关注体会，这就是聚焦的过程。

当下时刻

关于当下时刻在心理治疗中的重要性，儿童精神病学家丹尼尔·斯特恩（Daniel N. Stern，2004）在他杰出而有益的著作《心理治疗与日常生活中的当下时刻》里提出了当代最为雄辩的倡导，尽管对于当下时刻重要性的理解，可以沿着心理治疗发展的历史追溯到很早之前。威尔弗雷德·比昂（Wilfred Bion）写道："精神分析式的'观察'既不是关心过去发生了什么，也不是关心将要发生什么，而是正在发生什么。"（1967，p.271）这句话很著名，劝导我们对待来访者时，既不诉诸他们的回忆，也不诉诸他们的欲望（1967）。

在聚焦中，活出来的、体验到的、当下的时刻是治疗性改变的关键。心理治疗师和来访者都在当下，同时关注处于此时此地是什么感受，它的品质和质地如何。改变从此刻开始，往前发生，这也包括来访者的过去在他们当前生活中的功能的改变。

当一个人在体验当下时，他／她的过往以暗在的形式存在于他／她的身体中。如果有改变和成长，那么这两者都会改变。听起来或许有些奇怪，过去在当下改变了，但确实如此，就过去在当下如何运作而言。这个在当下暗在着的过去，与个体的生活史或者讲述关于个体的故事不同。当个体活在他／她当下的情境中时，去体会丰富而复杂的暗在的体验，这是个体在当下的片刻直接找到的（Gendlin，1973，p.334）。

简德林关于"体验"的概念是理解聚焦对改变过程有何贡献的关键，而且体验是一个非常当下的发生。"体验发生于即刻的当下。它不是一个人宽泛的属性，如特质、情结或性情；相反，体验是一个人此时此地的感受，在这个片刻（Gendlin，1961，p.234）。"

有改变的需要，感觉就好像处在一个死胡同里，被锁定在问题之中，而且没有尽头，每一次只是问题的形式有略微的不同。但是从当下的时刻出发向前，也有可能会有一些新的事情发生，新的可能性被打开，新的行为浮现。聚焦的过程邀请一种特定类型的注意力，来关注当下的体验和新鲜形成的体会，并且强有力地运用当下时刻，把它作为那种注意力的关键元素。

共　情

在心理治疗早年，似乎并不特别强调治疗师要与来访者正在经历的过程建立共情的连接，而是坐在后面加以分析和解读。但是今天，在心理治疗的各种主要的模型中已经形成了一种共识，既与来访者建立尊重、共情的接触能够更好地推进治疗目标。海因兹·科胡特（Heinz Kohut）热情地倡导"贴近体验"的共情同频，以及卡尔·罗杰斯（Carl Rogers）发展出了共情反射（Empathetic Reflection），他们是这个运动中最为著名的两位倡导者。

认知疗法的朱迪斯·贝克（Judith Beck）说："大部分病人对于直接表达的共情反应相当正面"（2011，p.65）。接受与承诺疗法（ACT）的罗斯·哈里斯（Russ Harris）说："当我们带着敞开、慈悲和好奇，把我们全部的注意力交给另外一个人，这本身就是有疗愈作用的"（2009，p.51）。关系心理治疗（Relational Psychotherapy）的帕特丽夏·德阳（Patricia DeYoung）说："在我的经验中，既作为来访者，也作为咨询师，我已经确信，比起解释或者对峙，共情能更好地创造出成长和改变的背景"（2003，p.40）。

共情从来都不只是生搬硬套的重复。罗伯特·艾略特（Robert Elliott）和他的同事们是这样说的："治疗师追踪着来访者的内部体验，它在每一个片刻中不断地进化着。但是，跟随并不意味着机械地复述来访者说过的话。而是指治疗师试着对来访者当下的内在体验保持共情的同频，同时检查他/她自己对此的理解"（2004，p.5）。

戴安娜·福莎（Diana Fosha）指出共情的力量就是"处于病人的世界、病人的感受和觉知之中。"

在这样的临在面前，病人的世界展开了。这个临在——知道和想要知道，在那里和想在那里，同等地存在着——让人们拥有了谈论自己的各个部分的可能性，谈论他们痛苦的部分、隐藏的部分、害怕的部分、让别人感到害怕的部分、危险的部分和混乱的部分（2000，p.29）。

在聚焦中，共情的关键在于两点。治疗师对来访者贴近的共情接触能让来访者与他/她自己当下的体验中微妙的、刚刚浮现的品质同频。提供反射主要不是为了"核对理解"（Rogers，1986a），而是支持来访者向内核对，同时带着这样的假设——尚未得到描述的，正在浮现的体验元素将会来到（Gendlin，1984）。

此外，共情在内在关系过程中也至关重要。来访者得到了治疗师的支持，对自己内在的体验过程保持共情，以一种"自我倾听"的方式，更进一步地促进改变的出现。治疗师的共情可以支持来访者的内在共情，并且帮助它更进一步。

关 系

毫无疑问，在心理治疗的过程中，关系维度是治疗有效性的关键。保罗·瓦赫特尔（Paul Wachtel，2008）强有力地阐明，关系位于当代精神分析的前沿。自体心理学家斯多罗洛和艾特伍德（Stolorow & Atwood，1992）关于"主体间性"的概念，探索了孤立的个体心理的奥秘。其他认为治疗关系居于中心地位的疗法还有接受与承诺疗法（ACT）："如果你和你的来访者的关系不好，那么所有这些都不会有效。在接受与承诺疗法（ACT）中，我们的目标是要与我们的来访者全然同在：敞开、真实、正念、慈悲、尊重，同时与我们自己的核心价值观保持接触。（Harris，2009，p.41）"还有存在主义心理治疗：

> 治疗师必须向来访者传达，他们最高的任务是一起建立起一段关系，这本身就将成为改变的媒介……总之，治疗师必须去来访者去到的地方，做所有有必要做的事情，来持续建立关系中的信任和安全感（Yalom，2002，pp.34-35）。

尽管聚焦似乎是由来访者的内在与体验的接触所定义，将聚焦引入治疗实际上是一个激进的关系性的方法，但是，就如琳·普莱斯顿（Lynn Preston）所指出的：

> 我常常引用简德林的话，他说我们不是聚焦于我们自己的内在，而是聚焦于一个互动的内在……聚焦是一种自我回应，但是得到回应的自我并不是一个实体，不是一包东西。它无法被消减为一个内部过程。它比它的特质、知觉、它组织体验的方式以及它的问题都更大。简德林用"人"这个术语来探讨这个更大的、敞开的关系，即自我。他谈及人时，会说"那个在双眼之后向外看的人"。这个比人更大的存在，不是静止的，而是总在"成为"。它是生命进程独一无二而又个体化的清晰表达。人无法与文化、语言、脾气等分离，但也不只是那些（2005，p.6）。

简德林在他的《聚焦取向的心理治疗》一书的开篇写下了这段全面的申明："心理治疗的很多方法与流派都整合到了这本书中。每一种方法和流派在某个方面都具有独特的价值，*如果咨访关系位于其他一切之上的话*"（1996，p.1，斜体字部分是我的）。

"互动是第一位的，"简德林在另一处写道。"甚至在我们思考和说话之前，活着的身体已经是一个与其所在环境进行互动的过程了"（2004b，p.6）。当然，在治疗中，那个环境主要包括治疗师。聚焦被定义为一种来访者的体验方式，

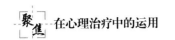

但是那种体验方式不可能不被治疗师独特的临在和体验方式所影响。

依恋与自我调节

近年来，依恋理论在心理治疗师中的认可度和运用度在日益上升，从鲍尔贝（Bowlby，1988）、安妮沃斯（Ainsworth，1969），梅恩（Main，1999）以及福纳吉、盖尔盖伊、尤里斯特和塔格特（Fonagy, Gergely, Jurist & Target，2002）开始，他们帮助我们理解了照料者与孩子之间的安全依恋的重要性，以及它在个体自我调节情绪状态的能力上的影响（Wallin，2007）。最初对孩子们所做的研究，现在也已经应用到了成年人的身上。苏·强生（Sue Johnson，2008）的情绪聚焦疗法（Emotionally Focused Therapy）的工作是基于一种深刻的洞察，即潜藏在成年人亲密关系动力之下的依恋需要。戴安娜·福莎的加速体验－动力性心理治疗（accelerated experiential-dynamic psychotherapy，AEDP）中蕴含着对于情绪过程和依恋是如何深刻交织的理解："依恋，既是现象也是建构，指的是人类形成亲密的情感连接的基本需要；它是我们心理生活的基础"（2000，p.33）。

依恋与情绪状态的自我调节和从创伤中恢复的能力有关。罗斯柴尔德写道："正如肖尔（Schore，1996）所描述的，在婴儿出生后不久，照料者和婴儿之间就发展出了一种互动模式，它是情感管理过程的核心。他们学会透过脸对脸的接触刺激彼此，这促使婴儿逐渐学会了适应程度越来越大的刺激和唤起"（2000，p.23）。很多人指出（Fosha，2000；Wallin，2007），治疗师和来访者的关系有潜力修复和填补本该在父母和孩子之间建立起来的、"缺失的"依恋体验。

在聚焦中，治疗师支持来访者"和情绪体验在一起"（而不是"成为"那个体验）。这种"在一起"是一种内在关系，具有安全依恋连接的品质。卡罗·苏瑟兰·尼克森（Carol Sutherland Nickerson，2009，2012）指出，聚焦的各个阶段是如何呼应父母与婴儿之间的依恋、连接以及信任的阶段的。聚焦得到一种内在关系的支持，一种觉知、接触、关注和共情的连接的关系，在这个关系中，自我的"我"可以和体验的"它"一起处在一个过程之中，这个过程的品质是安全、信任和慈悲的。来访者的内在关系也以此得到了他/她与治疗师的关系的抱持和镜映。

与各个部分工作

有很多研究在探索这样一个洞见——人类具有"自我状态"或"部分"，不只是在身份解离障碍这样的极端例子之中，也在日常生活的过程中，并且，在心理治疗中觉察到各个部分是很有效的，特别是当来访者体验到内在冲突时。在聚焦之前有一个极具广泛影响力的方法：完型疗法的"双椅"技术（Perls，Hefferline，& Goodman，1951），艾略特和格林伯格（Elliott & Greenberg，1997）将完型疗法中的"双椅"技术加以调整，加入到了情绪聚焦疗法（Emotion-Focused Therapy）的方法学中（之前被称为过程体验疗法，Process-Experiential Therapy）。

多重声音（多个内在的声音）是人类的一个核心的部分，而且应当被视为一种治疗的资源，加以培养和重视……治疗师可以通过帮助他们的来访者发现并运用这些在他们内在的各种不同的冲突来让他们获益（Elliott & Greenberg，1997，p.225）。

在 1972 年，哈儿和希德拉·斯通（Hal & Sidra Stone）开始发展一种叫"声音对话"的方法，通过与自我的各个部分进行对话来强化他们所谓的"觉知自我"。"这个觉知自我并不是一个自我，它是没有被任何一个自我或者自我的组合所控制的'你'"（1993，p.19）。如今在心理治疗中与各个部分一起开展工作的最为著名的方法就是内部家庭系统疗法（Internal Family Systems Therapy，IFS），它由理查德·施瓦茨（Richard Schwartz，1995）发展起来，是一个与聚焦很有相容性的过程（见第九章）。

在聚焦中，简德林强调自我和体会之间的"我与它"的关系的重要性，与各个部分一起工作也暗含在其中。"聚焦是一件非常细致的事情，其中，一个'我'关照着一个'它'"（Gendlin，1990，p.222）。"来访者和我，我们将会在那里陪伴它"（p.216）。

她对自己的这个部分感到慈悲，这个部分感到自己被"践踏"……她的"自我"不是这个"部分"，也不是任何内容的部分。相反，她是那个感受到它的人，能为它说话，理解它，同时感受到它所有的好。这个自我不是任何具体的内容（Gendlin，1996，p.35）。

从一开始的时候，来访者与自己感受到的情绪体验"在一起"的能力就是聚焦的一个方面，而且事实上，也是研究者们在那些将会在心理治疗中获得成功的来访者身上听到的（Hendricks，2001；Purton，2004）。一旦在"我"或者"自我"与"这个"或者"它"之间进行了区分，这就打开了一种展开内部关系性对话的可能性，其中"我"可以倾听"它"袒露的内容。但是在聚焦中，这个"它"并不被认为是一个实体。它是一个浮现的过程，而且也许会在不争夺"它的"身份的情况下，在某个时刻就溶解了。

我自己的聚焦之旅

回想我首次接触到聚焦的那个夜晚，那是 1972 年 10 月，当时的情形历历在目。我坐在芝加哥海德公园附近的社区教堂图书馆里，一个本来只能容纳 40 个人的图书馆里挤了将近一百个人。有的坐在地板上，有的坐在桌子上，有的依靠在墙上——而尤金·简德林，安然在坐在房间一头的桌边，以一种放松的、对话式的口吻在教着聚焦。他看起来是个招人喜欢的家伙，我被他友好的态度所吸引。但是当他说"现在，去到你身体里面有感受的那个部分"时，我当时完全不知道他在说什么。我来自美国中西部一个酗酒的家庭，在我们家，处理感受的方式就是忽略它们，我当时真的无法理解他正在说的话。我记得自己偷偷环顾了一下房间，看看其他人有没有理解这些对我来说如此费解的话。他们的眼睛闭着，有些人在哭。哭！我感觉自己格格不入。

当我尝试聚焦的时候，我的身体感觉是"一片空白"，空的，那里什么都没有……尽管如此，回忆过去，我记得自己有过很多的感受。其中大部分的感受都是担心、焦虑、羞耻。*我有能力做这个吗？我看起来会很好看吗？会有人喜欢我吗？或者我会不会失败，摔个大马趴然后被拒绝？* 我当时没有把这些体验当作"感受"。它们更像是贴在我的存在上面的墙纸，总是在那里但是从未被细看过。

幸运的是，在那第一个晚上我对某些事情是擅长的，我感到自己受到了欢迎和认可，至少足够让我继续不断地回来。我被一种找到了一些自己需要的东西的感觉驱动着，我把自己完全投入到了学习这个奇怪的技巧的过程里，尽可能多的与我的聚焦"伙伴"见面，轮流做"聚焦者"和"倾听者"。（当时所教的一种积极倾听，以这种方式做聚焦者的拍档。那是当时我所擅长的。）一开始的时候，我发现这个过程很让人挫败，但是我看到了朋友的改变，这一点让我产生了继续待下去的动力。有一天，在一次值得纪念的同伴聚焦练习中——这次经验我曾记录在《我是如何与聚焦相遇的》（2004）一文中——我体验到了一次重要的改变，那是我的社交尴尬问题，当时浮现出了一种社交场合"太大"的感觉，它与一次童年时期很痛苦的被拒绝的经历联系了起来。在我混乱的二十多岁的那段时间，这是我通过使用聚焦作为自助的技巧所经历的众多正向的改变中的第一次。

如果当时在我们聚焦 / 倾听的团体当中，有任何人曾经想到过，有一天，聚焦会被我们小小的圈子之外的人所了解，我肯定不是其中一员。聚焦的过程帮助我找到了自我，也了解了我自己，帮助我步入了值得拥有的人生的正轨，在真实的关系中拥有真实的感受。我将会永远感恩——当时我从来没有想到过，聚焦对我而言会比那些更多。

聚焦继续进化

作为一个在芝加哥大学就读的年轻研究生，遇见简德林、学习聚焦改变了我的人生。最开始的改变都是和个人生活相关的。和同伴一起做的聚焦练习促使我在一些重要的议题上发生了改变——社交焦虑、同一性、自我表达、和男人的关系，以及与情绪的接触。有的时候我会试着想象，如果我在 22 岁的时候没有发现聚焦，我的生活会变成什么样。那不是一幅美丽的画面。我甚至怀疑自己是否还能活着，因为在我的直系亲属中，有两个人因为酗酒的原因在很年轻的时候就去世了。我也肯定不会拥有自己现在每一天都拥有的轻松和喜悦的生活。

在我 28 岁时，我离开了自己的第一份职业，开始寻找下一个对的方向。我重新与简德林联系上了，聚焦于是成为了我职业上的一条大道。幸运的是，当我在寻找下一个方向时，碰巧也是简德林的《聚焦》（1981）一书广为流传的时候，人们邀请他教授聚焦的工作坊，他请了几个人帮他，我是其中之 。那就是我们作为同事开始合作的开端，并且一直延续到今天。[1]

当我开始帮助简德林教授聚焦工作坊时，我就开始了思考如何更精细地教授聚焦——这也是他所鼓励的一件事。在 1984 年时，我就在教授我自己的聚焦工作坊了，同时也和来访者一起工作，最终，我创作了用于我自己的聚焦训练课程的书籍、手册和音频资料。我与学生们的互动，以及我对于为他们创造出清晰度和简洁度的渴望，让我不断地发展和精炼聚焦的教学，直到它变得多少与我当初首次学习时有些不同。我最初用的是五个步骤和四个技巧（Cornell，1993），后来是四个动作（Cornell & McGavin，2002），而不是六步骤。

在 1991 年，当我游历英国时，我遇见了聚焦老师芭芭拉·麦克加文（Barbara McGavin），从那以后，我们开始了一段对我们两个人而言都极其丰富而又有益的合作。芭芭拉和我进一步发展了聚焦，当我们的方法与最初的方法有了足够多的区分度之后，最终，我们将这一方法命名为"内在关系聚焦"（Inner Relationship Focusing）。内在关系聚焦仍然是聚焦，正如简德林所认可的那样，并且它遵循所有简德林所设定的工作原则。它也加入了一些重点和方向。

如今，在聚焦的世界中，有很多人在用内在关系聚焦开展工作，并且许多没有用这个方法的人，至少受到了它的影响。在聚焦的世界中，有一种促进性的并且是多产的多样性。所有这些方法都具备对于聚焦的核心理解，即聚焦的过程是一个人以一种敞开而接纳的方式关注体会。

1　在 20 世纪 80 年代早期，我在芝加哥心理咨询中心接受詹姆士·爱伯格和玛格丽特·华纳（James Iberg & Margaret Warner）的训练，并且作为一个心理治疗师在那里工作，这个中心的前身在 20 世纪 50 年代是由卡尔·罗杰斯所带领的。当我 1983 年搬到加利福尼亚时，我决定把重心从做心理治疗转移到培训和开课上。如今，我开设培训课程把聚焦教给个人，为心理治疗师和其他疗愈的专业人士开办聚焦训练，从事一对一的工作辅导人们进行聚焦。在这本书的写作中，我也汲取了自己多年训练治疗师以及与他们一起从事培训工作的经验，还有我对聚焦取向心理治疗师们所做的采访，他们慷慨地与我分享了他们的经验、专长和来访者的故事。尽管这本书主要是写给从事心理治疗的临床工作者，它也可以很清晰地将聚焦运用于许多种不同的培训课程，如教练、灵性咨询以及职业辅导。

内在关系聚焦

在我在尤金·简德林那里"做学徒"的那些年间，我在工作坊里协助他，和他开会，我听到了他对于新学员的提问的许多回答。有一个问题常常会出现，而他也总是给予同样的答案，后来，这些在我与芭芭拉·麦克加文的工作中得到了进一步的成长，并且发生了极端的转变，成为了我们所教授的聚焦的核心。

简德林会告诉人们，聚焦要求人们以"一种友好的态度"对待浮现的内容。很典型的情况是，有个人会在团体里面问他："但是，如果我不能友好地对待它呢？"简德林会朝着自己转动手指，以一种"回到最初的地方"的手势，微笑地说："那么看看你是否可以对那*个也*很友好。"

我对这个概念感到震惊——"不友好"也是一种"那个"——而且也可以得到观照。当我开始教聚焦并且与来访者一起工作时，我开始注意到，人们常常很难允许一种体会浮现，因为他们对于自己的体验有一种反应性的状态：害怕它、对它没耐心、努力想要把它搞明白、努力不去感受到它。我意识到，如果我可以帮助我的来访者们体验到，这些反应性的状态是在他们内在的一个"那个"，而不是把它体验为一个"我"，那么他们会更有可能进入到一种改变可能会发生的状态。

认同和去认同（disidentification）的概念是关键。当人们认同于某种情绪体验，就会缺乏与它的分化，于是无法进入其中去感受它。去认同不是解离，它甚至都不是距离。它是陪伴。

我带着一张已经破碎的海报在全球教学，我将它称之为"三个人"。左边的那个人全身围绕着一团红色的云雾，他说："我很生气。"右边的那个人在他的身后有一团红色的云雾，不是在他的身体内部，他说："我不生气。"（我演示了他说话的样子，牙关紧锁，脚踩着地面，低吼着："我不生气！"在中间的那个人腹部环绕着一团红色的云雾，上面贴着标签"一个部分"，在它附近是一个标明关系的箭头，上面写着"我"。他说："我感觉到我内在的一个部分很生气。"只有在中间的那个情况下，"愤怒"才会被听到，得到一些陪伴，能够迈出些步伐。因为有个人在那里，有"我"在那里陪伴着（Cornell, 2005a, pp.44-45）。

当我研究像简德林这样富有经验的临床工作者如何回应来访者时，我注意到，有一种形式的语言能够促进来访者不再认同于体验到的感受，同时还能继续与它保持接触。我开始把这种语言形式教给我的学员，并把它称为"临在的语言"（见第五章）。在那时，芭芭拉·麦克加文和我已经开始尝试为一种个体的意识状态命名——个体能够与各种情绪和反应性的体验在一起，并且不卷入其中。我们用过"更大的我""更大的自我"，以及"临在"。如今，受到理查德·施瓦茨（Richard Schwart）和凯撒·米兰（Cesar Millan）的影响，我们把它称为"自我临在"（Self-in-Presence）。[1]

内在关系聚焦作为一种聚焦的方法，强调个体"自我临在"的重要性，从而能够拥有真实的体会，而不只是处于重复的反应性的状态中。当我们和具有长期存在议题的来访者——如成瘾、抑郁状态和严重的自我批评——一起工作时，这个方法特别强有力。这正是在这本书中所教的方法。

澄清：聚焦并不是唯一值得的过程

作为一个对聚焦极度热情的人，有时候我会显得好像认为聚焦是人们唯一需要的过程，并且如果没有聚焦，就注定会失败。事实上，这两个命题我都不相信。

我敬畏所有我所知道的杰出的心理治疗方法，包括各种模型和各种流派的疗法。人类确实会在多样化的设置中改变和成长，运用各种各样的支持和干预方法。我永远也不希望自己听起来好像是在提出我的方法比任何其他的方法都要更好。

然而，我想说三点：

1. 在很多来访者身上自然地出现了一种聚焦品质的觉知，在发生改变的过程中这至少有部分的作用，无论我们或他们对这个过程是不是有意识。

2. 体会的过程有其触及改变精髓的能力，是值得一看的。通过暂停，允许

1　我是带着微笑提到凯撒·米兰（Cesar Millan，2007）的工作的，但是芭芭拉·麦克加文和我确实受到了这位"狗语者"的影响，他训练的是养狗人，而不是狗。当狗主人可以处在一种"冷静而又坚定"的能量状态时，狗就能冷静下来。这对于情绪调节来说是一种具有唤醒作用的、很有帮助的比喻。

体会形成，很多来访者从"卡住"的状态进入了"流动"状态。因为这个过程可以加入任何治疗模型中去。它不但不会带走任何东西，反而还能提供许多东西。

3. 聚焦本身无法形成一个完整的治疗模型。你需要做些什么，来形成一个总体的构架——哪怕是你从许多的来源引入到一起的一个折中的混合——然后再加入聚焦。这是任何治疗模型的临床工作者都可以对聚焦感兴趣的另外一个原因，你们可以探索聚焦能够如何强化你自己的模型。

一个聚焦的片刻是一扇"大门"，在过程中的这个片刻中蕴含着一份潜力，人们能体验到比已知更多的东西，突破旧的、封冻的、卡住的模式。你可以学习认出已经在发生着的聚焦片刻，并且鼓励它们。如果聚焦的片刻还没有发生，你也可以学习邀请并促进它。这个定向到聚焦片刻的过程可以轻松地整合到任何其他的过程或模型中去。你无须停下任何对你的来访者已经在起作用的方法。你将会强化那个方法，让它甚至更高效、更有支持性。

这本书的过程

在第一章中，我从一个聚焦的案例开始，从中提取出聚焦的特点，并且综述了有助于解释聚焦是如何运作的理论和哲学基础。我介绍了一些听起来很奇怪的概念，比如"暗在""停滞的过程"，以及"往前带"，我们需要用这些概念来理解聚焦所安在的那种改变过程。在第一章结尾是另外一个聚焦的例子，我谈到了在聚焦中形成一个体会，这事实上是个体下一步的改变已经正在发生了。

在第一章中我们翱翔在很高的哲学层面，在第二章里，我们要回到大地，回答脚踏实地的实际问题——如何开始把聚焦引入到心理治疗中，如何在与来访者一起做的面谈中打下运用聚焦的基础，包括首次面谈中的聚焦取向评估，如何向来访者介绍我们会做些什么，如何向同事们介绍什么是聚焦，以及我们为什么会想要运用聚焦。

在第三章中会涉及聚焦的核心：体会（the felt sense）。我会谈到体会与情绪或者其他类型的体验有什么区别，当体会自然出现的时候，怎么认出它。当我们的来访者自发地获得了一些体会，许多人确实是这样，我们可以以某种回应方式来培养这个过程，这个方式叫作"共情提示"（empathic prompt）。在第四章中，我们去了解当来访者没有自发地获得体会时该怎么做，以及如何帮助来访者从故事或情绪到达体会。

体会的形成需要某种类型的内在环境。在第五章中，我展示了如何支持来访者处在一个强大而冷静的自我之中，这是湮没性的、反应性的状态所需要的，从而让一个体会得以形成。

在聚焦中不只是获得体会，第六章中展示的是如何协助来访者走得更远。在第七章，我展示了如何与更有挑战性的来访者工作的过程，比如诉诸理智的来访者、阻抗的来访者，以及内在的批评。对于那些想要了解聚焦对那些极端的来访者议题是如何起到帮助作用的读者，在第八章中给出了将聚焦引入创伤、成瘾和抑郁的来访者的案例。

在第九章，我给出了例子来说明，聚焦可以如何与当代实践中较为常用的十种心理治疗模型相结合，于是读者可以感觉一下，如何将聚焦引入到自己的实践中去。最后，第十章涉及的，或许是聚焦最重要的运用方式：治疗师的聚焦。我展示了作为治疗师进行聚焦能够以很多方式强化心理治疗的工作，包括可以以一个更加真实的人的样子与来访者在一起、获得直觉的片刻，以及在挑战性的个案前后进行自我关怀。

第一章

改变的精髓

"聚焦"是一种特定的注意过程。它支持治疗性的改变，在超过 50 个心理治疗的研究中都涉及了这个过程，并且结果很成功（Hendricks，2001）。协助我们的来访者运用聚焦，能够让他们的身体、头脑和行为产生自然的、适应性的变化。在这本书余下的部分中，会为你提供实际的支持，帮助你把聚焦带入自己的临床实践中去，无论你采用的是哪种心理治疗模型。但是首先，我们要在这一章中看一看，是什么让聚焦独树一帜，是什么让它与众不同，是什么给予了聚焦独特的力量。为了做到这一点，我会举一个聚焦的例子，然后介绍一些新概念，用来理解改变的过程。

什么是改变，什么带来改变，这些是所有的临床工作者都在问的关键问题。我们的来访者带着生活中的境遇找到我们，他们感到深受负担、难以撼动，挣扎于各种情绪状态之间，有时候会失去控制，让他们自己都感到害怕。他们焦虑，或者会有创伤记忆的闪回，或者他们封闭起来，用防御包裹自己，这些是他们到目前为止用来勉强支撑的最好的办法。他们也许找了一些缓解的方法，比如成瘾或者强迫性的行为，尽管这些行为本身也是问题。或许他们的生活绝大多数时候都很平稳，只是有一个领域有些麻烦，不知怎么地就影响到了整个系统；或者也许他们感到很接近一种让人害怕的碎裂，正在用手指甲紧紧地抠着以免坠落。也许有些人体验到被情绪湮没，而另一些人困惑于自己没有情绪，还有一些人总是有无价值感和羞耻感，被内在的批评追逐着。有些人很有自我觉察，能够长篇大论地谈论自己对于这些议题的贡献，而另一些人甚至都不敢肯定自己是不是有问题，比如："我的伴侣想要我来见你……"

我们常常会看到自己的来访者改变，而且没有什么能比成为其中的一部分、见证他 / 她的生活变得更好更让人感到深刻的满足感的了。以某种神秘的方式，我们为自己的来访者临在的意愿，每一天把我们自己带到起跑线上的意愿，对这些时而富有勇气，时而备感挣扎的人而言，会造就很大的不同。

作为治疗师，我们每一天去上班，不仅为协助来访者迈出成长的步伐这种令人满足的体验做好了准备，也准备好了和来访者呈现给我们的任何苦痛、断裂和创伤这种令人敬畏的任务在一起。这难道不是因为我们相信，无论哪里出错了，无论道路多么黑暗，无论这些活着的体验多么的荒凉孤独，人们有能力疗愈、改变和成长？甚至更令人惊讶的是，我们，作为治疗师，能够很有意义地参与到这些觉醒之中？（Preston，2005，p.22）

当我因为要写这本书而采访心理治疗师们的时候，我问他们："是什么把你吸引到了聚焦中？是什么让你想要把聚焦带给你的来访者们？"我听到他们说，为来访者赋予力量，为他们提供一种自我觉察、自我调节的生活方式，一种他们可以持续地带到自己的生活中去，超越心理治疗的方法。也有很多人提到了，聚焦对他们的个人生活而言是多么有价值。有一位临床工作者说："在过去的几年中，聚焦为我的生活所打开的内容非常惊人，我改变了我的自我感受，我打开了自己在这个世界中的存在方式，它让我相信，在和其他人一起做的工作之中，真的有一些特殊的东西在其中。"然而，最重要的是，人们谈及了聚焦概念的理论方面的力量。普莱斯顿（Preston）写下了这个与聚焦的第一次相遇：

我立刻就感到自己回到了家中——就好像我找到了缺失的那个环节，作为一个年轻的治疗师，我一直在寻找着。我学习了很多心理治疗中颇有帮助的方法，但是我非常需要一些基本的理解，究竟是什么让心理治疗有效，什么可以把所有这些方法结合在一起。从这第一次的工作坊中我就知道，这个方法将能为我提供我所缺失的、能起到黏合作用的元素。（2005，p.1）

那么，什么是聚焦呢？让我们从一个例子开始。

"遗留下来"的感受

在几周之后，布莱恩似乎感受到了把他带到治疗里的中心点：一种往后撤的感觉，或者说内在冷漠，这体现在他所有的关系里。有的时候，对方似乎在往后撤；有的时候，布莱恩发现往后撤的那个人是他自己。这对他来说是个奥秘。他不知道这是从哪儿来的，而且他真的很想要改变。

治疗师邀请布莱恩暂停，"重新新鲜地来感受一下这个整体的情况，在你所有的关系中往回撤的感觉。"布莱恩现在已经知道，治疗师正在邀请他就让这种"新鲜的感觉"浮现，先不需要语言。他很愿意。有一段沉默。然后布莱恩的手移动到了他的胸口。"我内在的'这个'感觉被留下来了。"他说道。

"被留下来了，"治疗师慢慢地重复道。这很新。在此之前，在关系中往回撤与感觉被留下来之间还没有建立过连接。布莱恩和治疗师都抵挡住了对此做推测的诱惑，布莱恩只是和在这里的部分在一起，并向从中而来的更多东西打开。

他被遗留下来的记忆出现了。这些记忆不是新的，但是它们现在出现是作为一个例子，就好像这个"被留下来的"感受正在呈现着它们。有很多次，他的爸爸本该在学校的活动结束后去接他回家的，但是他的爸爸会晚到好几个小时，他被留在那里，站着看着天色渐渐变暗，所有其他的孩子都被人接走回家。当布莱恩在讲述这个故事时，他开始觉察到胸口有疼痛感，就在那个"被留下来"的位置。

在治疗师的支持下，布莱恩去感受它——被留下的感觉——的感受，从它的角度去看。"它想要我知道，那是不对的，像那样被留下……我在让它知道我听到它了……我正在感受，它认为自己错了……如果他们把它留下了，肯定是因为它没有做自己需要去做的事情，于是他们没有始终在它身边……我正在对它说：'如果你是这样认为的，难怪这会感觉那么痛。'"

治疗师邀请布莱恩去感受，这个地方想要什么样的接触。"出现的是：一个长长的拥抱。"布莱恩说道。然后出现了一个深深的、充分的呼吸。"啊！当时如果是那样就对了……如果在我在黑暗中等了好几个小时之后，我的父亲给了我一个长长的拥抱，那就对了。他当时只是把车开过来，表现得好像什么事都没有发生一样。如果我那时从他那里得到了那个长长的拥抱……就好像他知道我刚刚经历了什么，而且他感到很抱歉。"身体的感觉发生了变化。疼痛消失了。布莱恩花了些时间来感觉此刻他的身体感受如何。

现在，另一步出现了：布莱恩感觉到"它"不想再等待了。"它说：'我不想要等待！'"他能在身体里面感到一种惊讶而且新鲜的品质。这是一个完整的改变。他说它似乎改变了一切，一直回到了过去。现在他坐得直直的，他的双眼明亮，肩膀打开。"我不需要再等待了！"在接下来的几天和几周中，布莱恩将会发现"我不需要再等待了！"在他的生活中是如何呈现的。他将在自己的关系和人生决定中体验到不同。所有这一切他现在还不清楚。但是在治疗室的椅子中，他的有机体已经改变了，而且两个人都能感受到。

你或许认为布莱恩是甜心型的来访者，治疗师任何的梦想都能成真。是的，他确实是。他有自我觉知，向内关注，愿意向新的意义保持敞开。他能够强大地为自己更为脆弱的部分在那里，并且与它保持一种关怀的关系。他可以暂停并且在边缘等待着某些能感受到但是很难清楚表达的东西。

在这一点上，你也许会想，怎样去帮助那些与布莱恩相比，在自我觉知上更有困难的来访者呢，他们爱分析、沉浸在自己的故事中，或者被情绪所湮没。这正是这本书余下的部分中所要讲到的。但是首先，我们需要知道我们正在往哪里前进，以及为什么。所以我们将会看一看布莱恩的案例，作为一种理想的例子——当然，只是一种例子——并从中汲取一些聚焦的特征。

改变始于一个有意的停顿，在这个停顿中形成了一种"被留下来"的感受。这是关键的改变，即体会的形成。在此之前，布莱恩本来也可以不停地诉说他在关系中遇到的麻烦——思索、谈论一些事例和猜想。他或许会感觉到各种各样的情绪，并且把它们都表达出来，从悲伤和渴望，到挫败和愤怒。但是，与之相反，当他暂停，并且允许一种体会形成，一件很新的事情就开始发生了。

什么是体会，为什么形成体会是改变的核心，这些是这本书里的关键概念，而且我会更多地谈及这些。现在，我们只需要说，体会是一种对整个情形的体验到的感受。体会在最初往往是不清晰的，很难表述，需要新鲜的比喻和可能的图像或者手势来捕捉到它的品质。来访者会说："我不知道这个该怎么说，"或者"呃……呃……"有时候，正如在布莱恩的例子中那样，几乎立刻就能出现一种描述。

布莱恩的手移动到胸口。"我内在的'这个'感到被留下了。"他说道。

有一个身体的成分——来访者的手指向他的胸口——但是体会并不是像这

样位于肌肉组织之中。这不是一种贮藏在肌肉中的记忆——当然，尽管它与过去相关，因为这个身体不是在这一刻才诞生的。体会是在当下新鲜形成的。从一开始就有一种暗在的含义，与它具有一致性。手势在说的是：它在"这儿"：当下、此刻、在胸口的体验中，在身体的生命中——"在我里面。"

在治疗师的支持下，布莱恩保持自己的觉知和体会在一起，带着在最初令体会得以形成的同样的品质——敞开而专注。他原本也可以只是谈论、猜测并思索，"被留下来了"是什么意思。我们将在后面学到，如果来访者像这样离开了体会，我们可以如何帮助来访者回到与内在的接触中去。布莱恩的例子展示的是，当来访者没有离开时会发生什么，他保持开放、允许与感受到的内容保持好奇的接触。在这种开放、允许的注意力品质的背景之中，"更多的东西"浮现了。

在这个案例中，出现的内容里有一部分是相关的记忆。它们不是新的记忆——这很典型——但是，它们是来自于对体会的关注，这就给了它们一种新的背景。"这是与那个相关的。"就好像体会正在呈现与它相关的内容，以同样的方式，我们可以接收到它想要沟通的内容。"我看到了你正在呈现给我的东西。"

一种内在关系正在发展，布莱恩开始把他感受到的体验描述为一个"它"，就好像是它在与他沟通。在治疗师的协助下，布莱恩保持与这个"它"的共情的关系，让它知道他听到它了。随后出现的是一种理解，知道当时什么不对，在那个孩子所处的情况中，怎么做会是正确的。一个童年的经历得到了处理，因为这个经历与当下情形的相关性，它自然地（未经提示的）浮现了。

在这种新的注意力背景下——这份注意力既来自来访者自己，也来自治疗师——来访者就有了之前所没有的新的可能性。被留下来的男孩儿从过去开始就一直等待着，在他当下的生活中也在等待着，正如他的孩提时代。现在，他已不需要继续等待了。他曾经所渴望的，曾经只是有潜在的可能性的，现在可以发生了。我们不需要知道那是什么，或者它会成为什么——但是我们可以很有信心，那对布莱恩来说，将会是某种正向的结果。

心理治疗中聚焦过程的特点

· 形成一种体会，并且体会形成本身就已经是对于个体所"拥有"的问题的改变。

· 有一种内在的关系，来访者和他感受的东西"在一起"。

· 来访者能够对他的内在体验保持一种慈悲和好奇的品质。

· "知道"什么是错的，与之相比，正确的浮现出来，过往得到了重新理解。

· 涉及"身体"，但是并不只是生理性的身体，在某种意义上略有不同。

· 治疗师与来访者的关系镜映并支持着来访者的内在关系——开放、慈悲、好奇和直接感受。

· 是一种以特定的方向出现的改变，我们可以将其称为"来访者自己的改变"。

聚焦是什么

正如这本书里所定义的，聚焦不是一套技巧或者一个治疗模型。相反，它是一种理解并促进一些人自然而然就能做到的事情的方法——而且所有人都有能力做到——当有改变的需要的时候。

聚焦是被发现的，而不是发明的。它是研究者们在倾听来访者案例的磁带、比较那些成功的来访者的体验方式与不成功的治疗的微妙差异的过程中被发现的。研究者们发现（Gendlin 等，1968；Hendricks，2001），来访者在第一次或第二次面谈过程中的体验方式对于他们在心理治疗中能否获得成功具有预测作用。"聚焦"作为一种协助的过程是出自研究者们的愿望，他们想要把这种体验方式带到那些没有自然在做聚焦的来访者那里。

如今在心理治疗界很多人都会同意，来访者与治疗师的关系在来访者成功的改变过程中是一个重要的因素。第二个关键因素是，治疗师要与来访者的体验保持紧密的、共情的连接，用科胡特（Kohut）的话来说，就是"贴近体验"（experience-near）。但是，简德林与他的同事们一起做的研究表明，在互相连接着的背景下紧密共情并不是成功改变的唯一预测变量。是的，这两个因素很关键——而第三个因素也很关键。来访者也需要有某种与自己的体验接触的方式。

在第一次或者第二次面谈中没有表现出这种重要方式的来访者，在此后的治疗中也不会拥有它，而且倾向于在治疗中无法获得成功，无论治疗师是多么的共情而且真实地临在。这个结果让简德林非常震惊，于是他下定决心要找到一种方法来促进这种关键的接触方式，于是"聚焦"就诞生了。

那种来访者进行内在接触的关键方式是什么呢？为什么它与成功的改变有如此高的相关呢？

在导致后来聚焦过程发展的那个研究中，那些后来在治疗中获得成功的来访者——在他们早期的面谈中有一些时刻——听起来是这样的："我不知道……那就好像……也不完全是悲伤……呃……（手指向胸口）……有点像是……像是在派对上格格不入的孩子……是的，就是那样。（更深的呼吸。）"

当人们在心理治疗中进展良好，他们听起来通常就是这样的，无论他们的治疗师是哪个取向。他们停顿，然后摸索着词语或者画面。他们关注在那个情形中某种还不清晰，但是身体有些感受的方面。他们不是去思考这个情形，也不沉溺于情绪之中。他们关注我们所谓的对某个情形或问题的"身体体会"。词语或画面从那些感受中直接浮现。出现的东西常常让人很惊讶。体验的一个新的方面出现了，一个微小的改变步伐带来了一种身体反应，像是身体紧张的轻微缓解，或者眼泪，或者一次更深的呼吸……这种过程是心理治疗中的一个"改变发动机"。（Hendricks，2001，p.221）

那些在谈话的过程中停顿下来的来访者，他们允许一种新鲜的"体会"形成——那个体会是关于他们正在挣扎着的生活情境的——他们持续地关注它，这些来访者比起那些不这样做的来访者倾向于在心理治疗中获得更好的效果。这个发现在超过50个研究中都得到了再现（Hendricks，2001）。

身体是关键。成功的来访者与他们在身体层面能感受到的一些东西保持接触，那些东西不只是想法。但是这些身体感受到的体验也不只是情绪。而且，尽管它是身体层面的体验，但也不只是我们所谓的躯体感受或者生理感受。简德林将"身体"称为"互动着的活的过程"。你的身体是你活出来的体验。与只是在生理性的层面理解"身体"而言，这是一种激进的背离。

人类，包括你和我，是持续性的互动。我们并不是独立于我们的环境而存在的，而是会开始与其互动。我们是身体与环境之间的互动，所以我们（像所有活着的东西一样）既是身体也是环境。对人类而言，环境包括其他人、语言和文化。（Parker，2007，p.40，原文为斜体字）

成功的来访者会停顿，然后体会形成了。在这个停顿中发生了什么，在体会形成的时候究竟在发生什么，这些是关键——因为它不只是"触碰到"某个情绪、画面、记忆或者念头，而且它也不只是感受生理性的身体。在体会形成的时候，发生着一种适应性的有机过程，这改变了问题的整个排列。

这并不是我们通常对改变进行概念化的方式，而且为了理解它，我们需要用到一些扭转脑筋的新概念，比如"暗在""停滞的过程"以及"带向前"。其中一些概念在一开始的时候会有些难以掌握。但是和我一起坚持，因为以这种新的方式来看待改变的好处将会在我们为来访者营造改变的条件时立刻变得非常明显。让我们从一个叫作"体验的方式"的东西——或者说来访者谈论他们的议题的方式——开始。

来访者谈论他们的议题的方式

常常能观察到——我敢肯定你自己也注意到过——来访者谈论自己的问题和生活的方式，比起他们谈论的内容，更能够影响到他们是否能在治疗中有所进展（Gendlin，1996；Purton，2007）。与聚焦的发展联系在一起的观察是，这种谈话方式不太是一种情绪过程或者智力过程，而是一种与正在浮现的、还不太清晰的体验的接触——换句话说，就是体会。

有一种可以用来表达那些更成功的来访者所做的事情的方式，就是他们会直接参考自己感受到的体验。那些只是在外化的来访者，只是以一种"外在"的方式谈论他们在那个星期中经历的事件，把自己大部分的注意力都放在了故事的讲述上，没有太多地关注他们自己在当时的感受，或者当他们在讲述这个故事时是什么感受。类似的，那些分析自己的情况的来访者，他们会*谈及自己*

的感受，但不是**从自己的感受出发**去谈。还有一些来访者只是夸张地在表达情绪，他们是在重新经历一遍那些旧的情绪，而没有把它与今天的、此时此刻的、新鲜的感受联系在一起。在所有这三种情况中，缺少的似乎都是一种与个体当下感受到的体验保持接触的能力，特别是以整体与这些体验保持接触。（Purton，2007，p.13，原文为斜体字）

为了研究并测量这几种类型的来访者。简德林和茨姆凌（Gendlin & Zimring，1995）发展出了一种体验量表，后来由克莱因等人（1969）细化，被誉为"也许是运用最为广泛的、得到了最好的研究的、用以测量来访者在治疗过程中的投入程度的观察者评价量表"（Lambert & Hill，1994，由 Hendricks 于2001 年引用）。

在早先的一篇文章中，亨德里克斯（Hendricks）摘录了一些来访者的例子，用来说明他们不同的体验水平。

低体验水平

有一天他（医生）打电话给我，说："恐怕她不能坚持很久了。她扩散得很快，就像烟火一样。"他们没法全部摘除。太晚了。所以就是这样的程度，你知道吗。她休克了，又活了三四个月。从她生病开始算，整个过程持续了大概两年。他（医生）开完刀之后说："我很惊讶她竟然坚持了那么久。"我们当时都不知道已经一路扩散到了后面。一点迹象都没有，一点儿都没有。但是它一直在那里，你能想象吗？

中等体验水平

A 和我……在午宴期间花了大约两个小时谈论他的问题。在那之前我并不了解他，那时他的情绪是那么低落，对自己在科学界的前景感到泄气。他说："爸爸，在我告诉你这些之前，你是不会相信的，从我手握试管的那一天起，到今天已经超过六个月了"……听完之后，我被他说的**话扰动得很厉害**，因为这是很严肃的对话，我感觉那涉及他要做的一些决定，关于他的事业和他的婚姻，而且这两件事情都事关重大……我说："但是 A，难道你不认为，如果 J 能够意识到这个情况是多么让人感到绝望，她会选择允许你更多地去做你的科学工作的……"沉默了一会儿之后，他摇了摇头，说道："她永远都不会改变的。"现在，当他那样说的时候，我感觉到他已经做了决定……离婚，而不是再继续下去……这让我完全慌乱了，因为我知道他们真的彼此相爱，我知道他们本可以和谐地共度很多年，如果她能理解的话。

高体验水平

*几乎就好像……感觉有点像是……*坐在这里看一本相册。而且，就好像其中的每一张相片都是我的一次成就。而且，我认为【听不清】因为我当时不是为了自己而去成就那些的。我总是在为……别人获得成就，于是他们就会认为我足够好。就好像，我感觉对我来说，这样讲是对的……就是……我还不清楚该怎么说……就好像感受就在那里，但是我还不完全能够用语言来表达。不知怎么，我感觉这样说是对的，我选择了这个男人来作为我的挑战……同时知道自己会被打败。知道这个人不会以同样的方式来回应我。于是我就有点好像可以直接回到相册中，被翻过去。我当时没有能力（治疗师：嗯）得到我想要的，那有点……（Hendricks，1986，pp. 143-144，原文为斜体字）

我们注意到，在低体验水平中，来访者讲述了一些我们预期会引发情绪的事件，但是他们没有表现出任何情绪，没有任何这个内容被感受到了或者被处理过了的迹象。"把事件描述为平淡且不言而喻。如果承认有情绪，它们也同样是被视为显而易见、不言而喻，就是这个样子"（Hendricks，1986，p.144）。这是一种"事实如此"的讲述。在中等体验水平，讲述的过程中有情绪，但是我们听不到来访者进入其中去感受，或者去探索它们。只剩下我们在想，他儿子的婚姻失败中的什么引起了他的这些感受，或者他的什么让他儿子的离婚对他有这么大的触动。在高体验水平中我们能看到，甚至在文字稿中就有不可能出错的迹象，表明来访者正在直接接触一些东西，它不只是被感受了，而且还正在新鲜地浮现出来，不清晰、很难清楚地被表达，然而随着它的浮现正在把这个人的过程往前带。

在我们把本书余下的部分转入讲解如何促进这种过程之前，我们还需要更多地谈一谈，当来访者处于这种内在接触之中并形成体会时，究竟在发生些什么，以及这与真正的、持久的、来访者自己方向上的改变有什么关系。

来访者自己的改变

心理治疗是发生改变的地方。人们来做治疗是为了寻求改变——或者至少他们当中有一部分人是出于这个目的。但是当我们去问，什么是改变，答案并不简单。

首先，我们可以说，成功的来访者以一种根扎大地的方式变得更强大，更能够处理好自己的生活，对于充满压力的引爆点的反应也更少。他们的关系更多地成为了一种支持的来源，而不是负担或者折磨。这个部分是没有争议的。但是当我们深入到细节之中，悖论就出现了。对一个人而言是正向的改变，但是对另一个人而言可能就是一种退步。

一种是一个人的生活已经活出来了，并且只有通过活得不同，他／她才变得不同。但是个体想要的改变并不只从一个类别变为另一个类别，或者从像某些人一样变成像另外一些人一样。个体想要精确地变成自己，成为比到目前为止个体所能成为的自己更多的自己。（Gendlin，1973，p. 342）

有一个人，在一生中的大部分时间里都是退缩而且情感封闭的，能够因为心理治疗而找到一种新的能力，让他既能在社交中与他人连接，又能以一种仍然尊重自己独处需要的方式去做。另一个人，依赖于身边要有人陪伴的状态，能够因为心理治疗找到了一种新的能力，能够承受甚至享受"独自一人的时光"，同时仍然可以拥抱与别人连接时得到的滋养。看起来相反的两个结果，都是在以正面的方向推进，并且匹配特定的个体独特的过程，没有哪种大众化的方程式可以做到如此精准。

人们缺少的东西各不相同，我们可以说，心理治疗填补了人们所缺失的部分。简德林（2011）说："治疗将会超越你被卡住的方式。"他说这句话的意思是，在治疗的过程本身之中，你的来访者和你一起在房间里（当治疗有效时），他们已经在以新的方式发展了。而且这些新的生活方式是——需要是——来访者"自己的"改变，从这个人内在浮现并且适合他的改变，这个来访者所缺失的改变。

改变的方向可能会让我们感到惊讶。它应该让我们感到惊讶。生活无法提前预知或者规定。但是一旦它发生了，以来访者自己下一步的方向发生的改变有它自己特征性的"感受"。其中有一份正确性。它会带来一种身体上的释放，一次更深的呼吸，一种呼吸到新鲜空气的感觉——既对于治疗师也对于来访者。

作为一个临床工作者，具有某些程度的谦卑是很有必要的。你也许很懂得该如何助人，但是你无法提前预知这个人前进的方式。你也许了解很多典型的模式和常见的困难，但是对这个人而言，能够把他往前推进的很有可能会是一些独特的东西、因人而异的东西。试着成为一个什么都知道的人，事实上可能反而会阻碍来访者。当然，我们不会想要忘记自己知道的东西。我们会把它放在一边，万一有需要的时候——但是我们不会让它阻碍我们追踪这个人自己的意义和感受，并且随着这个人成长方向的出现，沿路支持他。

所以，来访者能够从心理治疗中得到的，不是单纯的"改变"，而是我们所谓的"来访者自己的改变"。这种改变会一次性到来吗？不会，它似乎到来了，而且是可以观察到的，一步紧跟着一步地在增加，每一步都走在成长的方向上。

感受的转变：改变的步伐

我们知道，来访者生活当中可测量的改变或许需要经过一段时间才会出现，但是如果我们仔细注意，就能看到小小的变化。在单次面谈的片段中，简德林（1990）将其称为"改变的步伐"。来访者在认知层面也许没有觉察到有任何事情发生——但是她的身体表现出了变化。在聚焦中，这些改变的步伐也被称为感受的转变（felt shifts）。当它们来临的时候需要加以保护，而且可以促进它们的到来。经过一段时间，许多个感受的转变累积起来成为大的改变。许多的步伐组成了整个旅程。

这些渐增的改变步伐具有可观察的指标。我们会看到放松和释放的片刻，带有生理性的指标，比如更深的呼吸（哪怕是放松的叹息），肩膀松下来，脸颊泛红。来访者也许会说一些话，比如"哇"，或者"这个很新"或者"我本来不知道那个的"，这些都说明刚刚出现了一次洞察。但也并不总是这样，出现改变的步伐的同时并不一定总是伴随着洞察。（同样，洞察的出现也可以不带来真正的改变。）新行动、行为的改变、新的人生可能性的打开——这些也可能会晚一些到来。在聚焦中有一个很重要的学习点，就是在改变的步伐显现为洞察或者行为之前，它们是可以感受到、观察到的。来访者可以说："我感觉放松多了，但是我不知道为什么。"然后在晚一些的时候意识到，那一次面谈打开了新的可能性。

身体对于某些问题或困难的体会以它自己的方式移动。它会转变，会释放。身体整体的感受会有一种改变，一种能量的释放。会有一种松了口气的感觉。能量会再次流动起来，因为它已经停滞了一段时间。会有一种不自觉的呼气相伴而至，一种"吁……"的感觉。同时，伴随着这种释放，会有一个新的词汇或画面，或者问题的某个方面出现。会有一个副产品。通常，问题这时看起来会有所不同；甚至问题常常都不是人们认为它是的样子。现在，个体就可以从这里往回看，解释当时是什么情况，当时个体是怎么看待这个问题的，为什么当时看起来是那个样子。但是，个体原本可以怎样从那里到达这里，这之中是没有逻辑的。现在以新的语言来表述的问题也许仍然没有得到解决；它看起来可能更糟了（但是感觉起来却好得多）……这是体验性的改变的一步。

个体的感觉就好像是，在长时间地待在一个狭小的地方之后，他／她允许自己做了一个转换。感觉就像是身体在做它需要做也想要做的事。感觉就像是发生了一些事，那些事正是之前卷缩受限的存在方式所缺少的。（Gendlin, 1978, p.328）

任何时候当我们看着一个生命，无论我们是看着窗外的一棵树，还是一个刚跑过后院的欢笑着的孩子，我们看到生命的历程向前移动。从潜力前进到现实有一个自然的过程。现在所发生的事，在这个瞬间之前，是在潜在之中准备好要发生的。然而，所发生的事也不是事前决定好的。有一些可能性，而当那些可能性是具体到某个人的时候，在那个生命情境中，在那个环境中，在那份具体性中，存在着巨大的创造性的潜力。

我们需要一种方式来谈论这种关于改变的理念——改变以一种具有精准的顺序同时也令人感到惊讶的、开放的方式发生，这种顺序既不是决定论的（"必定以这样的方式发生"），也不是混沌的（"任何事都能发生"）。为了能够谈论和思考这种改变，我们需要一个新概念："向前暗示"（"implying forward"）。

向前暗示

有生命的东西总是在进程之中；总是在接收，总是在回应，总是在后续生命的方向上改变着。生命不是静止不动的；总会有某个**下一个**，而且"下一个"会从"前一个"那里以一种非常特定的方式浮现。你做的每一次呼吸都会改变你全身的细胞，以一种细胞准备好了要改变的方式。甚至在你睡觉的时候，你的生命这个持续的进程也不会停止。作为进程，有生命的东西与制造出来的东西——比如椅子，或者任何有开关的东西——有根本性的不同。有生命的东西在其组织细胞的层面上就已经准备好了它的下一步。

聚焦对此有一个术语：暗示（implying）。简德林（2007）说："生命的进程总是在向前'暗示'。"因为这是一个新概念，我们没有一个熟悉的、容易理解的词语来表达它。也许我们很熟悉逻辑学领域的词语"暗示"，但是用它来指称生命进程中"正在浮现的改变"这个深层结构，还是很新的运用。有一些例子或许可以帮助我们理解这个奇怪的概念。

想一想走路或者跑步这个行为。当你在走路或跑步的时候，你的身体会向下一步倾斜。这是关于生命进程本身的一个比喻——我们总是在向自己的下一步"倾斜"。当我们吸气，我们的身体已经准备好了呼气。吸气的过程向前暗示着呼气。而且当然，呼气的过程也向前暗示着吸气。

如果我们试着停滞这个过程会怎么样——会发生什么？我们来做个实验，试一试呼气之后不吸气，而是屏住呼吸。其结果是有一种不舒服的感觉——而且随着时间的推进会变得越来越不舒服。（好了，现在你可以吸气了！）

另一个关于暗示的例子是饥饿的体验。饥饿暗示着饮食，以某种方式摄入养分。如果我们在饥饿的时候不吃东西，饥饿感会增加，觅食行为会更加强烈，最后，如果没有找到食物，身体组织会发生改变。但是如果我们饿的时候吃了东西，暗示就改变了——我们不再饥饿——然后出现了一种新的暗示，我们可以把它称为：消化。(也许还可以小睡一会儿。)

生命的进程总是在向前暗示着，这个事实让我们对坐在我们对面的来访者多少有了一些了解。他/她也在向前暗示着。到目前为止，我们举的例子都是生理性的：呼吸、饥饿和饮食。但是人类在各个层面都有复杂而微妙的向前暗示的方式。我们暗示着与他人富有意义的连接、爱和被爱、被重视和尊重，拥有喜悦和生命的意义。婴儿的诞生暗示着其与照料者之间复杂的注意力顺序的互动(Wallin, 2007)。

当暗示的内容发生了，我们把它称之为"往前带"(carrying forward)。"往前带"是一个聚焦的术语，用来描述当暗示的情况事实上发生的时候，那令人感到满足的体验。发生的事情——我们所做的事和我们遇到的事——从之前的暗示中获得其意义。如果我们饿了，那么吃东西就是一种"往前带"。如果我们不饿，那么吃东西就是一件别的事情。我们也将使用"生命前进的方向"(life-forward direction)这个术语，它指的是有机体暗示着未来生命的方向。

暗示是可以被感觉到的，特别是当它还没有得到满足时，当它仍然没有得到实现时。如果暗示没有被往前带，如果你暂停一下，以一种微妙的方式去感受，会有一种缺少了些什么东西的感觉。在这种缺少了某些东西的感觉中，有一种"知道"什么东西缺少了的感觉，它会带来向前的移动。

"问题"就是缺少了某个需要的东西

从一个聚焦的视角来看，我们把糟糕的感受视为"它暗示着自己的改变"。

所谓的"问题"事实上是缺少了某个需要的东西，一个能够允许有机体沿着生命的方向继续这个进程的东西。缺少的东西可能很新，过去从来没有存在过，然而以某种很有趣的方式，有机体"知道"缺少的是什么。有一种往前的方式，它还没有被发现过，而且，尽管还无法清晰地对这种方式加以说明，我们可以说，体验到有问题，这就是一种"知道缺少了什么"。当你看到一幅画斜斜地挂在墙上，你会有一种很不轻松的、错了的感觉，其中蕴含着"什么可能是对的"，它甚至知道需要什么行动——走到房间对面摆正这幅画。

简德林在 1981 年写道："每一种糟糕的感受都是一种能够用于更正确的存在方式的潜在的能量，如果你给予它空间，允许它向前进、步入其正确性之中"（p.76）。这句话听起来又诗意又乐观，乍一看来甚至还有一点天真，但它事实上表明了简德林对于人类改变的哲学立场。他所说的"正确的存在方式"和"正确性"，指的是有机体的进程"知道"它的下一步在哪里，正如你的饥饿状态"知道"吃东西是正确的。那个奇怪的泛泛的短语"每一种糟糕的感受"指的是个体内在对于某种不愉快、不轻松、很痛苦的东西的体验——任何彼此矛盾的或者很难受的情绪或生理状态。而且，当简德林说每一种糟糕的感受都"*是*"一种能够用于更正确的存在方式的潜在的能量，他所表达的是他工作中的核心信条：没有哪个活着的生命只是"是"。生命总是在向前倾斜——暗示着它的下一步，而且生命倾向于以一种合适的方式向前进，或者说，生命倾向于以一种"从暗示中浮现出来"的方式向前进，而且是如此有创造性的、新鲜的、独特的方式。

"问题"意味着缺少了什么——"糟糕的感受"也是，它指向那个问题，或者就是从问题中出来的。当你想到某个同事时，心往下一沉，而且你有一瞬间的渴望，希望今天和这个人的会议能取消，这就意味着那里有些东西。如果你能暂停，花些时间来探索，你就能把"那个东西"形成一种意识层面的了知。也许你会意识到，那个同事谈论不在场的人们的那种挖苦的语气让你想起了你的哥哥，并且你认识到，对于和哥哥之间的困难的关系，自己还有更多内在的功课要做。意识到这些带来了放松和清晰，让你对那位同事的感受也发生了变化，也转变了你在当下的情形中可能采取的行动。

停顿、感受并且清晰表达会需要一些时间，但这些都潜在地蕴含在这最初的感受之中。你"糟糕的感受"中——你的心往下沉——有一种"了知"，它甚至包含着一种关于哪一个将会是正确的方向的"了知"。

这已经是一个激进的概念了，一种不轻松的感受之中蕴含着——更准确地说，它就是——一种"了知"，既知道什么错了，又知道什么会是对的。然而，我们还要再说一些甚至更激进的话：当这种不轻松的感受形成了，在保持觉知的情况下，这个人就已经因此而超越问题而活着了，已经向着对他 / 她而言将会是正确的方向活出来了。

停滞的过程：当生命不再向前进

对于接受心理治疗的来访者而言，他们的问题要比说话刻薄的同事，或者墙上挂歪的画严重得多。但是无论这个把来访者带到心理治疗中的问题有多么严重，都可以把它理解为一种停滞的过程，一种"向前暗示"的停滞（Suetake，2010）。当暗示的情况没有发生，"暗在"（the implying）就仍未改变，那么所有紧接着这个改变的过程也就都无法发生，就好像一辆大卡车横在高速公路的车道上，整个交通都堵在了它的身后。

过程停滞了并不意味着缺乏行动。也许有很多的行动——比如上瘾或者其他形式的发泄——但是它们都无法把这个情形往前带。发泄的行为很显然不是能够真正把这个人的进程往前推进的暗在的行为。在我们的每一个来访者身上都能看到过程的停滞——毫无疑问，在我们自己的生活中也是一样。

停滞的过程无所谓"好"或者"坏"，只不过我们的生活会时不时地被堵住。并非所有的停滞都需要得到治疗师的帮助。但是有的时候，我们失去了与自己的体验的接触，触及不到我们自己所处情境的丰富多彩。于是我们以一种非常局限的、刻板的方式回应着某个情境。如果这持续更长的时间，那感觉就好像我们的体验被冻结成了某种特定的形状，一种特定的存在、思考和感受的方式，而且我们内在的生活圈开始围绕着某个固定的结构。（Geiser, 2010, p. 98）

正如盖瑟（Geiser）指出的那样，当停滞的过程持续下去，结果就是这个人会失去与丰富而新鲜的体验的接触，也失去了往前带的可能性。固定的（或者冻结的）结构是对某个情境中的一部分进行刻板回应的方式，停滞的过程关闭了我们如当下情形本来的样子回应其丰富而新鲜的细节的能力。

我不仅仅是对权威的反应很糟。其实，我对每一个被我视为权威的人都是这样反应的。而且，更重要的是，我只对他作为权威的那个部分反应，而不是把他作为一个人在对他反应，也并没有对他呈现出的很多个方面进行反应，没有对我们这个与所有其他情境都不同的情境做出反应。（Gendlin，1964，p. 121）

当你在这个冻结的结构内部时，你做的所有事情——包括所有对于解决问题的尝试——都只是问题的再一次重演。当一个人试图通过让别人喜欢她来解决她的孤独感问题，正是她努力讨人喜欢的做法让别人对她敬而远之。或者，当一个人很努力地把自己安排组织好，试图以此让自己脱离困境，结果发现正是这些事事都要进行安排组织的倾向——而不是允许自己真实的动机浮现——让他产生了这些困境。

我们会以自己切割问题的方式和形状来思考这些问题。而当问题开始朝向得到解决的方向前进时，正是这些方式和形状会发生改变。因此，往往只有一种思考问题的方式，即完全以原有的思考方式，用粗重的线条对问题加以圈画，正是这些在让问题一再重复，愈演愈烈。（Gendlin，1978，p.323）

来访者能够意识到并且加以谈论的想法和信念都只是冰山一角。它们来自于来访者根深蒂固的存在方式，是这种存在方式的例证，来访者在自己所处的每一种情境中都在表达着这种方式。难怪我们的来访者会感到挫败、无助和愤怒，就好像他们正在兜一个没有尽头的圈子，或者在挖一个自己根本无法跳出来的坑，而且正越挖越深。这不只是运气不好，也不是不擅长某件事情，或者在某个方面有缺点。这是身处于问题"里面"的不可避免的后果，卡在了一个受限的、刻板的加工层面上。聚焦过程是一种转变层面、跳出预先设定好类别的盒子、体验由内而外的自发改变的方法，于是个体已经在活出新的可能性了，而且那正是这个问题所缺失的部分。[参见帕克（Parker）于2007年谈到的一个根据这些框架所做的极佳的心理治疗案例，对象是一位接受住院治疗的有暴力倾向的青少年。]

形成体会为来访者在下一步去体验自己的改变创造了条件，这也帮助来访者超越了其冻结的结构。

体会是超越冻结的结构

那么，在谈到了所有这些之后，当一个体会形成的时候，我们可以说正在发生什么呢？是什么让聚焦成为了改变的精髓？当体会形成时，原本冻结的东西再一次变得自由而可及。**当体会形成时，这就是案主下一步的改变已经在发生了。**

生活情境（包括关系），以及我们在这些情境中生活的方式，可能会让人看到卡住、堵住、负担沉重，或者不可能完成。（无论我们多么努力地尝试）如果我们无法找到往前进的道路，就会因为似乎是自己没有改变的能力而感到泄气和沮丧。然而人类也有能力转变层面，跳出盒子之外，走出我们狭窄冻结的思考方式和感受方式，以新的方式生活，对目前的处境做出回应，而当下的处境正是自然而然地从当下的生命中浮现出来的。这能够发生，是因为生命过程有能力形成它的下一步。在对这个需要出现的下一步进行计划和思考之前，它可以首先以体会的形式形成。

亨德里克斯-简德林（Hendricks-Gendlin，2003）描述了自己发生过的一次层面转变，她当时没有只是以一种意料之中的方式对一个有挑战性的情况做出回应。在亨德里克斯-简德林的女儿出生后几小时，有位护士征求她的允许，要为她的女儿再一次抽血，这会造成小婴儿明显的痛苦。亨德里克斯-简德林没有自动化地答应，而是说："等一下，我需要时间。"经过考虑，并询问了护士为什么需要抽血之后，她拒绝了。当时情况很混乱，但是她坚持了自己的立场。后来她了解到，抽血并不是为了小婴儿的健康，而是出于医生自己的研究需要。

通过聚焦形成的体会并不只是普通的情绪，也不只是熟悉的、重复性的念头引起的身体反应。体会是一种非常特别的内部行动或者说内部动作，它在一个停顿中发生。让我们通常的思考和感受方式"暂停"，我们停下来，邀请一种关于某个情境的整体感受。我们等待它——因为我们无法命令它出现。当它出现的时候，也许会很让人惊讶、出乎意料、难以用语言加以表述。我们或许会需要用比喻性的语言和手势来描述它。我们会想要小心地对待它，因为一件非常重要而且珍贵的事情正在发生——是一个从停滞的过程中迈向新层面的动作，在那个层面中有关于当下处境的丰富细节，能够新鲜地进行运作，于是新的可能性可以向前。在这整本书中都列举了关于聚焦如何允许转变发生的例子，从狭窄、固定的视角转变为一个更加宽广、有更多可能性的视角。

在本章开始部分详细叙述的布莱恩的案例中，在他体会到那个被留下来的感受之后，有了许多后续的进展。所有那些都很重要。但是，关键的那个瞬间，那个让后来的所有发生成为可能的瞬间，就是他停顿了一下，允许第一个"被留下来"的体会形成。

聚焦的过程

1. 聚焦的前提条件是支持性的关系，既有外在的关系（来访者与治疗师之间），也有内在的关系（来访者内部）。

   治疗性的关系需要是一个安全（抱持、支持）的空间，好让新的觉知出现。这就意味着要尊重来访者自己的视角。无论是学校的教学、人际关系还是心理治疗，作为一个人得到尊重，拥有自己的权利，能够安全的不受批评、攻击、蔑视和遗弃，这是各种学习与正向改变的前提条件。关于人际空间，在第二章和第十章中还会谈到更多。

   治疗师除了共情来访者之外，也要支持来访者的内在对自己的体验过程共情。支持性的内在关系意味着来访者能够和自己的体验在一起，而不是与体验融合或者被体验所占据。关于这个能力以及如何培养，在第五章还会有更多相关内容。

2. 聚焦的第一个瞬间就是体会的到来。体会是一种新鲜浮现的、立刻感受到的、不只是语言的体验。在第三章中还会有更多关于体会的内容。体会可以通过（a）邀请而到来，也可以在它们到来时加以（b）培养。

3. 来访者和体会在一起，直接地感受它——而不是"思考"、分析、在内在争论、评价、恐惧地或者不耐烦地对它反应，等等。这种带着觉知的接触品质可以由治疗师来协助和支持。我们将会在第六章中看到如何支持这一点，在第七章中看到如果遇到困难该怎么做。

4. 经常使用奇怪的词语组合以及新鲜的比喻来描述体会，这能够允许与体会的进一步接触，同时不加以诠释，把这个过程带到下一阶段。

5. 从这个与体会非评价性、非分析性的接触出发，新的觉知就出现了。在来访者的直接经验中会有转变（"刚才在我胃部紧抓的感觉现在完全放松下来了"），而且新视角也有了可能，同时还有新的行为。这有很多的形式，我们将在第六章中看到如何协助这个阶段。

6. 在聚焦过程的结尾，会有一个整合和暂时的完结，这可以保护新的觉知，避免旧的或者批评的声音的侵袭，也为来访者在生活中后续的新行为腾出空间。

这份聚焦六步骤的清单听起来就好像聚焦的过程总是——或者应该是——以这样的方式完成的，有一个开头、中间和结尾。与之相反，聚焦可以在任一个片刻发生，而且个体可以自如地从其他过程模型中进入或出去。在第九章中有更多关于将聚焦融合到其他治疗模型中去的内容。

体会形成之后，改变就发生了：一个案例

在治疗中断了几个月之后，丹妮埃拉回来做了一次面谈。她花了很多时间来照顾她病程已达晚期的母亲。她面色憔悴而疲惫，坐下后深深地叹了口气。当治疗师邀请丹妮埃拉谈谈她当时的感受时，语气中充满了温柔的关注。

"整个感觉就是耗竭，就是太耗竭了。我应付不了。它遍布于我，到处都是。我的这些黑暗的想法，沉重的情绪，我的身体也耗竭了——对所有这一切。"

"而且它很难！"治疗师说，向来访者提供着亲近的、共情的接触，也让真实的温暖和关怀表现在她的嗓音中。"这些耗竭的感觉是那么地遍布于你，到处都是。"

丹妮埃拉又叹了口气，在椅子上坐得更低了。"正是这样，"她说。只是因为她的体验得到了允许和接纳，就已经有了一个细微的改变。但是现在治疗师会帮助来访者邀请一种体会，就是在那里有可能发生层面的转变。

"看看可不可以承认所有那些，然后重新感受它，现在感觉怎么样。"

这已经不是丹妮埃拉第一次听到这样的邀请了，而且她信任自己与治疗师

的关系，于是她闭上眼睛，花了些时间——如果我们不知道她在沉默之中正在做什么的话，那看起来似乎会是很长的时间。这是一个关键的时刻：来访者愿意停顿并且向内感受，允许某种体会出现。让我们来看一看接下来发生了什么。

"就像是一只巨大的鱿鱼，"她终于说道。"它的触须包裹着我的每一个部分。"这不是一个猜测，也不是一个故事，而是从内在出现的一个新鲜的感受。巨大的鱿鱼就是耗竭，但是它向前进了两步：关于它的整体感受、邀请停顿，以及描述它是什么样的比喻。"它正在松下来。就从我承认它的那一刻起，它就开始放松了。它还在那里，但是不那么紧了。"当一个体会到来，同时带有一个完全符合它的新鲜的比喻描述，往往就会有某种释然。向前的移动正在发生。

治疗师紧紧地跟随着丹妮埃拉，精准地回应着出现的内容。"你感觉到它像是一只巨大的鱿鱼，用它的触须包裹着你的每一个部分，而且现在它开始松下来了。"沿着内在感受的方向上的另一次温和的邀请："你也许会想要感受一下它感觉如何，从它的角度去感受。"

又一次专心致志的沉默。当丹妮埃拉说话的时候，这些语言来自于她内在的感受，而不是一些推测或者猜想。

来访者：它在保护……一样珍贵的东西。它在保护一样珍贵的东西，直到它准备好。

治疗师：你感觉它在保护一样珍贵的东西……直到它准备好……

来访者：是的……【还在感受着】它不希望那个珍贵的东西遗失，被吹走……这件珍贵的东西是在很长一段时间里面获得的，一个很长的过程。它不想要所有那些都丢失。

治疗师：你感觉到它不想要那些都丢失，这件珍贵的东西是在很长一段时间里面获得的。难怪！也许你会想要在内在对它说："难怪它不想要这件珍贵的东西丢失。"

来访者：是的……我感觉到它在回应……甚至更放松了……

治疗师：也许你可以和它在一起，允许那个放松的感觉在那里……

来访者：我正在感觉它想要从我这里得到什么。它想要我感受到能量。

治疗师：啊，你感觉到它想要你感受到能量！也许此刻你正在身体里感受到一些那样的能量。

来访者：是的，我此刻正在感受它，轻盈的能量正在上来。它想要我知道，死亡没有什么可恐惧的。

现在，丹妮埃拉看起来深度地放松了，因为她把出现的东西接收了进来。这次面谈余下的时间里还有更多："死亡在新生命之前到来……往下沉并不是抑郁……在新生命到来之前，下沉是有必要的……它想要我知道，在这一生中还有重要的事情要做，而且我会有时间和精力去做那些事。嘴巴里感觉甜甜的……还有宽广的海洋……还有更多更多。"

当治疗结束的时候，丹妮埃拉向治疗师微笑，他们两人一起庆祝了这一次非凡的蜕变。丹妮埃拉会把它带回到自己的生活中去。她和刚走进治疗室的时候相比，看起来好像完全变了个人。

如果不是以那样的方式进行，他们原本也可以把这次面谈的时间用于讨论耗竭的感受及其起因。丹妮埃拉或许会触碰到母亲即将去世带来的情绪，并且在面谈结束的时候感到某些释然。但是，也可以做一种不同的选择——邀请体会形成，并且关注从那里出现的令人惊讶的、意料之外的、新鲜的觉察。这个案例展示的是，当我们把空间给予生命本身让它向前移动时，将会发生什么。

本章关键点

- 活的有机体会暗示他们生命进程的下一步。所暗示的并不是一次具体的事件，而是各种可能性，其中很多是全新的，过去从来没有发生过。
- 暗示是对下一步的一种"知道"和准备，而这"下一步"将会是来自于这个人自己的改变。
- 当所暗示的内容发生了，这被称为"往前带"，并且是与当下的生理变化相关的，比如松了口气、更深的呼吸，以及情感和行为的变化。
- 当所暗示的内容不能发生或者没有发生，有机体体验到"停滞的过程"。持续存在的停滞过程会成为"冻结的结构"，是一种只对某个情形中的一部分作回应的刻板的回应方式。
- 形成体会已经是对个体"拥有"某个问题的方式的改变了，所谓的问题即"与体会有关的生活情境"。原来在情景中不可用的（冻结的）那些方面现在又可以运用到进程中去了。

● 抱持一份慈悲而好奇的觉知，对有机体的生命议题形成一种体会，这就是有机体生命的往前进，而且可以在进一步觉知的基础上继续累积。

这一章中的概念都是新的，或许需要一些时间才能习惯。幸运的是，没有必要在开始之前就把它们全部掌握。把这些方法付诸实践，也许正是理解这些理论所需要的。在第二章中，通过创造一种最能培养聚焦的环境，我们准备好把聚焦带入到与来访者的治疗中。

第二章

设置舞台：准备好将聚焦
带入治疗中

聚焦是一个自然的过程，我们在很多来访者身上都观察到过。有些来访者已经在做聚焦了，治疗师可以继续支持和协助他们，有些来访者还没有开始做，治疗师也可以邀请他们去做。这是个强有力的概念：聚焦是一件来访者们做的事情，或者至少可以说是他们有能力做的事情，而且这个自然的过程可以在治疗关系中加以促进。正如我在这本书里想要示范的那样，如果我们可以在来访者身上促进这些，他们就倾向于在身体层面体验到改变，并且把这种改变带到生活中去。这些改变会把他们带到自己正向的、具有强化生命的作用的方向上去。

因为聚焦本身并不是一个治疗模型，它是可以兼容的，可以与其他临床工作者已经在用的方法结合。聚焦取向可以引入到任何类型的治疗中去，而且可以强化来访者的改变过程（更多相关内容见第九章）。关于心理治疗疗效的研究（Hendricks，2001）提出，能够从治疗中获益的来访者也许已经在某个层面在做聚焦了，无论他们自己是否知道。对聚焦过程变得有意识能够令任一种治疗模型都变得更有效、更赋能。

在这一章中，我会谈一谈如何为把聚焦引入心理治疗面谈而设置舞台。我会谈到是否要和你的来访者谈论聚焦以及如何谈论它，还有哪些关系品质和注意力品质是形成聚焦的理想环境。这些品质在很多治疗形式中都是共通的，所以有可能你所从事的治疗方法已经与聚焦非常匹配了。这是好消息。我也会提供一些建议，关于如何在首次面谈中设置好聚焦的舞台，以及如何通过给来访者一些建议，支持他们能够在两次面谈之间做一些与聚焦相关的自我关怀的事情。

你如何把聚焦带入与来访者的个案之中取决于很多因素，包括你自己的个人风格、你主要采用的理论框架，以及你是否是私人执业，还是在某个机构中工作，或者一些其他的设置。有一些与来访者一起工作的方式已经接近于聚焦的风格了。如果你已经对来访者如何体验自己的世界感兴趣，如果你已经相信与你的来访者的体验进行共情的连接是一个好主意，那么聚焦将会非常适合你。如果不是，那么把聚焦引入治疗之中会需要一些调整，但也是可以做到的。

把聚焦引入与来访者的面谈之中，这也取决于来访者。把一种新的工作方式带给你的新来访者很可能会更容易一些。如果你已经和某个人工作了很长一段时间，你和那个来访者一起工作的方式就已经建立起来了。做任何不同的事情可能都会显得很奇怪，或者让你的长期个案感到不安。有一些方法可以用来处理这个情况，但是它不如从一开始就以某种方式去做那么容易。你可能也有一些对于尝试新事物感到很舒适的来访者，或者有些来访者更容易对自己的体验和感受保持一种观照的状态——或者你有一些来访者感到治疗陷入了僵局，渴望着能够尝试一些新的方法让治疗再一次流动起来。所有这些都会影响到你把聚焦引入来访者面谈中的方式。

你也许在想，怎样把聚焦解释给你的来访者听。答案很简单：你不需要解释。没有必要把聚焦解释给你的来访者听。事实上，甚至连提到聚焦都会有反作用。把聚焦引入到你的来访者面谈中去的默认方式就是，完全不要用"聚焦"这个词。（后面我们会看到一些例外的情况。）

把聚焦解释给你的来访者听怎么会有反作用呢？来访者听说你在用某些特殊的方法，他们可能会想，这件事情他们是不是会失败，或者这件事他们要好好做，以此来取悦你。如果你和某位来访者已经工作了一段时间了，然后你引入一个新的方法，来访者或许会想，你为什么感觉需要引入一些新的东西。或许还会有一种要设置好一个"正确"的做法的期待感。布雷纳（Brenner，2012）说："来访者会感受到我们想要他们如何，所以我们会想要避免在过程中传达出期待或者评判。"

有一位治疗师对我说："当我第一次听说聚焦的时候，我试着把它告诉我的来访者。我收到了很多不同的反应。人们在想，为什么我需要尝试一些不同的方法，我们已经在做的那些有什么不对。有些人在知道了自己可能会在另一个新的方法上失败后，感到非常焦虑。感觉好像聚焦作为一个概念阻挡在了我和我的来访者之间。现在我的做法就是，不告诉他们。我只是引入一种聚焦的存在方式。开始的时候我想，如果我感觉聚焦不自然，就很难自然地把聚焦引入面谈之中。那会感觉很唐突，真的很不一样。但是现在很顺畅。聚焦的存在方式已经成为了我的一部分，我和人相处的方式。我甚至已经无法区分在我的治疗中哪些是聚焦了。"

我在这本书中将会展示给你们看的是，把聚焦这个维度加入到你已经在做的工作中去的方法。这个干预会如此顺畅地整合进去，于是你的来访者很可能都不会体验到你在做一件不同的事情。尽管我会向你介绍一些概念，这些概念会成为你所做的一切的基础，但是没有必要把这些概念介绍给你的来访者听。你知道它们就足够了。

支持聚焦的治疗环境

幸运的是，能够支持聚焦的必备的环境正是大部分治疗师已经在和他们的来访者之间培养起来的环境。很多聚焦取向的治疗师们讨论过培养那种能够强化聚焦的咨访关系（Friedman，2007；Leijssen，2007）。米娅·雷森（Mia Leijssen）描述过她与一位来访者是如何建立起既有好母亲的品质也有好父亲的品质的工作关系的：

从治疗一开始的时候我就提供了一种欢迎的空间，它具有"好母亲"的品质。这意味着：以一种内心温暖、友好以及深情的方式保持临在，并且共情地倾听来访者试图表达的东西……建立起好的工作关系也意味着要提供"好父亲"，意思就是为体验命名，让结构从混乱中出现，面对现实，做出真实的沟通。（2007，pp. 25-26）

为了要把聚焦带入到临床实践中，我们需要培养一种体会更可能会发生的环境，其中包括：安全感、尊重、信任，以及对其他人看待事物的方式保持开放。

　　与来访者建立起良好的关系，这是治疗中的第一个任务，其他所有的任务都是建立在这个基础之上的。治疗师通过与来访者的体验同频，理解对他们而言是什么感受，不去挑战他们看待这个世界的方式，这就是在与来访者建立一种安全的环境。来访者在这种环境中，可以开始信任你，也可以开始信任他们自己体验到的感受。

　　分析师的焦点持续地保持在病人的体验上。这不仅包括病人每一个瞬间的体验，也包括这些体验在一个时间跨度中的流动。科胡特把这种对每一片刻体验的持续流动的同频称为"长时沉浸"（prolonged immersion），或者在心理场域中的长时间的"共情沉浸"（empathic immersion）（Rowe & MacIsaac，1991，pp.17-18，原文为斜体字）。

　　在依恋的研究中已经显示出（Fonagy 等，2002；Wallin，2007），反省自己的体验的能力是在与主要照料者的关系之中发展出来的，这位主要的照料者会有规律地对婴儿进行反射性回应。范娜绍特（Vanaerschot，2004）讨论了治疗师对来访者共情地同频的重要性，它修复照料者与婴儿的关系中发展性的缺陷。德阳描述了，婴儿研究帮助了人们对成年来访者共情的主体间性过程有了更复杂的理解。

　　婴儿研究支持这样一种观点，即任何人对自己的体会（"我知道自己是谁、我想要什么，以及我感受如何"）之所以会出现，只是因为有人回应了自我的发展动机、欲望和感受……来访者开始时会依靠这种尊重的、开放式的好奇，然后他们也会加入"理解它"的这个共同过程之中。（2003，pp. 58-59）

　　最终，聚焦取向的心理治疗的深刻过程将由来访者与自己内在经验同在的能力带向前方。成功的来访者将能够引入这些品质：共情、慈悲，对自己体验到的感受充满好奇和兴趣。她将感到足够强大，能够稳定地面对痛苦的经验，而且她也会信任，这样做是有好处的，于是在这份不舒服和痛苦的另一边，一些新鲜的东西会打开，并向前移动。

　　能够培养并发展这种来访者与其内在体会的关系性连接的，是来访者与治疗师之间所拥有的同样品质的关系性连接——共情、慈悲和好奇。自我共情的第一步是，从另一个可以信任的人那里接受共情。

在治疗早期，我们并不期待来访者必须拥有自我观照的能力，这种能力会在治疗的情境中成长。从治疗师与来访者有所接触的第一刻开始，治疗师就在向对方提供这些品质——自我觉察、自我观照和对自己慈悲，这是能够让来访者自己培养出这些能力的滋养性环境。

真实的、具身的临在：治疗师的聚焦

协助我们的来访者进行聚焦，这本身就是一个关系性的过程。这意味着我们真实地临在，觉察我们自己的想法和感受，甚至在我们倾听和同频（调谐）来访者的过程中也这样做。在心理治疗的关系中，双方都可能会改变，而且，我们对这种可能性是保持开放的。我们理解，与自己的感受和我们自己具身的体验保持接触，这将会是治疗过程成功的关键，哪怕我们从不对此明确地说些什么。

在第十章关于"给治疗师做的聚焦"中会有更多的探讨，但是在这里讨论设置聚焦的舞台时，也需要对此做些强调。因为，从一开始的时候就以一种具身的方式临在，这很重要。来访者能感受到你的临在，这会影响到她的安全感，而且你从自己体验性的同频中也会接收到重要的信息。

除非我们自己也聚焦，不然我们的来访者真的无法聚焦。当你作为临床工作者，在面谈期间与你自己内在的过程保持接触，你有自己的体会，而且你可以安静地陪伴自己，你就为你的来访者创造了一种可以自然而顺畅地发生聚焦的环境——而且你自己也连接到了一个更加宽广的、直觉与临在的场域之中。心理治疗师乔安·拉凡德（Joan Lavender，私人沟通，2012），把这称为"实验性的环境"。

我们来谈谈在与来访者第一次见面时如何引入聚焦。

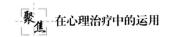

第一次咨询

海琳·布雷纳（Helene Brenner，2012）是一位心理学家，把聚焦加入她的心理治疗实践中已经有超过 20 年的时间了。在最近的一次培训研讨中，她描述了自己是如何在第一次面谈中，与来访者建立一种聚焦取向的关系的。

在我的第一次面谈中，有两个重要的元素是我试着要做到的。第一个是建立起来访者对我的信任。来访者越能够感到放松、舒服、与我相遇，并且被我"看到"，他们就越能够放松，同时更多地袒露自己。第二，我真的会想要为他们创造一个空间，让他们与自己的体验交朋友——这是内在关系。我想要他们感觉到，他们能够和自己的体验在一起，他们在内在与他们自己的体验在一起，而不是在外在思考，从外面看起来怎么样。

在第一次面谈中的第一个目标，是治疗师让来访者感到自己与治疗师连接着。这是从最微小的细节开始的，比如你亲自走到等候室与她打招呼，你与她温暖地握手和目光交流，她是否能感受到你对她这个人有真实的兴趣。我们并没有某种标准化的开始一次面谈的方式，而是要与来访者的需要同频。我们已经能够看出来，有些人准备好了倾诉自己的故事，他们只需要一个邀请就可以开始，而还有一些人显然是有一些拘谨的，需要一些结构和一系列的提问来帮助他们开口。正如布雷纳所指出的，有无数的理由让我们要在这一点上跟随来访者，因为最终是来访者在治疗关系中的安全感和舒适感决定了治疗中可能发生些什么。

布雷纳强调了在与新来访者的第一次面谈中，科胡特关于"贴近体验"的概念。她引用了这段文字：

我们如何去感受另一个人的内在生活？也许这个熟悉的短语"把自己放到对方的鞋子里"能够最好地描述这个过程，同时也最准确地捕捉到了科胡特所说的"贴近体验"。简单地说，分析师去尽可能体验来访者的体验（一种近似）。（Rowe & MacIsaac，1991）

为了理解自己的来访者，布雷纳会去倾听故事的边缘、精神、激情和痛苦，是什么真的把这个人带到了她的办公室。"是什么让你拿起了电话？"布雷纳（2012）喜欢这样问。"因为当时你正在理解他们急切的需要，她的冲动，当时那一瞬间的什么体验让他们想要过来见你……而不是立刻谈论目标或者哪里出错了。有一些新鲜多汁的东西，一些直接的东西，关于这个行为：拿起了电话。"

我们或许会有一种纠正来访者的冲动。我们也许看到了，他们的信念或者态度或者行为对他们没有好处，但是充满争论的气氛并不是一个安全的空间。信念、态度和行为的改变在安全的氛围中会最佳地呈现，而这些都是从接纳开始的。布雷纳（2012）说："特别是在开始，我总是对来访者说'是的'。我找到一种说'是'的方式，去理解为什么从他们的角度出发，他们的感受是非常合情合理的——同时把这点反射回去，并且去探索这对他们而言是什么感受。"

她讲述了一个来访者，这位来访者来的目的是摆脱让自己痛苦的暴怒。

我知道，最终我们会有机会听到她内在感到暴怒的那个部分。但是我不会在第一次面谈中就谈起这些。我会从共情开始，走过去体验她的"鞋子"。因为是*她*想要摆脱这些感受，是*她*在受苦，这造成了她很多的痛苦。我会说，"完全是这样！这对你来说真的很有压力！再多和我说说这些！听起来这些真的阻挡着你的生活！"我并不只是在共情。我在认真地对待，那是他们的目标。我让他们知道，我和他们站在同一边，会与他们一起对此开展工作。他们不再孤单，我与他们同盟。

对于新来访者：一个聚焦取向的评估

无论我们是哪个取向，第一次面谈总是会涉及某种评估，无论是正式的还是非正式的。乍一看来，加入了聚焦取向的评估会与大部分治疗师已经在做的工作很像。同频来访者的处境以及前来接受治疗的意图，这些元素是很多模型中都共有的。聚焦取向反映在对于来访者"过程方式"（manner of process）的关注。

海琳·布雷纳（2012）描述了她与来访者的首次面谈中会进行评估的八个元素或者方面。因为这是一个以过程为导向的工作，这些元素不是在一份清单上加以勾画然后有待将来分析的内容，而是在治疗师与来访者在一起的方式中直接进行定位的。这些元素并不是以问题的形式向来访者提出的，而是需要去觉察，因为更好的情况是它们在自然的对话过程中出现，而不是透过探问来得到。另一方面，正如布雷纳所指出的，有些来访者更喜欢接受提问，如果是这样的话，也可以用提问的方式。

1. 他们关心的是什么，他们真正感兴趣、想获得的是什么？是什么把他们带到了治疗中来——以及是什么真正地把他们带到了治疗中来？甚至在最初的面谈期间，所谈到的问题或许已经呈现出了多个层面，而且有更为宽广的意义。

2. 他们生命中富有意义的关系都怎么样？他们对自己最重要的关系满意吗？从中接收到了什么样的支持？伴侣或拍档、孩子、父母、其他重要的亲近的人？

3. 他们的工作如何？他们在生活中有富有意义的追求吗？他们有没有什么能带给他们意义感的东西？有没有带给他们激情的东西？他们对自己日常的工作感到满意吗？哪怕那只是志愿者的工作，或者没有收入的工作，比如居家照顾孩子？

4. 他们的目标是什么？他们从这份工作中想要得到什么？什么能说明获得了成功？

前四个元素是关于来访者生活的内容，以及他带到心理治疗中的议题。然而，还有四个元素，它们更多是以过程为导向的，是关于来访者过程的方式，而不只是内容。

5. 他们在多大程度上准备好了和自己的体验在一起？他们会不会在某些片刻停下来，在内在核对一下，自己刚才说的话感觉是否正确？或者，他们说话的时候是不是就好像感受是不可变更的事实，比如"我永远都不会原谅她的那次背叛"？

6. 他们是如何谈论自己的问题的？有没有紧急的事？有没有一种内在的情绪压力的感觉？他们与自己的体验很靠近吗？音量是向上的吗？还是他们似乎与自己的体验距离很遥远？

7. 他们是如何谈论自己的？在他们和他们的生活之间有没有空间？有没有一种观察性的自我或者反射性的自我的感觉？他们有没有幽默感、喜悦和激情？对于处在心理治疗室中，他们有没有兴奋感，还是更多的是一种焦虑感？

8. 他们了解自己吗？还是感觉他们对自己并不清楚，或者还没有准备好表达自己、活出自己？

在第一次面谈中注意到这些过程性的元素，会有助于临床工作者从来访者准备好了什么，以及过程的角度为他们量身定做治疗工作。那些已经会在讲话的过程中停顿并与内在进行核对的来访者，他们几乎不需要治疗师协助就可以为自己的内在体验带去一种聚焦式的觉察。那些已经快要被湮没的来访者，在他们能进行聚焦之前，先需要立刻的支持，来建立起一个强大的自我（见第五章）。那些与自己的体验距离很遥远并且固锁在自己的分类中的来访者，也许会需要更多的帮助才能向着聚焦的角度进发（见第七章）。

如果你是为某个机构工作，要求你做某些特定的个案，并且要为了填表而收集信息，你仍然可以以一种能够强化来访者舒适感和放松感的方式来做，让来访者在这个过程中做好准备，向他/她自己的体验性进程敞开。关键在于要与坐在你对面的这个人保持连接，让你对面的这个人比你桌子上的表格更重要。你总是可以在这次面谈中较晚一些的时候再拿起表格。很显然，表格需要填满，但是如何填表的方式是可以选择的，于是来访者能感觉到对你而言，自己比那张表格更重要。

当你询问机构需要的那些信息的时候，你并不需要表现得一副"公事公办"的样子。你可以用一种慢慢的、放松的节奏，用一种语气来表达出真实的温暖、兴趣和共情。对有些人而言，说明了解这些信息的目的会有一些帮助，同时不以提问的形式来问。比如："我在想你现在是否在服用任何药物。了解这一点对我们会有帮助。"

除了为你的机构接个案之外，也许还有一些其他的初访形式，包括交给初级护理医师的表格、与也在和这个家庭一起工作的治疗师进行沟通的保密协议，等等。填表的工作通常都可以在共情的方式下完成，坐在你对面的这个人必须要回答这些提问。把这同样的共情也用到自己身上，这对你而言也会有帮助，作为一个接受训练与人连接的人，却不得不先在第一次面谈中处理好这些表格。这些初次面谈的手续中或许还包括诊断以及填写治疗计划。尽管有这些无法跳过的程序，但很有挑战性、而且也很重要的是，要在当下的时刻与这个人建立关系。

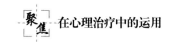

期待以及共同的责任

在我们的关系以及我们一同要做的工作中，有哪些基本规则？来访者可以期待些什么？治疗师对来访者有哪些期待？在初访中，你们很可能已经谈过了保密的事宜，发生紧急情况怎么处理，如果你们两人当中任何一个人要缺席一次面谈该怎么处理，等等。对于聚焦取向的工作方式，还有一些具体的期待和共同的责任。

我们对自己的来访者的希望是，当他们听到我们说的话之后，要与他们自己的内在进行核对，如果我们说的不符合他们的内在，他们需要纠正我们。如果来访者知道他们可以纠正我们，这将会以两种方式对治疗的工作起到推进作用：（1）这会让关系更安全，因为来访者作为他/她自己的过程的权威得到了尊重；（2）来访者向内进行核查，这个过程本身也是聚焦过程的关键部分，这一点我们将会看到。我将会在第三章中更多地说明如何提出"体验性的猜测"，于是来访者可以更容易地提出纠正。

在某种程度上而言，心理治疗总是一个教育性的过程。人们来的时候带着治疗将会如何进行的想法，他们会带来一些方法——或多或少感到有些好奇——他们已经在用这些方法来处理和管理自己的情绪状态、决策、关系，等等。心理治疗的过程涉及很多事，其中一个是来访者与治疗师的相遇，双方各自带着自己的想法与方法。

比如，来访者或许会带到治疗中的一个假设是，负面的情绪需要被不尊重地对待，或者被推开。在聚焦式的工作中，来访者既不推开"负面的"情绪，也不把它们付诸行动，而是转过身来面对他们，带着兴趣和好奇，开始了解在他们的背后有些什么。心理治疗师也许会在首次面谈（或者以后）向来访者解释这些。

治疗师：我会告诉你，怎么转过身来面对困难的想法和情绪，并且开始更好地了解它们。我会帮助你找到一种更强大、冷静、慈悲的存在方式，于是你可以在不被这些困难的情绪卷走的情况下转过身来面对它们。

来访者：然后会发生什么？

治疗师：在我的经验中，改变的发生是因为你能转过身来面对这些负面的东西。它们是你的一个部分，一直在试图帮助你，但是用的方法不对。如果把它们推开，它们就会继续而得不到改变。但是如果你转身去面对它们，重新感受它们，就会发生一种演变。它们自己就能改变。那就是我们将会一起来做的事。

如果你想要和你的来访者谈谈聚焦

正如我在这一章开始的时候谈到过的，你并不一定要向你的来访者解释聚焦，但是你可以这么做。在有些情况下，它可能会有帮助。那些挣扎于要找到一种与情绪体验相处的方式的来访者，如果他们知道自己可以学习一种有名称的方法，这对他们是有帮助的。在两次面谈期间有一个过程可以来学习并阅读，这也许会让一些人对于在心理治疗中发生的事有一种支持感和控制感。布雷纳（2012）说："我有一些来访者，他们需要知道自己正在做的事情是有名字的——'聚焦'。如果它有一个标签，这会帮助他们感到更舒服。他们可以阅读相关的材料，对有些人来说，这会是一种更安全的体验。"

聚焦取向治疗师劳伦·玛丽-纳瓦罗（Lauren Mari-Navarro）有一次在我们私人的聊天中告诉我，她更喜欢把聚焦介绍给她的来访者们。她的做法是这样的：

大部分的来访者不喜欢被人"运用"某种过程或者技巧。我知道我也不喜欢那样。所以当我谈起聚焦的时候，我会用适当的自我坦露，我找到了一种倾听自己的内在正在发生什么的方法，或者倾听我自己正在处理的一个生命议题的方法，是一种更内在的聆听方式。这也许会引发他们的兴趣，也尝试一点点这种内在的聆听。我们或许会在某次面谈的最后15或20分钟里做这件事。通常品味到这些就已经足够了，他们会开始感兴趣并且想要学习更多。于是我就会问他们，是否想在下一次面谈时也以这种倾听方式开始。而有些治疗师也许决定了永远也不提起"聚焦"这个词。我不会那样做，因为我热爱聚焦，所以我想要为我的来访者们打开所有通向聚焦的道路，所有他们可以接触到的书籍、资料和聚焦技巧。所以，也许在一次或两次面谈之后，我就会提到"聚焦"这个词，并且让他们了解到安（Ann）的书和其他资源。我总是会留好几本《聚焦的力量》（Cornell，1996）在手上，这样就可以借给来访者。我注意到，当他们在我们的面谈中有过了真正的聚焦体验，并且感受过了什么是"体会"之后，书籍会强化他们自己的过程和理解，而且我们一起做的工作会因为运用了这个过程而真正地绽放。

如果来访者很感兴趣，如果他们问："我们正在做的这件事叫什么？"那么告诉他们不会有什么大碍。有些来访者也许本身就是治疗师或者正在学习心理治疗的学生，或者是对改变的方法感兴趣的人。治疗师可以说：

我们今天所做的是，当我邀请你暂停，感受一下你和姐姐的这个议题的全身感受，然后和它在一起——还记得吗？——那件事情叫作"聚焦"。它是基于这样一个理念：你的身体可以"总结"你对于自己正在经历着的某件事情的总体感受。那种体会事实上既包括问题，又包括了向前进的道路，但是要让它显露出来，它需要一点点的耐心和接纳。我很欣赏你今天可以和自己的感受在一起的样子。我的建议是，下一次我们或许还可以回到这个过程里去，如果你愿意的话。

聚焦取向治疗师卡罗·尼克森（Carol Nickerson）会在她的等候室里放一些小册子，解释聚焦的原则，以及如果把这些原则带到日常生活中用来自我调节（她所使用的手册请查附录）。她发现有些人从来不会注意到那些，而有些来访者会把手册拿进来询问她。这种方法可以自然地发现，哪些来访者想要更多地了解你正在采用的过程——而哪些来访者不想了解。

如何向别人谈论聚焦

无论你是否想要把聚焦告诉你的来访者，也许你确实想要把聚焦告诉一些人。事实上有很多种谈论聚焦的方式，取决于你的谈论对象是谁，以及他们用的是哪个框架。这里有一些例子。

- "聚焦是一种以身体为取向，以正念为基础的练习，让来访者能与自己的情绪状态有一个更接纳的关系，从而能在很有压力的情境下拥有更好的自我调节能力。"
- "芝加哥大学的研究，以及此后的 50 多个重复研究表明，来访者关注自己的体验过程的方式，甚至在首次面谈中，对于治疗的成败具有预测性。聚焦是把成功的来访者的过程带入任一种心理治疗中去的方式。"
- "聚焦是用一种体验式的工作方法帮助来访者获得体会。体会是一种对某个情境产生的新鲜的身体感受，其中蕴含着它自己向前进的改变动力。当来访者获得体会并和它们待在一起，治疗可以进展得快得多，也可以进入到更深的层次。"
- "聚焦是一种赋予来访者力量的方法，让他/她拥有一个更强的应对感，与他人之间建立更好的关系，并且创造出正向的应对循环。"

这里提供的每一种说法都不是完整的或者排他的聚焦定义，而是取决于情境，任何一条都可以用于向人们初步解释你正在做什么。

在两次面谈之间

如果来访者想在两次面谈之间，在他们的日常生活中引入聚焦的自我调节与增强力量的效果，我们可以给他们一些简单实用而又有效的做法。

劳伦·玛丽-纳瓦罗（Lauren Mari-Navarro）在一次私人交流中告诉我，她是如何给她的来访者布置作业的：

我常常会让来访者们知道，只要对在那里的那些感受说"你好"或者承认它们，让它们知道你听到它们了，就能创造出巨大的转变。在你和感受之间只需要一丁点儿的空间，就可以让一切都平静下来，带来一些释放。我会围绕这些内容给他们布置回家作业，同时很高兴地听到这对他们来说效果有多么好。这真的不是一项很大的回家作业，但是它却能造就那么大的改变……就好像我们会发现自己可以很轻松地安慰在操场上摔跤的孩子，为他们提供抚慰人心的支持，我们也可以把这种简单的、支持性的聆听带给我们自己受苦的部分。当我们可以既好奇又关怀时，倾听我们自己受伤的部分并不难，而那些受伤的部分喜欢得到简单的聆听，仅此而已。

如果来访者要求"回家作业"的话，我会给他们布置，常常是在面谈结束的时候做这件事。"你能不能告诉我一些在家里可以去做的事情？"如果可能的话，我会运用刚刚进行的面谈，指出一些他们似乎觉得有帮助的过程，然后展示给他们看，他们可以如何在离开治疗室后、在需要时继续运用这些过程。

你还记不记得，你刚才告诉我，你感觉那些悲伤的感受有点要把你湮没了，然后我建议你试着说："我内在的某个部分很悲伤"？你当时告诉我，那起到了一个很有帮助的效果，让你可以很轻松地陪伴那些悲伤的感受。那就是你在任何时候都可以去做的一件事，任何你担心自己可能会被感受湮没的时候。你可以说"我内在的某个部分"正在感受那些。我会把这些话写下来给你，这样当你需要的时候，你可以更容易地找到它们。

有些来访者事实上是把聚焦当作一种自助技巧来学习的，因为他们想要在心理治疗之外拥有一种支持性的、增强力量的过程，而且当然，这也会有助于他们的心理治疗。但是把聚焦当作一种自助技巧来学习并非对每个人都是正确的一步。许多接受心理治疗的来访者感觉需要治疗关系作为一个抱持的容器，它们不想要，或者还没有准备好独自一个人有意地、刻意地做聚焦。

当我感觉到有必要提供一些当下立刻能有用的自我调节的聚焦技巧，同时又不需要教对方完整的聚焦过程时，我创造了一个五步骤的电子课程，叫作"变得比你的问题更大"（Cornell，2012）。这是一个免费的资源，很多的心理治疗师已经开始把它提供给自己的来访者们，当来访者提出要求，想在两次面谈之间有一些支持性的事情可做时。

当你用这章中描述的对话和关系连接设置好了聚焦的舞台，我要推荐的下一个步骤就是开始观察在你的来访者身上自然出现的体会，同时在它们出现的时候支持它们。在第三章中，我们将会谈及如何认出体会，以及如何确保当它们出现时，来访者能最大化地运用它们。

第三章

认出并培养体会

一个来访者和你一起坐在你的办公室里。也许她现在的议题是还没有把学校的工作完成，或者没有付账单，或者不敢向老板直言。你们俩就这个提议已经谈了一段时间了，探索可能是什么情况正在发生着，然后她说出了以下这番话：

"我不知道自己是怎么回事。我觉得我就是懒惰。我感到……很好玩，我不知道这是什么……我的胸口这里有一个很硬的部分，像是一个孩子在说不……嗯。"片刻的静默。她看着下方，好像沉浸到了内在。然后她有点像是摇了摇自己，抬起头来看着你，说道："不管怎么样，我很可能是在阻抗。"

那里刚才有一扇门。你感觉到了吗？

它打开了一会儿，一闪而过的可能性……然后她没有走过去。（你那时感到失望？）如果她当时与"我的胸口这里有一个很硬的部分，像是一个孩子在说不"在一起多待了一会儿，也许会发生什么？很有可能会有一些新的、新鲜的、无法预料的、而且是以某种方式往前进的东西从那里出来。我们没法说那会是什么——但是我们可以说那将是她下一步的改变。那儿——胸口这里有一个很硬的部分，"像是一个孩子在说不"——就是一个体会。

以某种方式而言，把聚焦带入临床实践中真的相当简单：你邀请你的来访者有一个体会（或者在他们已经有了的时候认出来），然后帮助他们和这个体会待在一起，于是全新的下一步的改变得以出现。拥有体会是一种自然的人性的过程，在各种心理治疗的模型中，许多人会自发地在面谈进行的过程中获得体会。为了有意识地把聚焦带入到我们的临床实践中，我们会想要倾听体会，注意到它们，鼓励它们。我们也想支持那些有创伤、解离以及内在冲突的人们，因为那些情况似乎阻碍了它们拥有能让体会出现的那种意识状态。

所有这一切的核心就是体会。

什么是体会

就像我们在第一章中看到过的那样，"体会"是一个新的术语，它来自于一种新的看待生命和过程的方式。尽管我们都有过体会，但是体会的概念是新的。我们无法把它与一些我们已经知道的东西对等起来，无论这么做会是多么具有诱惑力。我们需要把这个古怪的词——体会，看成是一个需要遇见的东西。让我们先来定义，然后一点一点地细看这个定义。

体会是对某个情境新鲜形成的、整体的感受，其中有一份"无法用语言形容的"品质。

1. 体会是**新鲜形成**的。意思就是，体会不可能是肩膀上的慢性疼痛或者已经疼了一个礼拜的肚子。为了要形成体会，个体需要一个意图、一个停顿，还有一个邀请——哪怕个体甚至都不知道什么是体会。"让我看看……我对于发生的事情感受如何？"简德林的一个关键的洞察就是，感受不只是"被发现的"，仿佛它们曾被埋起来或者储藏起来那样，它们也可以是新鲜形成的。这个人的感觉或许会是好像一些"底层"的东西被发现了，但是事实上，是一些内隐的东西被带到了外在，而且现在可以以一种新的方式来运作了。

2. 体会是整体感受。它们是关于某个整体情境的。我们知道，我们可以对情境的某个部分或者某个方面有情绪反应。"我对妈妈感到失望，而且我对约翰的打扰感到生气。"人们不太知道的是，我们可以对整个情况获得一种感受。"当我在思考整件事时，我有一种奇怪的不舒服的感觉。"就好像一个谚语的画面抵得过千言，体会是一种复杂的整体，它一次性地概括、捕捉、容纳、包含了某个情境的所有方面。然后，从这体会之中，可以把这些方面展开或打开，而且这个过程带来的各个改变，是仅仅通过拥有情绪或者谈论问题所无法带来的。

3. 体会有一种"无法用语言形容的"品质。它们很难描述。这和之前的一点是有联系的：因为体会中包含了这么多，它是如此复杂，需要花些时间才能找到一种全部囊括的描述。单个的词语常常不够，而是需要几个词语，比如

"跳动的不稳定感"或者"紧绷的压缩感"。也许还用到隐喻或比喻，如："像是根打了结的绳子"或者"像是块沉重的大石头"。甚至在找到了某种描述之后，常常会有一种感觉，就是还有更多的东西没有说出来。正是这个原因，我把体会称为通向改变的大门。关注一个体会就是关注浮现过程出现的地方，在那里会出现一些新鲜的东西——而不是重复循环熟悉的情绪和想法。

尽管"体会"这个概念是新的，但是很有可能体会本身对你来说并不新。当你的来访者或者你自己出现体会时，几乎可以肯定的是，你能认出它来。但是，如果没有一个概念把体会区分开来，我们就不知道自己看到的是什么，或者为什么它如此重要。我们或许会认为，这只是一个无法用语言准确表达的想法，然而那却可能是一个新鲜的视角出现的地方，一个新行为浮现的地方。

当体会出现时，我们需要能够把它们认出来，并且培养它们——因为体会是通向聚焦其他部分的大门，也是改变本身的大门。

体会的迹象

体会是：

● 在此时此地、当下的体验

● 身体的体验（这里的"身体"这个词有特别的含义）

● 很难描述

● 常常需要新鲜的、比喻性的语言（"有点像是内在的一堵墙""像是个孩子在说不"）

● 关于生活的情境，但是包含着比人们以前所了解的内容更多的信息（内隐的）

体会可以在我们暂停时形成……当我们不再感觉要被湮没了或者认同于某种情绪反应的状态……当我们放下熟悉的词语或概念一会儿……当我们有在身体层面的意识感受……当我们能够忍受自己的感受很模糊、不清晰、很难描述、无法解释。

一位来访者说："我认为那肯定是某种否认。我正感到……那很难描述……像是内在有一堵墙。不，也不完全是那样。是……是……我不知道。此刻它就是非常的模糊。我猜我肯定是在阻抗。"来访者说的话中哪个部分最有趣？（相比之下，哪些部分很可能只是旧的、死胡同的概念？）没错——我们感兴趣的是，当来访者开始摸索词语的时候，感觉到有些东西如此新鲜，就在眼前，但是很难去描述它们。（而且我们不太感兴趣的是，当他们以这样的方式来开始一个句子，比如"我觉得肯定是……"或者"我猜我只是……"）

个体在任何时候的感受总是相互作用的，它是在一个无限的宇宙中、在场景中、在其他人的背景中、词语中、符号中、物理环境中、在过去、现在、未来的事件中的生命。体验不是"主观的"，而是相互作用的，不是心灵内部的，而是相互作用的。它不在内在，而是内在-外在。（Gendlin，1973，p. 324）

什么不是体会

在治疗中，来访者会发生很多重要的体验，它们不是体会。来访者也许会自我反思，思考他们困境的可能的源头。来访者也许会回顾发生的事情，在过去的一周或者 30 年之前，在讲述的过程中或多或少会有情感夹杂其中。来访者也许会触碰到情绪，不是一次，而是很多次。也许还学会了更多地觉察并表达他们的情绪——同时在那些情绪的体验中与治疗师相遇。而且还有其他的可能性。

所以我需要讲清楚：我并不是说，只有体会是有价值的。然而，我确实想要做一些区分：来访者的自我分析、讲述过去的故事，以及表达情绪，所有这些过程都可以伴随着体会同时进行、或者导致体会的产生、或者从体会出发来做——但它们本身并不是体会的过程。

当来访者猜测或者思索他们问题的起因，这并不是体会："我很可能只是害怕失败。""我认为那是因为在我小的时候，我从来没有拥有过那些。"像这样做自我反省的能力是很重要的；如果人们之前没有能力做这些，这对他们而言是一个进步的开始。但是还有超越思考的一步，那就是直接与体会本身接触。"我很可能只是害怕失败"可以变成"它是……呃……是恐惧，是的，但是不完全是恐惧……呃……"

当来访者在讲述过去发生的事情时，那不是体会，无论是上个星期，还是更早之前。再说一次，对于治疗而言，讲述发生过的事情可能是很重要的。我并不是在说，不应该鼓励或者欢迎讲故事。但是还有超越讲故事的一步，那就是获得关于整个故事情形的体会。（在第四章中，我会展示帮助来访者做出这种转变的方法。）

当来访者在表达情绪，允许眼泪落下，或者也许是愤怒地肯定，当然我们欢迎这些。而且再一次说明，还有更进一步的体会，它超越了情绪的表达。来访者可以获得对于这些的整体的潜在的感受，"流出眼泪的源头"。

只是体验身体的感受，其中没有意义或者生命的连接，那也不是体会——尽管对于不太容易感觉到身体感受的来访者，也要鼓励他们去找到身体的感受。体会是以感受身体内在的能力为基础的，但是也不只是身体的感受。

我们可以帮助来访者从以上任何一个过程出发，向体会迈进。那些都是很好的起点。然而很重要的是，也要注意到，情绪表达、自我反省、讲故事和身体的感受都还不是体会。

体会：定义这个术语

当今在心理治疗的领域，"体会"这个词得到了更广泛的使用。不幸的是，在这个术语的传播过程中，并没有带上这样一份理解——直接参照体验是如何形成生命的下一步的。"体会"这个词的传播方式让我想起了一个叫作"打电话"的儿童游戏。游戏是这样玩的，一个人低声把一句话传给下一个人，然后这个人把他听到的话传给下一位，然后这个人再把她听到的传给下一位，当句子传到整个房间中的最后一个人那里时，最初的信息已经无法辨认了。

彼得·莱文（Peter Levine）想要把简德林关于"体会"的概念包括在他自己的作品中。很显然他想要的不只是用同样的这个词语，他实际上想做的是引入简德林的概念。他引用了简德林对"体会"这个词的造词过程，写道："体会是一个很难用词语来定义的概念，因为语言是一个线性的过程，而体会是一个非线性的体验（Levine，1997，p.67）。"

莱文说道："我把'体会'作为简德林的术语。"然后，当我阅读艾伦·肖尔（Allan Schore）的书时，我似乎看到了一种对于这个术语的不同用法。他写道："在近期的心理神经生物模型中，对体会的定义是'所有感受器官在任一时刻的各种感官的总和，既有意识的，也有下意识的'（Scaer，2001）"（Schore，2003，p. 81）。于是我查阅了赛尔（Scaer，2001）的资料，我发现赛尔试图追随的是莱文，而他最初试图追随的是简德林。

尽管莱文是在症状的产生这个范畴中谈到创伤记忆的过程的，但是他也强调了在创伤能量的储存中，程序性记忆或者内隐记忆扮演的角色，并且在有限的程度上将外显的认识过程纳入了他的疗法中。他用"体会"来寻找并获得创伤反应。莱文主要是以事例而不是具体的定义来描述这个身体状态的。体会的一个工作定义也许是：所有感受器官在任一时刻的各种感官的总和，既有意识的，也有下意识的。（Scaer，2001，位置3877）

假设莱文的本意是要遵循简德林，而且我认为他确实那样做了，那么赛尔对于莱文意图的猜测是不正确的。对于"所有感受器官的各种感官的总和"，如果能有一个术语来概括那会非常棒，但是让我们还是把"体会"这个词留给简德林创造它时的本意，不然我们就没有任何其他的方法来区分出这个独特的概念的力量了。

一个"身体"的新概念

体会这个创新概念要求我们对所谓的"身体"做一个重新定义。我们说，体会形成于身体。但是，什么是身体？

就像我在引言里说的，当今有一些把身体引入心理治疗的方法把身体定义为"本能的和无意识的"，在讨论这个层面的过程时把它称为"自下而上"（Ogden等人，2006，p.5）。相比之下，在聚焦中，我们把"身体"理解为活着的相互作用的过程，从内在出发的体验。莱文非常雄辩地引发了这种对于"身体"的理解："我们自己活着的方式根植于我们*感受*的能力，在我们的深处，活着这个生理现实根植于我们身体的感官——透过直接体验。简而言之，这就是具身（embodiment）（2010，pp.286-287，原文为斜体字）。"画面、情绪、心境、甚至很多"想法"都是在这个身体里，以及从这个身体里体验到的。这个"身体"不是与心灵分离的，也不是与"自上而下"相反的"自下而上"。在这个体验的身体中，我们可以直接触及前概念——还没有分离为成型的概念。

简德林指出了体验有一个内隐的维度，一种感受到意义的复杂维度，它比人们对自己的行为做出的成型的解释更丰富也更深刻。透过聚焦的滤镜来看，我们对"身体"这个词的意义是变形的，因为我们把在一个活着的身体里的、处于他/她自己的生活情境之中的人看成一个单一的"生命——相互作用"过程。

活着的身体是什么，它拥有我们复杂的情境？……身体是一个与环境相互作用的过程，因此身体就是它的情境。身体并不只是一个在这里的封印好的东西，在那里有一个外在的情境。相反，甚至在我们思考和说话之前，活着的身体已经是一个与其情境相互作用的过程了。（Gendlin，2004b，p.7）

要对由聚焦所定义的身体开展工作，我们需要记得，我们谈论的身体不只是生理学或者神经科学眼中的身体，无论我们对那些领域中的洞见多么感恩。如果我们已经把身体与心智在概念上进行切分，把身体看成只是生理性的、与意义无关，而心智是非生理性的、与感受无关，那么我们就无法理解什么是体会。这就是笛卡尔的错误（Damasio，1994），身心二分法已经在我们的现代文化中泛滥。没有必要在心理治疗的办公室中再活出这种分裂。一个完整的人坐在我们的对面，而不是一个没有心智的身体上安置着一个没有身体的心智。身体在心智中；心智也在身体中。无论一个人在思考着什么或者感受着什么，当它是在此时此地的身体中经验着的，就会变得甚至更有意义。它变得不只是富有意义，同时也更可以企及新鲜的、向前的改变步伐。

区分体会和情绪

因为情绪的疗愈力量在临床实践中的位置越来越重要（Elliott 等，2004；Fosha，2000；Fosha, Siegel, & Solomon，2009），对于情绪和体会进行区分——特别是它们在运作方式上有什么不同——就显得尤为重要，尽管它们彼此有深刻的关联。

体会和情绪在三个方面有相似之处：

- 它们是自发出现的；它们不由我们控制。
- 它们在本质上都是身体的体验。
- 它们与我们的生命、事件和生活情境有意义丰富的关联。

情绪能够将我们接管；它们可以从我们背后出现，给我们迎头一击。或者我们可以通过回忆触发性的情景、重读旧的信件、看某类电影来邀请情绪——或者只是说："好，我现在准备好来感受它了。"但我们不能控制它们的到来。我们只能邀请它们，为它们做好准备，或者不做准备。体会运行的方式几乎是一样的。当我们邀请体会时，它们会到来，而有些时候，哪怕我们邀请了，它们也不来。但是体会是不会给你迎头一击的。体会来临是因为它得到了邀请，也因为你处在觉知的层面（我把它称为"自我临在"；见第五章），从这个状态中可以邀请体会。

就像体会一样，情绪是根植于身体的。达玛西欧（Damasio，1999）指出过这一点；罗斯柴尔德（Rothschild）也指出过：

情绪尽管是由头脑所解读和命名的，但本质上是身体的体验。在观察者眼中，每种情绪都有所不同，也都有一种不同的身体表达。每一种情绪都有一种不连续的骨骼肌肉收缩模式，可见于脸部和身体姿态（躯体神经系统）。每一种情绪在身体内部的感觉也不同。（2000，p.56）

罗斯柴尔德命名了六种情绪——愤怒、悲伤、厌恶、幸福、恐惧、羞耻——并描述了每一种情绪的生理感受和典型的肢体行为。她并没有说只有这六种情绪，但是很肯定的是，如果每种情绪都有其自己的肌肉收缩模式，那么就不可能有太多种情绪。福莎说：

核心的情绪，比如愤怒、喜悦、悲伤、恐惧和厌恶……其主要的特点就是它们是普遍的、蕴含在有机体的反应之中，如果不是从一出生时就存在的话，也是在生命早期就已经有了。核心情绪都有深深的根，与感官运动的和内脏的

身体反应相关。这些情绪中很多都有它们自己特定的生理及唤醒模式。（2000，p.20）

　　情绪和体会都是"关于"某件事情。它们都是身体感受。它们的到来和体验是一种转化的过程。那么，它们怎么会是不一样的呢？

　　体会和情绪至少在三个方面有所不同：

- 情绪是可以命名也可以知道的；体会则很难定义。
- 情绪出现在文化所期待的地方；体会则是个体的个人生活情境中独特的。
- 情绪让我们的意识狭窄；体会拓宽我们的意识。

　　情绪都是被命名了的，而且它们出现在文化所期待的情景中，就好像是情景引起了情绪。我希望的事情没有发生，于是我感到失望。我被嘲弄了，于是我感到愤怒和羞耻。你不是这样吗？有任何人不是这样吗？体会不是那样运作的。有没被命名的体会；每一种体会都蕴含着错综复杂的意义，而且超越这个情景，在我们生命中的很多方面有共鸣，是独特的；它是此时此刻的"这个"感受如何。从来没有哪个人有过、或者将会有一模一样的感受。

　　情绪让我们的意识狭窄。就进化而言，这是它们应该要做的。当我悲伤的时候，我的注意力就狭窄到我所悲伤的这个情景中；当我愤怒的时候，我的注意力就狭窄到让我愤怒的事上。如果我要调动资源对打或逃跑，这种狭窄化是极有帮助的；它让我关闭所有与这个充满张力的情景无关的事。但是体会的效果是相反的。体会拓宽我们的意识，把整个情况以及很多相关的连接都包括进来（Gendlin，1991）。体会不是对某个眼前的危险的反应。为了获得体会，我们需要感到非常安全。但是当我们确实获得体会的时候，我们接触到的是一个非常宽广的了知场域，比我们已经意识到自己所知道的更多。

　　尽管情绪和体会不同，但是我们无法通过背离情绪的方式来找到体会。相反：如果情绪在场，通向体会的道路将会是通过把注意力带到情绪上。简德林是这样来解释的：

　　体会会有一种特定的身体品质，比如跳动、沉重、黏黏的、不安的，或者紧绷的。有的时候，最好就用那些用于命名情绪的词语来描述身体的品质，比如害怕、羞耻或者内疚。尽管其中包含了更复杂的元素，不只是与情绪相同的那个名字所能包括的。当一个体会转变并且打开了，情绪也许会随着想法、感知、记忆一同浮现……体会常常包含情绪。所以个体无法通过避免情绪或者努力不去感受情绪来找到体会。相反，如果已经有了一个情绪，个体让更宽广的体会形成，就好像它是一个可以与情绪一同到来，在情绪的下面，或者围绕着情绪的东西一样。（1996，p.59）

因为情绪和体会都是身体感受到的体验，我们也许不知道来访者正在感受到的是哪一个。当来访者说"它很悲伤，在这儿。"把她的手放在心上，她也许有的是一个体会，也许是一个情绪。幸运的是，在这个时候不是一定要区分这两者。我们说："你正在自己的内在感受到一些东西，它是悲伤。也许你可以和它在一起，"这样，如果之前那还不是一个体会，很快它就会成为体会了。

认出自发出现的体会

把聚焦带入你的临床实践中的最自然的方式，就是倾听来访者内在已经出现的体会，并且鼓励它们。如果我们倾听体会，并且用关注和语言来指出它们，结果会有惊人的促进作用。把聚焦带入临床实践中不是只有这一个方法，但这是一种很棒的开始方式，而且它本身已经可以带来新的改变步伐。

体会的到来意味着来访者与自己的体验正在有所接触。这是一个自然的过程。简德林和它的同事们在芝加哥大学做的研究中，很大比例的来访者是自然而然地在治疗中获得体会的——甚至是在第一次或者第二次面谈中。（而且就像我们已经看到的那样，这些来访者倾向于最终成为最能从治疗中获益的人。）

在你的来访者中有很多人不需要任何的鼓励，体会就会到来。倾听那些自然到来的体会，是开始把你的意识同频到治疗中的聚焦过程的最好的方式。

有哪些指标呢？

● 缓慢的语速，变得安静

● 向下看

● 搜寻词语、突然变得难以清楚表达、说"很难用语言来表达"

● 做出手势，指向身体的中间

● 运用"有点像是"或者"某些东西"或者"这里"这样的词语，比如："它在这儿……"（手指向胸口）"但是我不知道该怎么说。它有点像是……我不知道……"

当这种表达不清的情况出现在更长的句子中时，会让人很想要绕过它，或者只回应来访者表达得清晰的那个部分。你甚至可能会感到好像自己通过这样做，正在帮助来访者。但是，一旦你认识到了体会所蕴含的潜在的丰富性时，你就会想要帮助你的来访者和它们在一起。帮助某个人绕过正在浮现的、刚开始时还不太清晰的体会，这并不是帮助，而是逃避。

甚至在没有我们的"帮助"的情况下，来访者也许也会让自己绕过体会。我们需要准备好，帮助他们多待一会儿。

想要忽略体会的倾向

体会很微妙，而且我们还不习惯关注它们。同时正在发生很多不是体会的事情，如果我们只鼓励那些事，就会失去体会。来访者或许会沉思、分析、思考、重复地述说故事——而且确实很诱人，让人想要加入其中。治疗师如果没有觉察到这些内隐维度的重要性，就会无意之中把来访者带离了这些自发出现的体会。

来访者：我不知道自己为什么做不到。我觉得这是我对失败的恐惧。事实上……这很滑稽，但是当我这么说的时候，我有一点咽住了，就好像喉咙那里有些东西紧绷了起来……很难描述……呃……

治疗师：所以你觉得那是你对失败的恐惧。

咚。这位治疗师把来访者带离了一些模糊但是具有丰富潜力的东西，把他带向了安全、已知的、固定概念的领地。就好像在某个层面上，治疗师感到："这个模糊的身体的未知是不安全的。让我们回到又好又安全的分析的范畴中去。"如果我们无法承受来访者与自己难以描述的感受多待一会儿的不确定性，我们就会很自然地把他们拉回一些更确定也更清晰的地方。

这位治疗师原本可以有些什么不同的做法呢？可不可以这样低声地说："你

的喉咙那里有些东西……好像在绷紧。"如果需要的话："也许可以多待一会儿，只是去感受它。"

> 来访者：我不知道自己为什么做不到。我觉得这是我对失败的恐惧。事实上……这很滑稽，但是当我这么说的时候，我有一点咽住了，就好像喉咙那里有些东西紧绷了起来……很难描述……呃……
>
> 治疗师：【轻柔地】你的喉咙那里有些东西……感觉好像紧绷着。【停顿】也许可以多待一会儿，只是去感受它。
>
> 来访者：是的……就好像那里有只手，正在切断我的呼吸……很滑稽，几乎就好像脖子上系了根狗绳！
>
> 治疗师：这让人感到很惊讶，你觉得像是脖子上系了根狗绳。
>
> 来访者：就好像我的一个部分在说："牵住它。别让它走太远。"哇！我之前可不知道在那里的是这个！

在第六章中，我们将会看到像这样的一个面谈可以如何更进一步。但是很显然，这里已经有了一个进展过程，治疗师把这位来访者带到了一个更新鲜的地方，而不只是"我觉得那是我对失败的恐惧。"

认出内隐的维度，这是革命性的；我们通常的假设颠倒了过来。缓慢很好。无法快速地说话意味着我们触及了一些深刻的、具有蜕变潜能的东西。具有悖论性的是，我们越是慢下来，我们就能越快地去到改变的源头。缓慢是最新的快速。

但是，我们的来访者还不知道这一点。来访者常常会因为自己某件事情说不清楚而道歉。成长于这样一个快节奏的文化之中，处处强调速度和精准，我们都受到过这样的教导，就是"说话很慢、语无伦次、摸索词语"，这是一件糟糕的事情，是愚蠢的标志。"慢"被当做了一种"蠢"的礼貌的同义词。在学校里，人们鼓励孩子们快速回答，第一个举手的人就是赢家。

要由我们来向来访者重新确认，体验到一些很难描述的东西事实上是一件好事。来访者也许会说："对不起——我讲不清楚自己正在感受到的这个东西，"就好像这有什么不对一样。我们可以说："没有关系。慢慢来。无法描述某个东西事实上是一个好的迹象。这可能意味着你正在一个全新整合的边缘，它正在浮现。让我们慢慢来。"

你对于一些有价值的东西能够从不清晰的、模糊的感受中浮现的这份信心，能够支持你的来访者拥有耐心，和这些不清晰的感受再多待一会儿，直到一些更清晰的东西开始浮现。

治疗师自己的体会

也许在这里可以重申一下之前的章节中的一个关键点：为了能够有效地把聚焦带入心理治疗中去，治疗师自己需要做聚焦。"为了做一个聚焦取向的治疗，治疗师有必要了解聚焦，而不是来访者（Prestion，2005，p.4）。"

当我和一个来访者坐在一起的时候，我有我自己的体会，它会告诉我关于这个来访者的东西，因为我们共享这一互动过程。当我和一个来访者在一起的时候，我自己的体会成为了我的反应和我的干预的一种根扎大地的、真实的来源。如果来访者刚好问了我一个直接的问题，我就可以去我时刻准备着的自我那里去寻找答案。就如简德林所说的，我可以"进去那里，看看一些东西"（1990，p.205）。然而，更常发生的情况是，我的体会只是一种知道"我自己如何"的方式，我的临在和这个人在一起，无须给予它首要的注意力。

我在第十章会更多地讲述这些内容，但是在整本书的阅读过程中都记得这一点会有帮助。

充满关注的沉默与没有压力的接触的力量

如果你可以透过一个单面镜来观察治疗室，里面有一个正在使用聚焦进行倾听的临床工作者，那会有什么不同之处？什么可以让你知道里面正在用的是聚焦？一条很大的线索是，会有沉默的时候。在沉默中，来访者可以去感受现在什么在那里。那些往下看、或者看向别处的来访者也许正是在搜寻一种不太容易用语言表达清楚的东西。熟悉聚焦的临床工作者对于允许这些沉默是感觉很舒适的，尽管，当然还有一些时候，来访者需要治疗师说话，以这样的方式

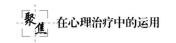

来进行接触。

我采访的一位治疗师告诉我：

当我刚开始做治疗时，我对来访者进行干预的时机与我应该要做的是完全相反的。当我发现来访者正处在某些东西的边缘时，我就变得很兴奋，开始谈论我自己"很有帮助的"想法。而那正是我本该保持安静的时候！现在，当没有太多事情在发生的时候，我会感到可以自由地说一些话，来做一些扰动。当来访者接近了某个边缘，我也会靠得很近，但是我什么都不说，除非他们自己开始远离那里了。

那些在摸索辞藻、或者在一个句子的结尾迷失了的来访者，也许正要获得一个体会，而且也许需要我们专注的、安静的、富有接触的临在，以此鼓励他们在那里待足够长的时间，从而让体会形成。

我们可以做各种各样的事情帮助体会到来——我们将在第四章中看到。但是当来访者已经触碰到了一个体会，理想的跟进看起来非常的微小——也许是专注的静默，也许只是把对方说的话返回给他／她听，以此指向体会。其中的艺术在于做得刚刚好——因为很容易就会做过头，而做过头会导致退步。

体会很娇嫩。想一想春季的第一天，花园里新冒出来的绿色尖芽。有一些新鲜而活生生的东西肯定在那里生长着，但是还为时太早，无法知道那将会长成什么，或者它会不会值得。来访者很容易就会被分心，被他／她自己的想法带走，或者甚至可能用评判的反应踩踏了这娇嫩新鲜的生命。我会在第七章当中谈到，如果发生了那样的情况该怎么做。但是我正在谈及的回应，将会防止自我批判或者避免想法的产生。

为了要让聚焦发生得很好，需要支持一种内在接触，既来访者与他／她自己内在感受到的体验的接触。这种内在的接触发生于人际接触的背景之中，即治疗师和来访者的关系。如果来访者体验到的咨访关系不安全，那么来访者也就不太可能会拥有一种赋能的内在关系。

所有这些看起来似乎都显而易见，但是不那么显而易见的是，我们对来访者使用的语言形式对于人际空间中感知到的安全感是有影响的。我们也许对来访者有最高的敬意和最美好的祝愿，希望来访者能行使其自主性，但是如果我们提了太多的问题，或者给了太多的建议，那么来访者感觉到的安全感和力量就会大打折扣。最好的意图也可能因为我们说话的方式而被无意中破坏了。

在以下的几页中，我会演示一种治疗师的句子，我把它称为"共情提示"。因为它是一个陈述句（不是问题或者建议），也因为它只是简单地指出来访者的体验，而不尝试改变那个体验，这种共情提示是最小的。这是我们能做的最小量的事。

如果最小量的工作不起作用，我们能增加自己干预的力度，接下来就是提供一个"有铺垫的建议"。我推荐完全不用问句，除非很偶尔的情况。

共情提示暗示的是一份邀请，但是不会让这份邀请外显：

来访者：当我谈起她的时候，我的胸口有一种很好玩的挤压感……我猜我想念她。

治疗师：就在你的胸口……一种很好玩的挤压感。

在这个例子中，治疗师没有说："也许你可以和它待在一起。"邀请来访者多待一会儿并且对这个"很好玩的挤压感"保持觉察是用暗示的方式表达的。通常来说，这样更好，因为给来访者建议会引起其他的议题。我们所有人对于别人告诉我们去做什么都是很敏感的，而有些来访者甚至更敏感。

外显的邀请也许也是需要的。我将在下面讨论怎么来做。因为重视最小量的回应，我们会首先提供共情提示，只有在有必要的时候才用一个更有力的模式。共情提示在没有压力或期待的情况下提供了接触，并且温和地指向体会。共情提示的温柔会传递为来访者对自己感受到的体验的温柔。

来访者：它很模糊，但是我感觉到它就在我的喉咙这里，有些东西好像被限制住了，好像有点害怕。

治疗师：你感到那里有些东西……好像被限制住了……好像有点害怕。

是的，我们把来访者说的话说回给他听。它听起来很像共情反射或者积极倾听，它们在心理治疗的设置中有着漫长而值得尊敬的历史——但是这并不完全一样。有一个关键的区别：共情提示非常特定地指向体会，并且是有意图的支持，邀请来访者与他当下感受到的东西待在一起。共情提示的目的不只是、或者说主要不是用来表示理解，而是支持来访者与他们感受到的体验待在一起，核对他们用的描述是不是能很好地符合那个体验。

我们会用一个特定的词来形成一种强有力的共情提示——"一些东西"（something）这是我所知道的最有促进作用的词。

"一些东西"——我最喜欢的词

在我长期研究促进性用词——促进进程的语言——的过程中，我很确信，在任何一种语言中，最有促进作用的词语就是"一些东西"。这个词语允许来访者可以拥有某个体验，同时不对它贴标签，继续带着一份敞开的觉知品质与感受到的体验保持接触——这正是我们在聚焦中所需要的。

"我感觉到一些东西。"

"有些东西就在这儿。"

在以下的例子中，来访者在摇头，就好像她什么感觉都没有。但是当然，她不是什么感觉都没有，她感到了一些东西。

来访者：我不知道我在喉咙那里正在感受到什么。

请注意治疗师是如何用"某个东西"来为来访者转变可能性的。

治疗师：你在喉咙那里正在感觉到一些东西。

比较一下直接的反射："你不知道你在喉咙那里正在感受到什么。"如果你是那个来访者，哪一种反应会更有可能让你能够与自己喉咙那里的感受待在一起？

"一些东西"有助于支持来访者与一个很难描述的体验待在一起——换句话说，那就是体会。

来访者：在我的腹部，它就像是……就像是空的，在那儿。

治疗师：在腹部那儿有个东西，你正在感受到的东西，像是"空的"。

把这个治疗师的回应与更加直接的反射作比较："在你的腹部，它是空的，"或者"你正在你的腹部感受到空空的感觉。"你感觉到不同了吗？"一些东西"这个词蕴含着这样一个含义——"空的"这个词也许只是个开始，从那个地方也许还会出来更多。这正是聚焦要做的。我们想要鼓励一种与体验的内在接触，这个体验不只是对它的描述。

描述是如何促进与"更多"进行接触的

当来访者触及了一个体会，描述会自然地出现：

- "在我的胸口这里有这样一个小小的坚硬的地方，像是一个孩子在说不。"
- "我感到……很难描述……有点像是内在的一堵墙。"
- "就好像我的喉咙那里有些东西正在绷紧……"
- "当我谈起她的时候，我的胸口这里有一种很好玩的挤压感……"
- "有些东西好像被限制住了，像是有点害怕。"
- "在我的腹部，它就像是……像是空的，在那儿。"

出现的描述很重要。但是也很重要的是，这些最初的描述都只是大门。还有更多。这是体会的本质，就是个体能够感觉到，它比最初的描述还要更多。你能从人们是多么频繁地在使用"有点儿""像是""好玩""奇怪"这些词上看出来——当然，还有我们最喜欢的词"一些东西"。当来访者在搜寻捉摸不定的描述时，常常会有一种摸索辞藻的品质，声音中带着犹豫。

在运用共情提示时，我们把来访者说的话和从他们那里出来的描述说回给他们听。甚至在来访者没有用到"一些东西"这个词的时候，我们还是会用这个词，来打开这样一种可能性，这个描述是一个开始的地方，还有更多。

治疗师："在腹部那里有些东西，某些你正在感受到的东西，好像'空空的'。"

注意到共情提示是如何具有一种邀请的品质的，正如我们之前所提到过的；就好像打开一扇门，同时不把来访者推过去。相反，我不会推荐在此处提问。问这样的问题："还能用些什么别的词来形容它？"这很推赶、突兀，会让人进入头脑、远离身体。这也没有对已经出现的描述表达欢迎，暗示着这个人还必须想出一些别的东西来。

我们来欣赏一下共情提示——它既不是一个问题也不是一个建议，它只是一个简单的陈述句——是对已经到来的描述提供支持与接纳的，同时还为后面可能出现更多的可能性打开着大门。最后说出来访者所用的描述性词语也是很有帮助的。

来访者：当我谈起她的时候，胸口这里像是有种很好玩的挤压感……

治疗师：当你谈起她的时候胸口这里有些东西……像是有种很好玩的挤压感……

来访者自己在内在核对他／她的用词

当来访者有了一个体会之后，我们用一个共情提示来支持来访者与那个体会在一起待一会儿，下一步，我们会想让来访者在内在核对一下他／她的用词，把这个描述性的词语提供给感受到的体验，并且感受一下他们是不是适合。共情提示的第二个功能就是鼓励这种核对。

记得聚焦的方法是一种来来回回式的。当有一个"内容"，比如一个词语或者画面从身体里浮现出来，你不是自动化地接受这个象征，把它当作准确符合身体所知的东西。而是，治疗师会邀请来访者"暂停"，和身体核对一下这个词……如果不"符合"，那么治疗师会邀请来访者尝试另外一个词语、手势或者画面……当还没有这个"符合"的时候来访者就继续讲话，身体的过程就关闭了。（Grindler Katonah，出版中）

出现的第一个词语不见得就是对的，因为体会比起任何特定的词而言还有更多，也因为体会是在一个过程中的，不是静止的。一开始，来访者也许还不理解我们已经在请他们向内进行核对了。当来访者告诉我们，他／她自己的用词事实上并不适合，这个时候我们就能知道，我们做得很好。

来访者：当我谈起她的时候，我开始在喉咙这里有一种受局限的感受。

治疗师：你正感到你的喉咙那里有些东西，当你谈起她的时候，有些东西好像受到了局限。

来访者：不，也不完全是局限……呃……感觉好像"紧"这个词更适合一些。

那难道不是很好吗？想象一下，对于那位来访者而言正在发生着什么，让他说出了这样的话："不，也不完全是局限。"在喉咙那里肯定有一种直接的、持续的内在体验接触。来访者必须得感受喉咙部位的感受，核对"局限"这个词是不是适合，或者有多适合。他发现"紧"这个词更适合一些。然后，治疗师用这些话来支持：

治疗师：你正在尝试用"紧"这个词……"紧"这个词更合适。

在这里也许是个很好的时机，来提一下共情提示的另外一个重要特征：当我们重复来访者的描述性用词时，我们不改变他们的原话。"紧"回述过去还是"紧"，不是"紧绷感"。"沉重"回述过去还是"沉重"，而不是"沉重感"。我会在第四章中更多地谈到，为什么形容词比名词更有促进作用。但是现在，关键点就是不要改变用词，甚至连同一个词只是换个词性都不要。

当来访者接收到一个倾听回应之后，我们假设他／她会做什么？我们希望并且假设来访者会核对回应，而不是与他们自己刚才所说的话或所想的事进行核对，而是与一些内在的存在、地方、数据……也就是"体会"，进行核对；对此我们没有一种普通的词语来给它命名。然后或许会感受到一个效果，一种内在的松弛、一种共鸣。似乎在那里的东西得到了表达，并且被听到了。它不需要再次被述说了。在某个片刻，内在有一份轻松……很快，一些更进一步的东西到来了。之前在那里的东西，原来还有更多。我们希望来访者不仅会核对我们所说的话，也核对他们自己所说的话，与内在的那个进行核对。（Gendlin，1984，p.82）

就像我们在第一章中已经看到的那样，体会是一扇通向内隐维度的大门，在那里，有机体生命进程的下一步已经准备好到来。对于个体而言，生命的下一步是内隐的，是一种潜能，一种"准备好了"。当生命的下一步确实到来的时候，我们把它称为"往前带"。

体会所需要的、好让它继续向前的东西，是接触，一种稳定的、非评判性的觉知。基本上这就是聚焦：找到体会，然后带着这种不推赶的接触与它们待在一起。帮助你的来访者做聚焦，意思就是帮助你的来访者维持这种内在的接触。"（体会）要有所产出，所需要的只是一些非指导性的接触或者陪伴。如果你要带着你的觉知去那里，待在那里，或者回到那里，那就是所有它所需要的；它会为你做完剩下的事（Gendlin，1990，p.216）。"

共情提示

共情提示的功能是：

- 认出体会是一些值得花时间和它待在一起的东西。
- 鼓励来访者和体会待在一起。
- 与来访者的过程保持靠近；不带入侵地提供接触。
- 为来访者提供它的体会描述，于是他 / 她可以在内在核对那是否合适。

共情提示是由什么形成的：

- 运用来访者自己的语言、情绪或身体感受，或者比喻性的词语；保留描述性词语的原貌。
- 增加"某些东西"这个词，来指向那个体验被直接感知到的地方。
- 把来访者的描述性词语放在最后。
- 不做外显的建议或邀请。

关于不告诉你的来访者什么是体会

在上一章中，我提议我们可以向来访者解释什么是聚焦，也可以不解释。但是，哪怕你确实会把聚焦作为一个已经得到命名的过程介绍给来访者，谈论体会的概念很可能不会是个好主意。体会的概念——一种新鲜形成的生命进程已经在向前进了——是很令人兴奋。它是协助我们的来访者进行聚焦的整个概念的基础。但是，通常来说，试着向来访者解释这些并没有帮助。从来访者的角度来看，"体会"是一个专业术语，是一个很奇怪的东西，令人担心，还会导致自我怀疑，甚至更糟糕的情况。"我有体会吗？我做得对吗？这个感觉是一个足够好的体会吗？"这些通常而言都是没有帮助的问题。

出于这个原因，我会建议永远不要和来访者用"体会"这个术语，说一些别的，比如"那个的整体感觉"或者"它此刻在你内在的整体感觉。"我们在第四章中会更多地看到如何邀请体会。当一个体会已经在了，正如这一章中所探讨的，我们只需要用来访者自己的描述用词来提到它。

在这一章节中，我们一直在谈如何培养并鼓励已经出现在我们来访者身上的体会。但是并不是所有的来访者都会自然而然地获得体会。事实上，许多来访者需要帮助才能让体会形成。我们将会在下一章中看到如何协助这一点。

第四章

帮助来访者找到体会

在第三章中，我们展示了如何在体会自然浮现的时候注意到它们，用我们专注的临在和共情提示来培养它们。但是，很多来访者并不是自然获得体会的——而且，那正是他们最需要得到一些干预的时候。正如研究所显示的，会自然获得体会的来访者，在任何类型的治疗中都有可能获得良好的疗效（Gendlin 等，1968；Hendricks，2001）。有一位心理治疗师描述了一个来访者聚焦前的过程，他是这样说的："我感觉她总是在绕着自己的议题兜圈子，但从来不直接地进入其中。"

在这一章中，我将讨论如何邀请、唤起，以及用其他方式来支持来访者获得体会。会涉及的操作有——慢下来、停顿一下、向内感受——也许对有些来访者而言是很有挑战性的，或者至少是很新的。但是它们能为来访者带来重大的转变，改变她为自己体验临在的能力，从而能够形成体会。它们本身就是一种向前移动，而在此之前它们只是以潜力的方式存在着。

停顿、慢下来

有的时候你有一种印象，你的来访者在高速前进，语速快得没有给感受留下任何的空间。我不会说这种高速推进"不对"——有时候那正是来访者需要做的。为了形成安全感和良好的关系，不太适合给来访者留下他不应该那样做的印象。然而，为了有一个更深入的过程，在某个时候，他会需要停顿一下、慢下来。如何邀请以及及时地把握是艺术所在。

当时机把握得正确时，协助来访者停顿或慢下来会是一种强有力的干预方法。停顿能够温柔而强大地打断由文化所设定的情绪以及理性思维的势头——正是这些使来访者不断地重复着老路。慢下来令来访者得以觉察到他们或许一直在忽略着的体验，同时还能提升来访者的安全感，于是当先前被忽略的体验确实出现了的时候，它们不至于太令人感到害怕。

心理治疗师劳伦·玛丽-纳瓦罗（Lauren Mari-Navarro）告诉我，她发现聚焦的这个方面是多么有价值：

我注意到，"匆忙"的来访者——他／她可能会不断地重复同一个故事，快速地讲述着这个故事，用一种担忧或者绝望的语气——在被治疗师邀请做过一次聚焦的过程之后，会开始转换到当下的片刻。她变得更爱沉思、她的语速自然地慢下来，同时她可以从一个反射的、好奇的立场出发倾听。甚至她的身体看起来也完全不同了。出现了一种放松的专注，而不是一种警觉而僵硬的身体姿势。这个来访者似乎已经不再是先前从这个门走进来的那个人了！在某个片刻之前，这些内容似乎还很无望且混乱，但是现在已经有了一种深沉而有趣的品质，是在这个人内在的对话。新鲜的信息正在出现，不再是"一成不变"的，那些内容来访者自己都已经听自己说了太多遍了，并没有有效的、富有意义的改变，也没有向前的移动。这是来访者第一次浮现出关于自己的处境的新信息，她感到很兴奋，而且我作为一个治疗师，为一些新的东西提供了一个容器，使"向前的移动"得以出现，我也感觉很好。正是停顿、慢下来，让我们到达了那里。

停顿并转向个体自己的体验是形成体会的关键。我们可以协助深陷于重复性的念头或情绪的来访者慢下来，创造一个邀请的空间，好让一些新的东西到来。但是我不会推荐治疗师直接说："慢下来。"让我们来看看四种微妙的干预，它们起到了帮助来访者慢下来的效果。然后再内在去感受一下，无须暗示这其中有任何的"错误"。它们分别是："我需要一点时间"、邀请片刻的静默、最少量的共情提示，以及直接邀请体会。

"我需要一点时间"

也许，支持来访者慢下来最真实、也最有效的方法，就是我们自己慢下来。当我们与来访者一起坐着的时候，我们与自己身体的感受和体验保持接触，更缓慢的语速会自然地出现，不是作为一种技巧，而只是我们如实的样子。当我们慢慢说话，因为这种聚焦风格的内在觉察，也会对来访者形成一份自然的邀请，请他／她慢下来。

当我们处在这种身体内在的觉察之中，而来访者出于他们内在感受到的压力而语速很快，我们就有可能在我们自己的内在把它登记为一种体验——比如说，压力或紧张。这不是立刻的，但是当这个体验持续一段时间之后，我或许会发现自己在说："等一下……我需要一些时间来把你刚才说的话接收进来。"或者："等一等……你刚才说的话听起来很重要，我需要暂停一下，然后再消化消化。"

在说这些话时，我们正在作为榜样，示范如何慢下来，如何停顿。而且，说出我们对于暂停的需要，来访者也就较不太可能把这体验为自己做错了什么。当然，我们需要说真话，只有当我们确实需要一些时间来吸收来访者刚才说的话时，我们才这样说。这份真实有助于咨访关系。在主体间的场域中，如果我们需要停顿一下，那么很有可能来访者也需要停顿一下。

在第十章中还有更多关于治疗师自己在临床设置中的内在感受的内容。

邀请片刻的静默

如果来访者语速很快，我们可以邀请他／她觉察这个速度。如果来访者可以开始自己觉察到这些，那就更好了。

有一次，来访者前来面谈的时候，她的记事本上写着这次面谈的内容计划。她目光注视着钟，急促地说道："我知道我们的时间不够，不能把这些都涉及。"治疗师对她说："也许今天从片刻的静默开始会很好。"对来访者而言，要做出这样的转变是有些困难的，但是因为她之前与治疗师之间建立起来的关系，使她对这份邀请很信任。他们在以前的面谈中有过静默的片刻。来访者理解，她需要闭上眼睛，感受一会儿——但是除此之外，治疗师没有再给她更多的指导语。

在片刻的静默之后，来访者的眼睛仍然闭着，她慢慢地说："这种匆忙是为了要远离那些我不想去感受的东西。"治疗师回应道："嗯，你正感觉到这份匆忙的远离……"于是他们得以在面谈余下的时间里与这"仓促地远离"在一起，然后安全地触碰到来访者不想去感受的东西。那次面谈成果丰富。

任何临床工作者也许都会猜到，或者直觉地感受到，当来访者在面谈开始的时候以这样一种匆忙的状态进入，当时所发生的情况就是一种逃避。但是有多少其他的干预方式可以这么快地就让来访者自己发现这一点呢？

最少量的共情提示

来访者常常会很接近拥有某种体会，但是还没有完全到那儿。也许有一种手势、一种情绪、一种做好了准备去感受的感觉，临床工作者能感受到这些，甚至在来访者还没有完全觉察到的时候。在这些情况中，我们可以用第三章中描述过的共情提示，来指出可能可以形成些什么——而且这会促进体会的形成。因为这些共情提示是最小量的，于是对来访者过程的打扰也会是最少的，而且至少来访者可能会因此而分心，开始思考我们在请他/她做什么。

来访者：你会相信吗？他甚至都没有给我打电话！在我为自己说的那番话道了那么多歉之后。哦，天哪！

治疗师：整件事情都在那里，他甚至都没有给你打电话……这些话："哦，天哪"，还有你在摇头。现在有一些整体的感受在那里。

来访者：就好像所有的空气都从我的里面释放出来了。我感觉好像……是的，像是被戳了个洞的气球。呃。我之前并不知道这些！

治疗师说"现在有一些整体的感受在那里"，这句话有邀请的功能。事实是，这句话是一句陈述句——不是问句，也不是建议——使它可以进入到来访者的参考框架中，并且造成的干扰也是有可能做到的最小的。它不是"现在感觉怎么样？"或者甚至是"注意到现在那里感觉如何。"在任何可能可以用到的时候，我推荐使用这个陈述句公式，因为对来访者来说，感觉就好像你作为治疗师什么都没做。注意力在他的内在感受与体验上，这些体验正在由你所提供的支持性的、感兴趣的注意氛围中浮现着。

那个例子说明这个过程进行得很顺畅。来访者把共情提示作为一种邀请来转向内在的"一些正在那里的整体感受"，同时去体会它。没有办法保证些什么——来访者本来也可以继续"谈论"这些内容而不是"进入其中去感受"。但是至少，治疗师在这种顺畅的人际接触的流动中没有造成任何的打扰。

比较在这种情况下可以用的另一种干预方法："这在你的身体里面感觉如何？"是的，这在有些人身上、有的时候是有用的。但是，更多的人会感到困惑、困扰、被打断、被抛入了一种提问的状态中（比如，"我现在应该做什么？我的治疗师对我有什么期待？"）。最少量的共情提示更好——邀请来访者与正在浮现的新鲜的内容接触，这个方法有效的情况更多，也更顺畅。

直接邀请体会

除了由治疗师来示范对于暂停的需要、提议安静一会儿，以及运用最少量的共情提示之外，我们也可以直接邀请一种体会。但是我们不能说："现在获得一种体会"——即使是对接受过聚焦训练的来访者这么说，效果也不是很好。有一些微妙而有效的邀请体会的方式，其中都不用提及"体会"这个词。这里有一些例子：

- "也许此刻有一种整体的感受。"
- "此刻也许是一个很好的时机，只是去感受一下所有这些在你的内在是什么感觉。"
- "现在暂停一下怎么样，感觉一下所有这些感觉的整体感受。"

当然，时机很重要。如果一句完美的句子是在一个错误的时机说出的，那么它就会像一句错误的句子那样平淡。当来访者和你一起坐在房间里时，他/她的过程中有一种节奏感，随着你的练习和同频（包括你自己的内在觉察），你将能感受到，来访者对你提出的邀请是敞开的。当来访者感到自己的故事或感受被听到了，或者在我们之前看到过的那个"暂停一下"的邀请之后，这种情况也许会出现。

来访者：我不知道——我感觉自己好像正在兜圈子。我能有些什么不同的做法？

治疗师：现在就暂停一下怎么样，感受一下它整体的感觉如何，你说的所有的话。所有这一切有一种整体的感觉。

来访者：是的……就好像那里有一个大悬崖，我不断地在攀爬着，攀爬着它。

治疗师：啊……像一个大悬崖……你在攀爬着它。

邀请来访者多待一会儿，并且与内在进行核对

即使一个体会出现了，来访者往往并不与它待在一起。这是可以理解的：体会又奇怪又模糊，而且只是和体会在一起，似乎也不太可能有任何很有前景的东西出现。就是这个时候我们要进入了。我们对于"和一个体会待在一起会把我们带到某个地方"的自信，也会在不知不觉中传递给来访者。我们可以提供温和的口头邀请，既可以直接用语言，也可以用说话的语气。

共情提示中的用到了"一些东西"这个词，这已经暗示了一份邀请，请来访者再多待一会儿，更进一步去感受。要用一种意犹未尽的语气来支持这一点，延长"一些东西"这个词以及任何描述性的词。我们可以再加入几个词，邀请来访者多待一会儿并且感受，用"也许"这样的词来缓和语气，于是听起来就不会像是一种命令。

- "你正在那里感受到一些东西……一些沉重而悲伤的东西……也许可以在那里再多待一会儿。"
- "你的胸口有一个地方……像是一个孩子在说不……也许你可以和他在一起待一会儿……"

邀请来访者在内在核对一下他/她的用词，也具有邀请他/她多待一会儿的功能。为了核对，我们必须要多待一会儿。核对某种描述是否合适，会让这个人更直接地与体会进行接触。

- "你感觉到那里有一些东西……一些沉重而悲伤的东西……也许可以核对一下，这些词语是不是最符合它内在的那份感受……沉重……悲伤……"

如果来访者不在内在核对，我们可以只是通过共情提示来协助他 / 她核对。新的来访者常常需要用到这个方法。在大多数的情况下，他们很快就能学会自己来做。

● "我会把这些词语重复给你听，这样你可以感觉一下，它们是不是符合那份感受，或者有没有其他的词语能更好地符合那些感受。"

回到一些直接的感受中（不是回到过去）

当来访者似乎是在远离或者逃避某种体会，或者任何体验或感受时，治疗师可以指出他 / 她正在绕过什么，就像是为它做某种支持。我们会温和地邀请来访者回到刚刚感受到或者提到的一些东西上，而不只是跟随来访者谈话的势头。

来访者：我的胸口有一种黑暗、沉重的悲伤……我没法很好地描述它……我的男朋友不断地告诉我，我要做的就是振作起来，只需要换一种方式来思考。我不知道——我猜我应该那样做，但这是我以前已经尝试过的事了，而他不断地告诉我再去试一试……【疑惑地看着治疗师】

治疗师：我好像还和你刚才提到的黑暗、沉重的悲伤在一起……那听起来很重要也很真实。我在想它是不是还在那里，你的胸口……

在以上这个例子中，来访者说自己无法很好地描述某种感受之后，就转移了话题，那听起来是一种体会。这可能只是因为她不知道和某个体会待在一起可能会成为一种很丰富的体验。她所有需要的可能就是治疗师鼓励她回到其中，继续和它在一起。

但是，如果来访者能觉察到自己想要远离某种情绪体验，那么这就是另一回事了。

来访者：在我的胸口有一种黑暗、沉重的悲伤……我不想要进入那里。

在这个情况下，我们不会忽略来访者不想要"进入那里"的那个部分，也不会采取反对那个部分的立场。

治疗师：你在胸口感受到了一些悲伤的东西……而且你也感受到有些部分不想要进入那里……我们只需要一起坐在这儿，对这两者都打个招呼，而且不进去……

"不进去"并不代表不去得到一种体会。事实上，正是通过不直接进入情绪内容的中心，可以促进体会的获得。所以当来访者表达出某种担忧，或者不愿意进入某个东西中，认为那可能"太多了"，我们可以与他们一起尊重这个愿望，并且仍然把需要完成的关键工作做好。这就是为什么，在支持创伤恢复的工作中，聚焦取向是一种强有力的方法。

我在第七章中会更多涉及"阻抗"，并在第八章中讲创伤。

做一个"当下体验的侦探"

当人们在谈论自己当下的感受时，是有一种特定的方式的，而且当人们在谈论他们习惯性的感受时——不见得是此时此刻的——也有一种类似的谈论方式。尽管这两种模式相似，但是如果你仔细听，就能听到其中的差异。当我在倾听我的来访者时，我会试着成为一个"当下体验的侦探"，运用各种包含在语言中的线索，让我了解到来访者究竟是在描述一个当下的体验还是回忆过去的经验。

有时候，人们似乎是在从一个当下感受到的体验出发讲话，但是事实上是在以一种笼统的方式说话，谈论着一些他们"通常"或者"总是"在某些情境中会感受到的东西。在英语中有一种动词时态能够反映出这种非当下的"习惯性"体验。很有悖论性的是，这种动词时态被称作"一般现在时"——但是它事实上并不是指一些此刻正在发生的事情，而是一些习惯性完成的事情。

在以下每一组句子中，注意到只有第二句话才是指一些在当下的时刻经验到的事。

● "我在晚上的时候会累。"——"我累了。"

- "当我想到他是这么不在乎我，我很生气。"——"我很生气。"
- "我担心。"——"我感到担心。"

当你听到一些话，让你怀疑这个人不是在谈论自己当下的感受，你可以邀请当下的感受。

来访者：我胃里面有种灼烧感。我知道那表示我对父母有多么愤怒。

治疗师：而且你或许可以感受一下，此刻你的胃里有没有感到灼烧。

来访者：【停顿】事实上此刻我的胃部更多感受到的是一种疼痛。

治疗师：啊……那么看看可不可以只是和那里的疼痛在一起，此刻在你胃里的疼痛。

引入身体

对很多来访者而言（不是所有的来访者），就某个正在讨论的议题，加入身体的觉知有助于他们获得某种体会。有一次，有一位来访者就某个重要的议题已经谈了一段时间了，如果邀请他的话，他可能会获得关于那个议题的某个体会。引入身体会有帮助。

来访者：我的儿子经历了很多的历程，其中有些非常的痛苦。他对此非常的勇敢，但是一想到他不得不经历所有这一切，我就感到要死了。我知道这不符合逻辑，但是不知怎么的，我一直在想，这都是我的错。

治疗师：是的，你看到了他经历所有那一切，而且不知怎么的，你有一种感受，这都是你的错。

来访者：【叹气】是的。

治疗师：我在想……也许可以花些时间来感受一下，此刻你的身体里面是什么感觉。

来访者：【停顿】我的心脏那里好像有一种沉重的重量。

当来访者很难感受到身体时

参加了我的一个培训课程的女士告诉我，她的治疗师在他们谈论某些议题的时候常常问她："那在你的身体里是什么感觉？"她当时不知道——她当时没有觉察到身体里面有任何的感觉。当她请她的治疗师做进一步的解释时，治疗师回答："我不太确定。我自己真的需要再多学习一些聚焦。"（我为那位治疗师的诚实和真实鼓掌。）

了解一点点聚焦过程的人也许尝试过把以下这个做法整合到他们的临床实践中去："注意一下那在你的身体里是什么感觉"或者"那在你的身体里感觉如何？"但是当来访者的回答是"我不知道"，或者"没有感觉"时——甚至更典型的情况是，继续在一条很熟悉的轨道上反复思索或者讲故事——治疗师就不知道下一步要怎么做了。

特别容易产生问题的是这个问题的形式——"那在你的身体里是什么感觉？"——因为这句话暗示着身体感觉已经在那里了，只是等待着注意力被带到它那里。但情况往往并不是这样，因为体会正在形成，也因为"身体"这个词会把来访者引向生理性的体验，而不是情绪体验（见下一部分）。

你可以帮助你的来访者进入到身体的觉知之中（见第七章），并且，对于某些人而言，你在邀请时可以省略"身体"这个词（见下一部分）。你可以用经过铺垫的建议，而不是直接提问。你可以用自己来举例子："比如，此刻，当我们坐在这儿的时候，我注意到我的喉咙部位有一种轻微的紧绷感。"

关于"身体"这个词的使用

让我们对这样一种可能性保持敏感——"身体"这个词对我们的来访者而言可能会让人分心或者令人感到困惑。幸运的是，为了邀请体会形成，我们并非一定要用"身体"这个词。

用"身体"这个词的问题在于，人们可能会倾向于认为你的意思是说生理性的身体。你也许会听到："呃，我身体里没有什么感觉，但是有一个小女孩蜷缩一团……"显然，这个人有了一个体会，但是没有把"蜷缩成一团的小女孩"与"身体"联系在一起。或者也许你会听到："它不在我的身体里面，但是有一

91

种不太轻松的、紧张不安的感觉。"遇到这样的情况我们是很幸运的。这个人刚告诉了我们她确实体验到的是什么。但是，在邀请来访者感受身体之后，我们常常只会听到："我什么都没找到，"或者"我猜我不懂该怎么做这个。这事实上是因为，邀请对方感受身体内部，被对方理解成了生理性的"身体"——肌肉、器官、血液，还有骨骼。在聚焦中，我们所谓的"身体"并不是生理性的，而是从内部感受到的活着的有机体。我们并不想要解释所有这些，所以对有些来访者而言，也许更容易的做法就是根本不用"身体"这个词。

"身体"这个词另外有一个很大的问题，就是对有些来访者而言，身体这个词本身会引起一些身体形象的议题，以及对于身体的负面感受。他们也许不是获得一个体会，而是进入到一种自我厌恶的反应性状态，或者对身体形象进行评估，比如"我的身体只是感觉很胖。"另外一些来访者可能在身体方面有过创伤。聚焦在解决创伤方面可以是一个强有力的过程（见第八章），一部分是因为来访者可以自行选择在身体里感受到什么程度，也可以控制内部感知的节奏。我们也许会发现，和有创伤的来访者在一起工作时，避免使用"身体"这个词，可以帮助他们掌握自己的体验节奏，而这是最有帮助的。

不含"身体"这个词的体会邀请有："注意到此刻你的感受如何，""注意到关于那个出现了一些什么，""花些时间来感受，此时此刻所有那些东西的整体在你的内在是什么感受，""花些时间来感受一下那个东西的整体感受。"

我并不是在说我们完全不用"身体"这个词。只是因为对有些来访者用"身体"这个词没有帮助，而另一些来访者是需要听到这个词的。见第七章中对于"理智化来访者"的讨论，那是此类来访者的一个很好的例子。这里需要的是，不是掉入到对"身体"这个词的例行公事的运用中去，或者对每位来访者都说"注意到那在你的身体里是什么感受"，而是要敏感地、每时每刻地评估这个来访者需要什么，跟随他／她的需要，以及什么可以促进他／她的进程——什么没有促进作用。

帮助体会从故事中浮现出来："一些关于……的东西"

当然，来访者会告诉我们他们的故事。他们会讲述是什么把他们带到了心理治疗室来的故事，很早以前他们发生过什么，以及上个星期他们发生了什么。他们也许会急切地讲故事，或者勉为其难地讲故事，或者翻着白眼讲，就好像在说："这些事情我还要再说一遍吗？"故事让我们与来访者连接，而对来访者而言，我们接收他们的故事的方式可以大大地强化他们在咨访关系中的安全感。

有些来访者似乎很难抗拒讲故事的冲动，就好像每一刻在当下的接触都会导向故事，而且治疗师会开始变得很挫败，因为当治疗师试图发现每一个故事的意义或者蕴含的情绪时，那个故事又会引向另一个故事。一个来访者讲述着故事，看着你，以正常的语速说话，很可能在那个时候，他/她并没有一个体会，哪怕在讲述中有情绪。（记住，只是因为某个人正感觉到某种情绪并不意味着他/她就有了一个体会。）

对于其他的来访者而言，故事会导致眼泪，而且有的时候情绪是如此地倾泻而出，以至于我们会想，这里的情绪究竟是重点，还是只不过是另外一种避免真正的接触的方式。

对于在讲述着过去的故事的来访者，无论他/她有没有情绪，都可以邀请他/她去获得关于这个故事的体会——有一种很有帮助的说法，可以在邀请的时候既尊重对方，又能够纳入讲故事背后的冲动。我们并不需要来访者停止故事，并且以进入身体去感受来"取而代之"。相反，我们可以用一种既简单又透明的语言来邀请故事中的体会，从而可以让来访者顺畅地进入到故事的体会中去。

这里的关键短语是"一些关于……的东西"（something about），这个词延伸开去，邀请对方就在这里更多地去感受。

来访者：所以在那一天结束的时候，她还是没有给我打电话，而我给所有其他人都打了电话，她所有的朋友们……我的工作一点都没有完成。浪费了一天，完全的浪费。

治疗师：是啊，一整天，对你来说全浪费了，打电话给每个人，然后等待她打给你。她不给你打电话这件事情中的"一些什么"带给了你所有那些。也许就在这儿多等一会儿，去感受那些……（除了"一些什么"这个短语之外，治疗师还提出了一个温和的邀请——暂停并感受此刻这里的是什么。）

来访者：【停顿】我感觉如此无助。就好像我是孩子，而不是妈妈。（来访者的停顿是一个指征，说明有些新鲜的、当下的东西正在发生的过程中，而不只是来访者已经形成好的东西。）

治疗师：也许其中一些此刻就在那儿……（因为来访者在描述她的感受时用的是过去式，治疗师温和地邀请她关注此时此地的体验。）

来访者：【手移向胸口，声音哽咽】它在这儿。

治疗师：是的……而且你的手放到了那里……也许你可以和那个在一起待一会儿……

从情绪开始

当来访者说自己感受到了一种情绪，特别是这个情绪无关于某个故事或者生活中的议题的时候，从那里出发邀请一个体会将会带来向前的移动。在一个人已经感受到了某种情绪的情况下，询问是在"哪里"感受到的，通常会有很好的效果。

来访者：我今天就是觉得特别的害怕。我甚至都不知道为什么。

治疗师：你觉察到今天特别的害怕。经历这些听起来是很难的。（我们几乎总是要先做共情的连接，然后等待，看看有没有一个开口，可以做更进一步的邀请。）

来访者：而且我不知道这是怎么回事。可能跟很多事情有关，但是我不知道。

把"你不知道"反射回去给来访者很可能是没有帮助的。有一种替代的方法，可以说："你想知道，"或者"你正想要知道。"但是，在这个案例中，治疗师感觉到来访者在暗暗地寻求帮助，好去感受这个"很可怕的恐惧"的体验，像一个体会那样地去感受它，于是它可以打开、改变。

治疗师：你也许会想要花些时间来感受一下，此刻你是在哪里感受到这种"很可怕的恐惧感"的，或者感觉一下那是怎样的一种感觉。

来访者：【停顿】在我的肩膀上，我胸口的上半部分，我的喉咙。就像这样……紧紧地抓着。我内在的某个东西真的抓得很紧。

邀请了身体觉察之后，在停顿的过程中，这位来访者已经能够转向她感受到的体验，并且开始获得了一种关于这个体验的新鲜感受。从"可怕的恐惧感——我不知道那是怎么回事"开始，到现在我们已经与"我内在的某个部分正在紧紧地抓着"有了一份内在的接触。我们已经能够感觉到，这位来访者将能够与"某个部分正在紧紧地抓着"的感受待在一起，并且去感受它的这份"紧抓"是对什么的反应。（我们将在第六章中更多地看到如何协助来访者进行后续的步骤。）

有的时候邀请来访者感受在"哪里"会带来一些答案，"到处都是"或者"在我的整个身体里"。在这些情况下，我发现邀请来访者感受"你在哪里能最多地感受到它"或者"你感觉它的中心在哪里"是很有帮助的。

名词的问题

比起形容词，用名词来描述自己的情绪体验的来访者（比如"我感觉到很多的恐惧"，或者"这里有很多的愤怒"）会更难找到体会。这似乎是因为名词所具有的物化性，它暗示着情绪是一种物体，或者是一个可以操作的东西，而不是一个有着自己本身的过程的东西。比如，"我感到很多的恐惧（愤怒）"，后面很容易就会紧跟的内容是，"我需要摆脱我的恐惧（愤怒）。"当我们在回应来访者的时候，用形容词来替代他们所使用的名词，我们就是在支持来访者形成与感受到的体验之间的好奇的关系，并且我们也让这个情绪状态更可能被体验为一种体会。

来访者：我感受到很多的愤怒。

治疗师：你正感受到内在有一些部分很害怕。

来访者：是的……我内在的有些部分很害怕……而且它在这儿【触碰喉咙】。

治疗师：看看可不可以只是和那个待在一起……

质疑问题

最近我给一群心理治疗师开了一个研讨会，他们一直在学习用我的方法对内在的批评开展工作。一位女士说："我尝试了你在文章里写到的内容，让我的来访者问内在的批评，它不想要的是什么，然后他们就去了头脑的层面。或者说他们不知道。"

我问她："你当时具体是怎么说的？你能不能引用一下自己说的话？"

她说："我当时说：'你批判性的那个部分不想要的是什么？'"

"嗯，"我说："你当时是在问一个问题。问题会把人们带到他们的头脑里面。下一次试试看这样说：'或许有一些它不想要的东西。'你能感觉到这两者的差别吗？"她能感觉到。对于来访者的过程而言，"你批判性的部分不想要的是什么？"和"也许你批判性的那个部分有些不想要的东西"之间的差别可能是巨大的。第二句话不是提问，而是一个共情提示。大部分尝试了这个练习的人都报告说，提问会引发一个有挫败感的思考过程，常常会以"我不知道"结尾，而共情提示会邀请一个感受的过程。

关于协助性的语言方面，我有一个更具争议的发现，就是提问这个方法通常而言并不是协助另外一个人感受自己内在过程的最好的方法。提问有很强大的效果，主要是用来引发对方投入到人际互动之中。如果你想要的是让对方看着你，和你说话，可以尽管提问。但是如果你想要的是让对方花些时间向内感受，感受那些还没有完全形成好的东西，那么提问很可能是与你的目标背道而驰的。

我们很多人都习惯于用提问的方式来邀请对方多说一些。但是问题并不见得是最有促进作用的方法，而且在有些情况下，运用提问可能会堵住原本可以打开的道路。提问可能会是有帮助的，所以我们并不是反对所有的问题，但是需要有意识地提问，觉察到它们会有什么样的影响。

一个年轻的治疗师问我："我提问是因为我很好奇。我开始卷入到我的来访者的故事中去了，而且我想要了解更多。"当然，对你的来访者感兴趣是很自然的，那也很好，而且对来访者而言，有人对他/她说的话感兴趣是有治疗性的益处的。但是提问可能并不是邀请更多信息的最佳方法。每出现一个提问打开了一场对话的情况，就会有另一些情况，是提问关闭了一场对话。

当我在学习语言学的一个分支——语用学的时候，我开始对提问产生了兴趣。语用学研究的是人们在实际情景中如何运用语言。研究表明（Schegloff，1968），提问在对话中有"强"效——它们能高度决定下一个人说什么。我发现这个结果很有趣。大部分人的假设是，提问会给对方更多的选择，然而真相恰恰相反。提问很强大，而且在微妙的内隐世界中，提问能停止一个过程，或者让它偏离轨道。

我发现，在协助的过程中提问有三个不利之处。（提问用于其他的用途时是很好的，比如人际交往以及收集信息。在一个特定的情况下，当目标是协助来访者的进程时，提问可能会有问题。）

1. 提问会控制、塑造并限制人们可能的回应，就像谢格罗夫（Schegloff）在研究中所发现的那样。因为这样，问题可能会被对方体验为打扰，或者要做出回应的压力，这常常是在意识层面之下的。

2. 问题会把对方拉入到与提问者的人际接触中去。这里是一个"我-你"的过程。"我在问你……"你也许会看到一个来访者闭着眼睛，或者目光低垂，在内在安静地感受着……但是这时治疗师提了一个问题，来访者的眼睛突然睁开，看着你来回答。这也许正是你想要的。提问的功能是带来更多的人际接触，知道这一点很好。但是如果你想要的是来访者待在"内在"，再多维持一会儿这份内在接触，那么提问可能就会干扰。对于要不要提问的选择，可能可以基于我们希望来访者接下来发生些什么。

3. 提问倾向于获得某种类型的反应：这个人已经知道的事实，或者他/她已有的想法。打个比方，提问帮助人们打开柜子，柜子里装的是已经形成的概念。问题暗示的是："你有已经准备好的答案可以回答我。"因为这样，被提问的人会去寻找他们已经知道的答案，他们已经想过的或者已经计划好的——或者他们会说："我不知道。"

在这里我需要说明的是，很多很好的治疗师会运用提问，而且我也见到过、听到过以提问的方式进行的非常有协助性的过程。是有一些方法可以抵消掉提问的困难之处，比如用说话的语调以及背后的意图。治疗师的临在是一个非常强大的框架。我很敬重那些让提问很有效的人。但是然后我就问自己，为什么要从一个不利的条件开始呢？以那样的语调、意图和临在，无论我们做什么，它们都是有支持作用的。而且如果我们不用问题，我们就不用以一个需要去克服的障碍开始。

用提问的方式协助一个进程可能会起到相反的作用，因为提问的形式倾向于将来访者的意识向外牵引到人际的接触中去，也会引发对方上脑、进行思考。

经过铺垫的建议

有一种方法能得到和提问一样的正向结果，但是没有提问带来的那种不利于进程发展的效果。我把它称为"经过铺垫的建议"。

一个简单的建议，如果没有铺垫的话，听起来是这样的："和那个待在一起"。

加上一个（或者两个）铺垫，它就会变成："也许你可以花些时间和那个待在一起。"

问题："那个在你的身体里面是什么感觉？"或者"你能不能和那个待在一起？"

铺垫过的建议："花些时间温和地与那个待在一起，陪伴它，就在那儿。"

为了能够详细地说明提问和经过铺垫的建议之间的不同效果，请想象一下，你正在和你的治疗师谈起一件最近让你感到备受困扰的事。你已经讲了一会儿了，探索着其中的意义，而且你感觉自己得到了理解。现在治疗师说："此刻你对它的感受如何？"注意一下发生了什么。现在回到那个场景中，比较一下，如果治疗师说的是以下这番话，会怎么样。"或许你可以感受一下，现在你对它是什么感受……"

大部分人发现，问题会把它们带向外在，面向治疗师（这可能是好事），但是这也会把他们带入已知以及已经思考过的部分。你会听到一个刚被问了一个问题的人说："我认为这是……"或者"这很可能是……"当人们收到的是一个经过铺垫的建议，他们通常会待在"内在"——与内在那个或许过去从来没有清晰地表达过的部分接触着。他们会多花一些时间来回答，甚至会对自己发现的东西感到惊讶。"事实上，那很有趣——我现在不再那么受它的困扰了。呼！谁会知道呢？"

　　哪怕用过了这一章中所有的邀请方式，有些来访者还是距离体会很遥远。麻烦在于，他们认同于一种狭窄的、部分自我的状态，而且在他们能够获得体会之前，他们需要帮助才能从那个状态中转变出来。

　　事实上，除非来访者可以不再认同于某个反应性的状态，如愤怒、恐惧以及自我批判，不然暗在的这个微妙的维度是无法被触及的。困在（融合于）反应性状态中的来访者不具备能让体会形成的宽阔的内在空间。

　　在第五章中，我们会来看看一些支持性的干预方法，好让来访者更容易获得体会，而不是卷入并融合于反应性的情绪状态之中。

第五章

培养来访者强大的自我：
体会所需的基本环境

人们通常不会在自己感到冷静、很有控制感而且很稳定的时候来寻求心理治疗。他们来的时候常常是被情绪所湮没，也正是这些情绪驱动着他们在最初前来寻求帮助。这种内在很脆弱的体验，会很轻易地就被其他人的情绪所击倒，被自己的情绪所湮没的感觉，可能是很痛苦、很苦恼的。当来访者处在情绪湮没的状态时，治疗目标可能会很难实现。她感觉渺小，轻易地被生活的起伏所抛起跌落，任由比自己强大得多的力量所摆布。或者，他苦于自己没有价值，他变得甚至更加确信，他的生活不由自己控制。

人们苦苦挣扎于情绪的调节。"我不想哭泣"也许会变为潮涌般的泪水。"我恨我的愤怒！"听起来好像这份愤怒被转向了自身。有个人说："这份悲伤对我来说太多了，"或者"我害怕自己的无望感把我占领。"这个人至少对自己的挣扎还有一些自我觉察；而另一些人或许会在这样的"情绪战争"中认同于其中的一方或另一方——被完全湮没或者关闭——甚至都没有觉察到，他们正在经历的过程的核心就是这场情绪调节的内在战争。

为了让治疗工作能够向前推进，来访者的情绪调节需要得到测量，并且有许多方法可以做到这一点。聚焦的方法是为了支持来访者认同于一种更强大的自我感，我们把它称为"自我临在"（"Self-in-Presence"）。在这一章中，我会解释这个词是什么意思，并介绍一些让它发生的实操方法。

我们希望自己的来访者对自己的自我感能够更强大，有两个原因。首先，体验到更强大的自我感本身就是治疗的一个主要目标。具有强大的自我感的来访者调节自己情绪状态的能力会提升，在痛苦的时候给予自己抚慰，并且智慧地选择行为，而不是单凭冲动。

第二个原因是，强大的自我能够使治疗工作得以发生。当来访者能够和自己的情绪体验在一起，并且对自己的情绪做出反思，造成这些情绪挣扎的起因就可以开始改变。如果来访者体验到他的"自我"很渺小、脆弱，很容易就会破碎或者已经破碎了，或者甚至"自我"并不存在，总体来说，治疗的工作就会很难进行。

出于这些原因以及其他的原因，有效的治疗涉及协助来访者发展出强大的自我。有很多的方法都认可支持来访者找到这种状态的价值，每种方法对此的描述都有所不同，有的称之为观照的自我、观察性自我、大我、慈悲的自我、无边无际的自我、无内容的自我，等等。

欧格登等人把这种状态与人们所称的"正念"建立了连接：

透过在当下的时刻对体验进行正念地组织，来访者从沉浸在故事中、对自己的反应感到不安，转变为对自己感到好奇（Siegel，2007）……她不是去再一次经历一遍这些体验……而是学着往后退一步、观察并把这些体验报告出来。她正在发现"有"这些体验与探索此时此刻对体验的组织之间的区别。（2006，p.169）

在内部家庭系统疗法（IFS）中，理查德·施瓦茨（Richard Schwartz）发展出了一种精细地与个人内部各个部分或各个方面开展工作的过程，其核心概念是"自我"，它是一种心智状态，具有慈悲、清晰、好奇和平静的品质。施瓦茨强调，在他看来，自我并不是一个被动的、非评判性的观察者或者观照者，而是一个"主动的、慈悲的领导"（1995，p.37）。

"自我"（the Self）放松、敞开、接纳自己和他人。当你处在"自我"之中，你根扎大地、归于中心，而且不是反应性的。你不会被别人做的事情勾起自己的伤痛。你保持冷静、泰然处之，甚至在困难的情况下也是如此。"自我"比我们的各个部分大得多，也更有空间，它不害怕那些吓人的事情。"自我"强大而清晰，能在世间很好地运作，与他人连接。当你处在"自我"之中时，你就是从深处的慈悲出发，令你能够对他人、对自己以及自己的各个部分有爱而且关怀。（Earley，2012，p.26）

在接受与承诺疗法中（ACT）有一个类似概念，叫作"背景自我"（self-as-context）：

背景自我不是一种想法或者感受，而是一个"视角"，我们可以从这个视角出发观察想法和感受，同时想法和感受也可以在这个"空间"中移动。我们通过注意自己正在注意的内容，或者对我们自身的意识有所觉知来获得这个"心理空间"。我们可以从这个"地方"出发来观察自己的经验，同时不卷入其中。"纯粹的觉知"是另外一种很好的说法，因为这正是纯净的觉知：觉知我们自己的意识。（Harris，2009，p.173）

在辩证行为疗法（DBT）中有一个"慧心"（wise mind）的概念。"'慧心'是'情绪之心'与'理性之心'的整合，也超越这两者……是暴风雨过后的平静。它是这样一种体验：突然间进入到了事物的核心之中，直接而又清晰地看到或者了知某件事。有的时候，这种体验就像是捕捉到了完整的画面，而不只是某个部分"（Linehan，1993，pp.214-215）。

戴安娜·福莎在她的"快速体验性-动力性心理治疗"（Accelerated Experiential-Dynamic Psychotherapy，AEDP）中说，她的工作有一个核心的方面，就是通过自我与自我的连接培养一种内部的安全依恋，并把这种相似的状态命名为"核心状态"：

"核心状态"是自我内部的情感抱持环境……核心状态的标志是毫不费力的聚焦与注意力的集中、轻松而放松，一种主观的清晰感、纯净感，甚至是真相感，而且往往伴随非凡的口才……核心状态是一种深度的敞开、与自我同频以及对他人的接受，深度的疗愈会在这个状态中发生。（2000，p.142）

尽管这些疗法关于强大的自我在理论与方法论方面都各有区别，但是它们都根植于同一份确信，既强化来访者的"大我"是一个重要的治疗目标。海琳·布雷纳（Helene Brenner，2012）说：

我在治疗中的第一个目标就是带来一个更强大的自我，一个更强大的"我"，一种更强大的自我效能感，自主感，感受到这里有一个强大的"我"。这个自我是来自于"我"的空间，来自于它们自己的体验，而不是别人告诉他们应该有什么感受，或者他们认为自己应该有什么感受，也不是一个外在的自我。

就将聚焦引入临床实践而言，培养一个强大的、观照的自我是关键。体验到强大的自我不只是一个治疗目标——它是一个关键的"环境"，令治疗性的改变得以发生。从聚焦的角度来看，当个体可以停顿一下、允许新鲜的、当下的"某个部分"的感受在那里，体会就会形成。为了做到这种停顿和感受，"我"或者说"自我"所需要具备的品质之一，就是在那一刻不与某一种反应性的状态融合。当来访者可以暂停下来，感受自己的感受，而不与它们融合，他们通常会体验到这种比自己的情绪状态"更大"的体验。在大多数的情况下，帮助来访者找到这种"更大的我"的状态并不困难，甚至对于处在极大的痛苦之中的来访者而言也是如此——而且，它会立即起效。

在治疗结束的时候，我们希望我们的来访者在大部分的时候都能在这种强大的自我状态下生活。事实上，如果我们的来访者从最初的面谈开始都能至少有一些时候处于这种状态的话，治疗的效果将会最好——既能够带着慈悲向内探问他们自己的情绪体验，而不是害怕它或者与它对阵。但这似乎是自相矛盾的——为了让治疗效果好，来访者需要处于这样的状态，但是如果他们已经有这样的状态了，就意味着他们已经不再需要治疗了。这会是如何运作的呢？

幸运的是，就如我将会展示给大家看的，从第一次面谈开始，培养来访者强大的观照自我就是有可能的，同时也形成了一种治疗联盟，而且其他的治疗目标也得到了探索。

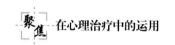

介绍自我临在

我的同事芭芭拉·麦克加文和我发展出了"自我临在"（self-in-presence）这个术语，来指称一种对个体自己内在的各个面向及过程保持观照、具有慈悲的自我状态（Cornell & McGavin，2008）。自我临在是一种比自己的问题与情绪更大的体验，能够带着好奇去探索在那里的情绪和念头。一如既往的，语言很重要。我们说一个人是（或者可能会是）"自我临在"的，（而不是说"获得"或者"拥有"自我临在），这是为了支持来访者对于这种观照状态的认同。

自我临在的状态是反应性状态的替代方式。就定义而言，自我临在是一种平静、好奇、接纳、温暖和关注的状态。把这种注意力导向某种情绪状态，会让这种情绪本身得到极大的缓解，同时也打开了一种可以让体会得以形成的状态，为思考、感受和行为创造了新的可能性。自我临在对体会而言是一种关键的环境。

在我们看来，临在是自我的自然状态：冷静、好奇、感兴趣，能够以成熟而平衡的方式行动。我们假设来访者是能够"自我临在"的，哪怕他自己的经验并不是那样。治疗师从这个假设出发与来访者对话，或许也可以提供一些建议来强化并支持来访者自我临在的体验。

在因此而创造出来的内在关系空间中，出现了一些需要来访者从自我临在出发，给予支持、慈悲和共情倾听的感受体验。治疗师的角色就是支持来访者把这些品质提供给自己那个正需要这些品质的自我的部分。治疗师和来访者的关系支持着这种内在关系。

嵌入、心智化、正念——以及自我临在

自我临在的关系与我们所知的依恋理论中的"心智化"（mentalizing；Fonagy 等，2002）以及"正念"的能力有何相似之处和不同之处呢？依恋理论家及心理治疗师大卫·沃林（David J. Wallin，2007）在"自我对于体验的姿态"一章中讨论过嵌入、心智化和正念三者之间的区别。

沃林所谓的嵌入听起来就像是我们所谓的对于反应性情绪状态的认同。当我

们嵌入在体验之中时，就好像我们就是那个体验，无论这个体验持续多久……在这样一个缺乏反省性的心理框架之中，原本或许只是提供关于现实的信息的身体感官、感受和心理表征，却成为了现实。（2007，p.135，原文为斜体字）

下一种状态是心智化。心智化是捕捉并反思我们自己潜在的心理状态的能力，以及想象其他人或许拥有与我们不同的心理状态的能力。研究显示这种能力与安全型依恋相关（Fonagy 等人，2002）。

在沃林看来，心理治疗首先的工作就是要强化反省性的自我，从"嵌入"转变为"心智化"。"我们必须能不只是在情绪上对病人做出反应，还要能够反思这些情绪——无论是我们的还是病人的——这样，我们就不只是被情绪所抓住，还可以试着去理解它们"（2007，p.146）。

沃林继续将"正念"描述为第三种"自我对于体验的姿态"，一种与心智化不同的存在方式。"不再是理解我们体验的内容，正念将我们的接受性意识导向每一个片刻的体验过程"（2007，p. 159）。他引用 Germer 等人（2005）关于正念觉知的论述——非概念性、以当下为中心、非评价性、带有意图、参与性、非言语、探索性，以及解放性。对沃林而言，正念的状态非常令人满意。"而且，正念的体验会培养出一种对于意识本身越来越多的认同，而不是认同于我们开始觉察到的（正向或负向的）自我状态的转换。我们越强烈地感觉到自己认同于意识，我们就有越大的内在自由感和安全感"（2007，p. 161）。

对于沃林描述的正念状态，自然会出现在脑海中的一个问题就是，那是否等同于我们的"自我临在"。我会说两者非常接近。沃林对于进入到正念状态的过程的理解与我们的"自我临在"非常相似，它是对情绪状态的去认同。而且，这个状态同样强调它可以用于处理情绪状态，而不只是忽略它们或者对它们做出反应。

一再地注意到并命名我们的念头、感受和感官的感受——并且在静心中，把注意力放回到呼吸和意识上——能够强化我们"不认同于"麻烦的情绪状态的能力。这样的去认同过程能够扩大心理空间，病人和他们的治疗师可以在这样的心理空间中尝试理解那些情绪状态，而不是抵抗它们或者被它们所主宰。（Wallin，2007，p.163）

从聚焦的角度来看，沃林的观点里面缺少一个部分，与对于正念通常的讨论中所缺少的部分是一样的——那即是体会。聚焦所引入的理念是，对于问题的体会只能从这样富有空间的状态中形成，而且这种新的体验本身就是有机体活出了对问题的超越。另外一个不同之处在于，自我临在感觉更像是一个好的父母，具有一份温暖的接纳，而不是一个中立的观察者的语气。从自我临在中，我们不只是自己的情绪状态的观察者，我们富有同情心、共情，而且很感兴趣。这本身就是一种疗愈的、调节的姿态。

治疗的抱持性环境

当我们的来访者挣扎于让他们的情绪调节失衡的威胁中、在脆弱的情绪状态下找到我们时，我们需要为他们呈现出我们自己强大的自我，我们自己先"自我临在"，因为我们自己为某个强烈的情绪状态抱持一个容器的能力，将能帮助我们的来访者学会在自己的过程中成为那个容器。正如戴安娜·福莎写的："在自我与他人之间的情感体验最终会被内化，反映在个体的精神结构中，其形式很像是一种内在的情感抱持环境"（2000，p. 22）。

治疗师的"自我临在"是一种环境，随着时间的推进能够帮助来访者自己的"自我临在"成长得更强大。治疗师对他／她的来访者而言就是一种抱持的环境，同时也协助他们成为自己的抱持的环境。来访者体验到自己处在一种稳定的、强大的、抱持的、接纳的关系中，这种关系为他们提供了一份情绪调节，其方式与婴儿在理想的依恋环境中，与他们的照料者的关系很相似。

卡罗·伊凡（Carol Ivan）是一位心理学家，在几年前开始将聚焦带入临床面谈之中，她在一次采访中告诉我，处在"自我临在"的过程对她作为一个治疗师的角色帮助很大："对我自己的内在反应保持开放，以一种更中立、慈悲、好奇的方式与他们在一起，为它们腾出空间，不需要把其中任何一种情绪推开……这就使我能够以我的来访者们本来的样子和他们在一起，也不需要他们与自己当时的样子有任何的不同。"

我们可以这样看，来访者内在的"我"与其体验之间的关系，栖息于心理治疗师与来访者的平行关系之中。富朗斯·德佩思特拉（Frans Depestele，2004）

写过心理治疗中的连续"空间"，来访者与治疗师创造了一种关系空间，然后在那个空间之中就有可能出现一种反思的空间，来访者在那个空间中把注意力导向他自己的体验，然后，那个空间里出现了一个聚焦的空间，来访者的反思在那个空间里向正在新鲜形成的体验打开。

就如我们将会看到的，处于"自我临在"状态并不需要某种神圣的不执著的理想状态。它只是一种根扎大地的临在状态，我们在这个状态下承认自己的感受，由此体验到对感受和反应的接纳，因为我们不再卷入其中。随着练习，哪怕是在非常繁忙的时候，这种状态也并不难达到。我们可以在某次个案之前做，当我们在为某个来访者做准备时做，或者在某次面谈期间、当各种反应出现的时候做。

作为临床治疗师做到"自我临在"使你能够与来访者保持情绪上的接触，同时不会同他们一起坐上情绪的过山车。聚焦取向治疗师卡罗·苏瑟兰·尼克森（Carol Sutherland Nickerson）记得，在一次有着很深的情绪过程的治疗面谈结束时，有一位来访者问她："要和做这些事情的人坐在一起，你会不会对此感到厌倦？"尼克森完全没有感到厌倦，而是感到很感动，而且充满了能量——她也这样做了回答。治疗师处于"自我临在"之中，同时尽自己的能力协助来访者做到"自我临在"，这就让心理治疗成为了一个能够让深度的情绪工作得以推进的地方，同时，双方都不会在能量层面感到耗竭。

我在第十章中会更多地谈到临床治疗师"自我临在"的能力。

促进自我临在

处于"自我临在"意味着和我们的感受在一起，而不是成为我们的感受。我感到我的情绪全是我的，而且仍然为我所"拥有"，但是我也可以感受到自己"比那些更多。"既不解离也不分心，既不压抑也不付诸行动，"自我临在"是一种与感受保持接触、临在的状态，是带着好奇和兴趣来探索个体的情绪状态的最佳姿态。（事实上，好奇是处于"自我临在"状态的主要指征。）

临床治疗师可以为来访者提供支持，帮助他们转换到"自我临在"的状态，甚至是在最强烈的情绪状态下，甚至当他们本来的倾向是要控制情绪、把注意力从情绪上分散开，或者压抑情绪时。来访者可以得到帮助，承认自己的情绪状态、和它们在一起、陪伴它们。这能促使体会的形成，并由此触及改变的维度，而这些都正是因为体会的形成才成为了可能。这也给予了来访者强化自我价值感的体验，他们体验到自己能够调节自己的情感。

来访者们——哪怕是最不知所措的、反应最强的来访者——一般都能达到"自我临在"，甚至在第一次面谈中就可以做到。他们或许还无法体验到这种状态所能达到的那种稳定度和坚实度，但是他们通常是可以达到这个状态的——至少能有一点点。每一次对于获得强大自我——"自我临在"——的体验都会增加来访者的资源和弹性。一点点的"自我临在"能够引发出更多"自我临在"。比如说，做一轮更深入的扎根的呼吸的能力，会变成一种资源，让个体更有可能感觉到自己的双脚根扎大地，坐在椅子上，这反过来会让他/她更有可能感觉到"我在这儿"。"自我临在"并不是一种"开-关"的状态，而是一种可以从很小的开端开始培养的能力。

例子：在首次面谈中培养强大的自我

有一位来访者在首次面谈时谈到自己的感受"极度害怕、恐惧以及有毁灭性"。就像许多创伤的幸存者一样，她卷入到了一场内在的战争之中，一场内在那个经历了创伤的更年幼的自我的强烈的情绪，以及想要容纳这些情绪之间的战争。很早之前，在创伤发生的时候，当时的恐惧、遗弃和背叛对她来说确实太多了，当时的她难以承受，于是结果就是以下的过程：她的一个部分把那些感受包裹了起来，并且放置在离她的意识尽可能远的地方。现在，那些长期被收置起来的情绪正威胁着要倾泻而出。

来访者：我不想要有这些感受。我知道自己需要进入其中，并且穿越它们，但是我感觉如果我这样做了，自己就会死掉。

治疗师：那么让我们来看一看，如果我可以给你看一种方法，让你以充满敬意的方式与这些感受有所接触，并且也尊重这个过程需很慢、很安全。这样你觉得可以吗？

罗斯柴尔德（Rothchild，2000）谈到过，在创伤治疗的过程中，教会来访者如何"踩刹车"很重要。华纳（Warner，2000）谈到，支持来访者与自己的情绪连接，同时不被它们所淹没，治疗师要能以这样的方式来回应来访者，这很重要。以"自我临在"的方式来协助来访者能够同时做到这两点。

来访者：【点头，表示是的】

治疗师：所以，只要花些时间把你的意识带到身体，邀请一份感受，此时此刻，所有这些的感受如何。

就像我们在第四章中看到过的，这是邀请体会的形成。有的时候，来访者在第一次邀请的时候就能做到，有的时候会需要更多的协助。

来访者：【停顿、感受】我的胸口有一种紧张感。而且有些东西在我的胃部。

治疗师：那么你或许可以承认这两个地方，就好像你分别在对它们说："是的，我知道你在那里。"

在促进"自我临在"时，承认它是一个关键的做法。当来访者承认自己感受到的东西，那么她就能清楚地体验到，自己既没有认同于这个感受，也没有把它推开。

治疗师：你或许会注意到，你的意识此刻有没有被特别地吸引到这些部分中的哪一个那里去。

来访者：在我的胃部。

治疗师：那么你或许可以花些时间来描述一下那是什么感觉，那里，你的胃部。

"描述"在聚焦中是一个关键的做法（见第三章），同样也能支持来访者处于"自我临在"中，因为"描述"所需要的品质既不是推开、评估，也不是试图改变这个感受。

来访者:【感受】它感觉很重、很沉闷,而且是黑色的。

治疗师:你正感到……你的胃部有某个东西……感觉很重……很沉闷……而且是黑色的……

来访者:是的,完全正确!

治疗师邀请她此刻来承认这个感受。

来访者:【喘气、手移动到胸口】当我那样做的时候,我在这里感到一种要将我湮没的感觉!

承认了某个部分或者某个方面之后,引发了一些别的东西,这并不让人感到惊讶。这是这个过程中的一个自然的流动。治疗师会继续支持来访者与出现的东西保持"自我临在"。

治疗师:那么,你或许可以把你的意识放到此刻你在胸口那里感觉很强烈的部分,同时也承认它。或许可以感觉一下,你可以怎么描述它。

来访者:我感到真的、真的很害怕。

注意到,来访者已经不再是描述她的体验,而是认同了这个体验。线索就是她说:"我感到"而不是"它感觉"。治疗师会用临在的语言来反射("你感到……"),以此邀请她回到"自我临在"中。

治疗师:你感到你内在的某个部分真的、真的很害怕。

来访者:是的,而且它也很悲伤……很孤独……

来访者从"我"变回了"它",来描述这个有感受的地方。这说明她又回到了"自我临在"的状态。治疗师会通过提供另一种很关键的邀请来支持并强化这个变化:邀请来访者听到或者倾听这个正和他/她在一起的内在的"某个东西"。

治疗师：也许你可以让它知道，你听到了它是多么的害怕……它是多么的悲伤……多么的孤独……

来访者：哇哦！我正在这样做，它说没关系，而且它还有很多的话要告诉我！

来访者的脸因为惊奇而变得鲜活。她坐得更直了，声音第一次听起来明亮而激动。她和刚开始的时候坐下来的那个人相比，看起来几乎是完全不一样的一个人了。

注意到这是多么特别的时刻。在开始的时候，这份内在的体验是以躯体的形式来描述的，而且令人感到害怕，当它从自己的视角出发来看，具有了自己的意义之后，它就活了起来。（"它说它还有很多的话要告诉我！"）通过和她的内在体验建立关系，这个过程就往前推进了。想象一下，如果是从"我感到很害怕"这个姿态出发的话，这个过程将会困难得多。

认同和去认同

让我们更进一步，来看看当一位来访者能够与自己的情绪体验在一起时会发生什么。要理解"自我临在"，关键概念就是认同和去认同。

认同于某个感受状态就等同于与那个感受融合或者被它所接管。如果有个人说"我很愤怒"，他／她就有可能认同了愤怒的感受。"我＝愤怒。""愤怒"是这个人认同的对象。

相比之下，如果这个人不认同于愤怒的感受，他／她能够感受到这份愤怒，也拥有这份愤怒，但是不会成为愤怒。

"去认同"与解离是不一样的，解离的意思是切断对情绪的觉察。还有一些其他耳熟能详的解离指征，如走神以及情绪麻木。理想的情况是，我们既不认同也不解离：不融合，而且有觉知。

因为仅用语言是无法明确的，我们无法肯定，如果一个人说了"我很愤怒"，他／她就是认同于愤怒的感受。这个人也许是在描述或者表达这份感受，同时还能够进入其中去感觉，同时陪伴它。如果你很警觉地倾听，你通常可以区分出来，一个人在说"我很愤怒"，而另一个人说的是（引用某个内在的方

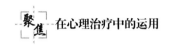

面）"我很愤怒"。

"我内在的一些东西"

当我和一群临床工作者一起工作时，我有一个很简单的练习，来帮助他们体验到"认同"与"去认同"之间的区别。我请人们想一想此刻正在体验到的某种感受，或者近期感受到过的，用这样的方式说出来："我很____，"或者"我感到____。"比如："我很生气""我很不安"，或者"我感觉很无聊"。（出于某些原因，我们现在不需要进入到这些感受中去，我要求的是困难的情绪，而不是很享受的情绪。）

然后我请他们转变这个句子的用语，把"我很____"变成"我内在的某个部分很____"。"我很生气"变成了"我内在的一些东西很生气"。"我很不安"变成了"我内在的一些东西很不安"。我邀请他们把这些词带入到身体的觉知中，感觉两者的不同。（或许读者此刻也可以尝试一下这个练习。）

以下是人们尝试了这个练习之后做的一些分享："就好像我成为了自己的观察者，很关怀地观察着我自己的感受。""我的神经系统立刻就平静了下来。""我感到与情绪有了一段距离，就好像我的内在有了一份空间。""说第一句话的时候，我感觉没有解决的办法，说第二句话的时候，我就感到开始放松了。"这不是一个智力层面的练习——做这个练习事实上改变了感受到的体验，而且这种改变是可以识别出来的。

如果带着意图来改变用词就可以造成这样的不同——而且它确实可以——我们应当把这个方法教给我们的来访者。

"你内在的一些东西"

我们看到了，通过转变我们对自己情绪状态的语言描述，从"我很不安"变为"我内在的一些东西很不安"，就会带来很大的不同。这是我们谈论自己的时候。当我们在与来访者对话时，这个短语就变成了"你内在的一些东西"。

来访者：我感觉充满了恐惧。

治疗师：你内在的一些东西感觉充满了恐惧。

我并不推荐你总是以这样的方式说话，而且总是这样说话也不恰当——见以下内容——而且，当我们这样做的时候，我们应该把它看成是提供给来访者的一个选择。来访者也许会接受，也许不接受。我们的态度是，接不接受都是可以的。

"接受了这个选择"的来访者会把自己的语言从"我"改成"它"，而且往往会开始谈论某个身体的体验——甚至在我们没有邀请的情况下他们就已经这样做了。

来访者：我感觉充满了恐惧。

治疗师：你内在的一些东西感觉充满了恐惧。

来访者：是的——它在我的胃部——像块石头那么沉重。

没有"接受这个选择"的来访者会继续以一种认同的方式来谈论。

来访者：我感觉充满了恐惧。

治疗师：你内在的一些东西感觉充满了恐惧。

来访者：而且我还害怕自己快要崩溃了。

这个反应似乎意味着来访者没有接受治疗师所用的"你内在的一些东西"这个短语，或者来访者没有感觉到这个短语的支持。接下来向来访者提供什么有着很多的可能性。其中一种就是邀请来访者自己来改变自己的语言，就当作是一个实验。首先，我们或许可以征求来访者的同意，请他／她尝试这个实验。

治疗师：你正在经历的这个过程，听起来真的很困难。我在想，你会不会想要通过我的帮助，使你能够在面对所有那些的时候，感觉到自己更强大。

来访者：是的，在这些事情上我真的需要帮助。

治疗师：我们花些时间来感受到你的双脚站在大地上……你坐在椅子上……没错，看起来，当你在那样做的时候，你的呼吸正变得更深……

来访者：好一些了，但是我仍然很害怕【眼泪】……

治疗师：我们想要确保，你内在感到害怕的那个地方，得到了它所需要的陪伴。让我来邀请你说："我内在的一些东西非常的害怕。"

来访者：我内在的一些东西非常的害怕。

治疗师：注意到当你这么做的时候，发生了什么。

来访者：我感觉好一些了。害怕的地方在这儿【触碰胃部】。

治疗师：很棒，让我们请你只是和那个害怕的地方在一起，在你的胃部……

我们将在第六章中更多地看到这次面谈是如何继续推进的。

"你的一个部分"

只是提一下"你内在一些东西"与"你的某个部分"之间的区别。这两个短语是不同的；它们有不同的效果和结果，在这两者之间，我更喜欢"你内在的一些东西"，除非来访者已经在谈论"部分"了。

我以前会说"你的一个部分"。比如，"你的一个部分正在感觉到恐惧。"来访者常常会拒绝这种说法："不是一个部分——是我！"很自然地，我就会迅速跟随来访者的用语："对，是你正感到恐惧。"但是这样的话，我们就错失了原本可以发生的、很有帮助的去认同过程，如果来访者接受了我的用语的话。

当我开始用"你内在的一些东西"而不是"你的一个部分"的时候，发生了一些非常值得注意的事情。我注意到，来访者明确的拒绝几乎降到了零。来访者并不总是接受这个选择，就像我在前面提到过的。他们或许会继续说"我感到"而不是"我内在的一些东西感到"。但是他们几乎再也不会说："那不是我内在的一些东西——而是我！"

人们对于"你内在的一些东西"和"你的某个部分"的体验不同，而且通常我会推荐用"你内在的一些东西"——当然，除非来访者先使用了"部分"这个词，比如："似乎我内在有一个部分从来没有接受过我父亲的去世。"

114

什么时候不要说"你内在的一些东西"

这个用来支持"去认同"的强大的短语——"你内在的一些东西"——并不是自动化地使用的方法，也不是在任何情况中都用的方法。它是如此强有力的一个工具这样一个事实，就意味着我们应当非常审慎而明智地运用，只在我们需要时才用。当来访者在某次面谈中刚开始谈及自己的感受时，以一种共情的沟通与他／她相遇往往是很有支持性的，不以任何方式来改变它。

来访者：我这段时间很难熬，勉强维持着各种事情。

治疗师：【以温暖的口吻】是的，那对你来说很难，你这段时间很难熬，勉强维持着各种事情。

在大部分的情况下，如果我们立即改变来访者的用语，我们就会失去一些与他们的和谐的关系，比如："你感到你内在的一个东西正在经历难熬的时光……"。

我的态度是，一开始的时候用充分的时间来共情，然后再提供干预。当来访者感到自己本来的样子得到了接纳和理解之后，他们会更可能接受治疗师的干预。

"你正感受到……"

除了"你内在的一些东西"这个短语之外，还有第二个你可以用来支持来访者处于"自我临在"的状态、与他们的情绪在一起的短语，它强大而又简单，就是："你正感受到……"

通过对来访者内部那个正在感受着的"你"直接对话，"你正感受到……"可以激发起"自我临在"。我们也可以说："你正注意到……""你正觉察到……"或者"你正意识到……"各种替代的说法是为了多样性的缘故，但是我更喜欢的是"你正感到……"，因为它既是激发也是邀请，鼓励来访者进行我们想要的内在感知。

"你"这个词指的是来访者内在的"自我临在"。通常在所有支持"自我临在"的干预中，都会用这个词作为开头。如果你记住了这点，你就不会发现自己在讲着又拗口又没有帮助的句子："你内在的一些东西正感觉到……"我推荐的句子是："你正感觉到你内在的一些东西……"

就如我们已经看到的那样，"你正感觉到"可以和"你内在的一些东西"组合起来用，而且，它也可以单独使用。

像"你正感觉到"这样的短语有一个功能，就是它为来访者的体验创造了一个空间，无须我们的同意或者不同意。当来访者把一个信念当作事实来陈述时，我们会感到好像唯一的回应方式，要么是去确认它，要么就是反对它。但是，这里有一件重要的事情，就是让来访者拥有体验，就好像是从这里出发向前进。"你正感觉到"让这个过程有可能发生。

来访者：生活很艰难。
治疗师：你正感觉到生活很艰难。

其他的说法还有："出现的是……""出现的词是……"整合进去就是："出现的词是，生活很艰难。"

举个例子来说明如何把两个短语整合在一起使用。有一位来访者说："我对她感觉非常挫败。"就可以变成："你正感觉到你的内在有一些东西，对她感觉非常挫败。"我们给了这样的强有力的用语，一个术语，称之为"临在的语言"。使用临在的语言时还蕴含了一个内隐的邀请，邀请来访者把这些情绪状态体验为一种体会——作为"这个"——还可以对它加以进一步的体会。这种语言看起来也许很简单，但是却出奇的有效，而且对来访者而言非常赋能。

内在关系中的"它"

就像我们在第一章中讨论过的那样，在聚焦中会自然地发展出一种内在关系，来访者可以和他／她的内在情绪状态在一起。当来访者自我临在，那么这种内在的情绪状态就是"一些东西"，或者"它"，或者"这个"。当人们在聚焦时，哪怕没有提示，他们会自然地以这种方式说话，就如我们在第三章中所见到的。"它在这儿，"来访者指着胸口，"而且它感觉很紧。"

对有些人而言，这似乎是一种很奇怪的说话方式。我们也许习惯了鼓励来访者拥有他们自己的体验。如果有一个来访者小声地说："是的，葬礼是上星期，它很悲伤。"或许我们可以鼓励他说出，同时也感受到："事实上，是我很悲伤！"如果人们从来没有拥有并感受过他们自己的感受，当然，这样做对他们来说就是一种积极正向、往前推进的过程。"它很悲伤"这句话指向的是葬礼，是对一种情绪状态的置换，把个体自己的感受外化并投射到了外在。类似的句子还有："它很恶心""它要把我湮没了""它很吓人"。

但是，"它感觉很紧"中的"它"，指向的——比如说——是胸口，这是非常不同的。有一个直接的体验被指出来了——有的时候真的有手在指着，同时还用了"它"这个词。这是一个实实在在的感受到的体验，而不是置换或者不去拥有它。它在这里。

这个"它"是一种体会吗？这是一个很微妙的点。就如我们在第三章中所看到的，体会需要形成——它们并不是已经在那里了。所以在身体里面感受到的"它"，在技术上讲，也许是一种体会，也许还不是。然而，至关重要的是，如是地接纳已经在那里的东西是让体会得以形成的必备环境。来访者体验到的自我临在，其中还会有一个转而接纳自己的感受的部分，不对其加以评估，如"这是一个体会吗？这是我应该要感受到的吗？"而且是带着觉知，直接去感受。

这个过程的顺序如下：

1. 来访者与某个情绪体验融合了，而且它很可能不是一个体会。
2. 通过承认并转向面对这个体验，来访者就做到了自我临在。
3. 自我临在的环境让体会能够形成，很有可能是从情绪体验中成长、发展而来的。

通过在每个阶段接纳来访者的体验——同时也支持来访者自己接纳它——我们就为来访者创造了一条通畅的道路，让他／她能够自然地关注当下感受到的体验，并且让体会能够形成。

用"它"或者"一些东西"这样的词来称呼感受到的体验，让我们能够绕开对于这些东西是不是体会的担心。毕竟，我们在这里谈论的是过程，所以更重要的是来访者能把什么样的注意力环境带给他／她感受到的体验，而不是某种情绪或者感受到的体验"是不是"一种体会。

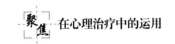

内在关系中的"你"

当有人问我，当我和来访者说话时，我用什么词来讲"自我临在"，答案很令人惊讶，但是如果你想一想的话，它是能说得通的。我用的词是"你"。

"也许你可以和你内在那个悲伤的地方在一起。"当我用这种方式说话时，我会略微把重音放在"你"这个词上，来表明它是有内容的；它指的是一些重要的东西。我想要鼓励来访者认同于自我临在，而用"我"（或者，当我们是与另一个人对话时，就是"你"）这个词是为了让我们认同于它。

来访者：【以一种哭声】我内在的这个地方，它真的感觉很难过。它是一个受了伤的地方。

治疗师：嗯。你正在感受它是多么地悲伤，多么地受伤。而且，也许你可以和它在一起。

微微加重"你"这个词就能表达出我的意图，我指的是整个人，整个自我。

在一次与杰曼·列特尔（Germain Lietaer）进行的采访中，简德林是这样描述这个"新我"的：

简德林：还有一件我想要提到的事情是……在以一种聚焦的方式向内关注时，自我和在那里的任何东西之间总是有所不同的。因为，当身体在形成关于这个问题的整体感觉时，创造出了一段小小的距离……而一个新的"我"就是从那里而来的。

列特尔：你的意思是说：就某种方式而言，它强化了自我？

简德林：是的，但它不是同一个自我。那是一个没有内容的自我，因为每个内容都在那里……现在，那个"我"变得强大得多了，而且也变得更能成为这个整体的主人，它与在那里的任何东西的关系变得更强大了。（Gendlin & Lietaer, 1983, p.90）

邀请"自我临在"

有一系列的邀请能够促进并支持来访者成为大的"我"（自我临在），与一个"它"或者"那里的一些东西"进行共情的接触。这些邀请是：承认、陪伴、关注接触，以及倾听／接收。

承 认

在运用了临在的语言之后，下一步或许就是要邀请来访者承认这个"东西"或者对它说声你好。比如："你正感到自己内在有些东西很担心……也许你可以对它说声你好。"当来访者可以承认某种体会或者内在的情绪状态，或者对它说你好，他／她体验到的就是成为了那个强大的自我，与情绪既是分离的，又是连接着的。

"所以你或许可以承认那个地方，就好像你在对它说，'是的，我知道你在这儿。'"

来访者通常会这样说："我感觉到我有恐惧，但是我不是恐惧。它不拥有我。"

陪 伴

维持一种共情的内在关系，可以是一个强化来访者力量并且有深度促进作用的做法，特别是对于那些倾向于被情绪状态所湮没的来访者而言。

来访者：就是在这里非常的悲伤。
治疗师：也许你可以只是和那个悲伤的地方在一起。

或者：

来访者：它非常害怕。
治疗师：看看可不可以陪伴着它，这个感到害怕的东西。

特别是在激惹、焦虑、痛苦或不安的情况下，一个很有帮助的做法就是邀请来访者"让一只温柔的手去到那里"。注意这里应小心地选择语言，和"把你的手放在上面"是不同的。

> 来访者：它真的很不安——我的心几乎要跳出胸口了。
>
> 治疗师：那么或许可以让一只温柔的手去到那里，到你的心那儿，就好像你在用这只温柔的手对它说："是的，我和你在一起。"

这是一种自我抚慰的方法，很多来访者发现这个方法在家里使用时也很有帮助。

关注接触

我们可以邀请来访者直接关注他与自己所感受到的体验之间的接触品质。如果有任何迹象显示，来访者所提到的"它"感到害羞、谨慎、怀疑或者不信任，或者对于这份内在接触是否牢固有任何可能的怀疑时，这个做法会特别有帮助。

> 来访者：我不是很确定它信任我。
>
> 治疗师：你也许可以感觉一下，它此刻想要从你这里获得什么样的接触？
>
> 来访者：它似乎只是想要我往后退一点，给它一点空间。

在以下的例子中，我们看到一位来访者，似乎变得有一点认同于让某些事情发生的需要。邀请来访者把注意力放在接触上，是一种把来访者的认同带回到自我临在的方法。

> 来访者：它很难捉摸到。我似乎就是抓不住它。它一直在后退。
>
> 治疗师：啊！也许你可以只是坐在那里，让它到你这里来，当它准备好的时候。

倾听 / 接收

自我临在的一个重要品质就是共情。在自我临在时，来访者对自己正在感受到的情绪体验共情。我们已经注意到了治疗师对来访者进行共情的重要功能。而且，治疗师能够通过一个邀请来促进来访者与自己的体验之间的共情的内在品质，比如："你或许可以让它知道，你听到它了。"

来访者：它感觉好像自己必须要做那个照顾所有人的人。

治疗师：你也许可以让它知道，你真的听到了，它感觉自己好像必须要成为那个照顾所有人的人。

这份邀请有一个略微不同的版本，有助于强烈的情绪状态接收到共情，同时不去认同于它。

来访者：它真的真的很害怕！

治疗师：也许你可以让它知道，你听到了它是多么地害怕。

注意到，哪怕在外显的层面上，正在发生的是邀请来访者向内共情，治疗师也在表达自己的共情。治疗师声音中的温暖和能量在说："我也理解那是很令人感到害怕的。"这种邀请起到了双重作用，所以具有丰富的价值。

下一份邀请，是在这一个的基础之上的，可以是："你或许可以检查一下，它是否感觉到了你的理解。"

用临在的语言转换情绪状态

来访者说的：

"我正感到……"

"我内在的一些东西……"

"它，这个"

治疗师说的：

"你正感到……"

> "你内在的一些东西……"
>
> "你"
>
> "你也许可以承认它。"
>
> "看看可不可以只是和它在一起。"
>
> "你也许可以感受一下，它此刻想要从你这里得到什么样的接触。"
>
> "让它知道你听到它了。"

享受的感觉是自我临在的一个资源

当来访者开始感受到一些很享受的感觉时，留心这些时刻会是个好主意。无论那是一个最细小的放松的感觉（"它不像刚才那么沉重了"），还是一个明显的感受品质的改变（"哇，现在整个儿人都感觉轻松多了"）。当这些时刻来临的时候，我们会想要认出它们，因为它们是来自于过程本身的一个个清楚的信号，说明来访者的生命正在朝着它自己改变的方向前进着（见第一章）。我们也会想要支持并鼓励来访者尽可能充分地拥有并体验这些愉快的感受，并且促使这份"生命的前进"变得更丰满而且更进一步。我们将会在第六章中更多地看到如何做到这些。

而且，所有这些很享受的感觉都是来访者的资源，让他/她更有能力做到自我临在。其中包括广阔的、温暖的、敞开的、有活力的、放松的、平静的感受，等等。仅是能够拥有并体验这些很享受的感觉，就已经增加了来访者成为一个慈悲、温和强大的容器的能力，来承载更多具有挑战性的感受。

也许"自我"中有些方面觉得很难忍受享受的感觉，或者也许来访者就是没有看到，享受他自己的感受也是治疗工作的一部分。我们可以鼓励来访者和享受的感觉在一起多待一会儿，允许他们在那里，并且在身体里面更充分地享受他们。

来访者：我的胃部开始感到更放松了。

治疗师：也许你可以花些时间允许那份"放松"的感觉在那里。

来访者：就好像我的胃部开始有一种温暖，并且正在向外漫延。

治疗师：啊！所以真的去拥有那份感受，你胃部的温暖正在向外漫延。它想要多充分地在那里，就让它多充分地在那里。

被体验为自我临在的享受的感觉，不会推开更多挑战性的感受，而是相反，会形成一种环境，欢迎"自我"中各个需要关注的方面。

来访者：我的腹部还是有那份温暖的感觉，但是现在喉咙的部位有这种紧缩的感觉。

治疗师：那么也许你可以仍然保持腹部温暖的感觉，从那里出发，把一些温柔的关注送到你的喉咙。

对感受的感受

去除对他们正在体验着的某个情绪的认同（如，"我内在的一些东西很生气"），对于大部分的来访者来说都不太难。更有挑战性的，而且可能也是更为重要的，是去除对于这个情绪的反应的认同，一种反应性的状态，我们把它称为"对感受的感受。""我不喜欢我的愤怒"就是其中的一个例子。来访者感到愤怒（这是感受），而且不喜欢这份愤怒（这是对感受的感受）。我们会想要帮助来访者不再认同于这两种状态。还有一个例子："如此脆弱是很吓人的。"这里有一种脆弱的感受，*以及*对于这份脆弱的感受，是一种害怕的感觉。

自我临在时，来访者对自己的感受状态感到接纳、好奇，从而创造出最佳的环境，让这些感受状态根据自己向前进的方向改变。但是往往来访者们并不是处在自我临在的状态，不接纳、不好奇，而是认同于自己对于那些感受状态的反应。除非来访者能够面对这些反应、这些"对感受的感受"，而且和它们在一起，否则这些感受会倾向于强烈地干扰自我临在的状态。

比如，来访者可能会谈到，想要自己的感受状态有所改变，渴望感受到一些不同的东西，或者害怕被强烈的情绪状态所湮没。还有另一种可能，就是来访者是如此认同于这个反应状态，他都不会谈起它，而只是从它出发来行动。

　　来访者现在生活中的很多问题，是他们小的时候试图处理湮没性的情绪的残留。就好像在很早之前，他们内在的一些东西决定了（比如说）："如果我完全不允许这些害怕的感受出来，那么我就不用感受到难以承受的脆弱以及威胁了。"显然这并不是一个成形的、清晰的想法，而是一个调动起逃避情绪的防御方式的过程。还有一个例子："如果我就是没有需要，那么我就不会让任何人生气了，"或者"如果我永远不害怕或者悲伤，我就不会被打。"这些早期的策略常常就是出现在某个体验过程中的"对感受的感受"。

　　如果我们感觉来访者已经准备好了一次干预，我们就可以把"对感受的感受"当成第二个"你内在的一些东西"来对待，承认它、转向它。这常常就是下一个需要关注的对象。

　　来访者：【手移向胸口，声音哽咽】悲伤在这里。我太厌倦这个感觉了！

　　治疗师：是的，你正感受到它在那儿，在你的胸口。而且你正感到你内在的一些东西对这个感觉非常厌倦。

　　来访者：是的，两个都有。

　　治疗师：也许你可以花些时间和那个"对这种感觉很厌倦"的感觉在一起。

　　来访者：这份厌倦就好像披风一样在我的肩膀上漫延……

　　治疗师：你正感受到它在你的肩膀那里……像是披风一般的厌倦感……也许你可以让它知道，你知道它在那儿。

　　来访者：现在它正在放松……很有趣……就好像它在说，现在它可以和那份悲伤在一起了。

　　治疗师：好，那么把意识带回到悲伤那里……

　　有些面谈就是这样进行的，"感受的感受"开始放松，或者当它得到承认之后就立刻"退回去"了。在其他的面谈中，一开始是对"感受的感受"的，后来也成为了感受，成为了意识的焦点。无论这个过程如何进行，我们都是开放的。

和来访者谈自我临在

有的时候，让来访者了解这个慈悲、观照的、我们所谓的"自我临在"这个概念会很有帮助。总体而言，我的倾向是最低程度地解释我的工作背后的理论，因为不想带走来访者对当下这个时刻的体验。在这里要把握好微妙的平衡，而且我发现，如果一位来访者过度地思考某个我提到的概念，这可能会让他进入到徒劳的对自身体验的质疑中去，而不是关注那些体验。比如说，我会倾向于避免任何对于"体会"这个术语的讨论（见第二章）。但是如果能对自我临在这个概念熟悉，那么对于来访者做深入的体验性工作会有支持作用。

除非这个人已经熟悉"自我临在"这个词了，不然我不会去用这个术语。而是用"你的全部"或者"更大的那个你"或者"坐在椅子上的你"这样的词。我可能会这样说："也许你可以和那个悲伤的感受在一起，那个更大的你，坐在椅子上的你，只是和那个悲伤的感受在一起。"（如果来访者对于自己的体型比较敏感，我们可以说"整个你"或者"全部的你"，而不是"更大的你"。）如果来访者要求更多的澄清，我会做澄清。

来访者：我不知道"更大的我"是什么意思。

治疗师：它就是这样一个理念，整个"你"都在这里，不只是你的各种情绪以及来来往往的想法，而是你，全部的你，你能够感受到自己的全身是怎样地坐在这把椅子上。

以下是我可能会怎样跟来访者进行说明的例子：

大部分人不知道，就以在那里的感觉以及体验本来的样子去感受它们是多么地具有转化作用，不对它们加以评判，也不想要它们改变。我们以为自己在感受自己的感受……但是很可能我们并不是。通常我们感受到的是我们对于自己感受的反应，对于我们的感受感到害怕或者拒绝。在反应性的状态中，我们很肯定自己已经知道自己的感受了。会有帮助的做法是，我们对于自己的感受保持好奇、很感兴趣、也很想知道我们的感受如何。这要从直接感受开始，不假设，只是感受身体此刻的感觉如何。开始好奇，放下假设，感受它此刻如何……你可能会惊讶于它可以多么快速地就带来改变。

自我临在是一种存在方式，而不是一个要去寻找的东西

我不推荐对来访者说："寻找你内在慈悲的那个部分"或者"看看你能不能找到自我临在"，因为用"寻找"或者"发现"这样的比喻来谈论自我临在并不是一个好主意。我们想要来访者成为这个强大的自我。指导他/她"寻找"一个慈悲的部分带着这样一个假设——来访者现在还不是一个慈悲的人。（而且，我们不想给他/她这样的一种观念，认为自我临在是一个"部分"。）

如果来访者对于她体验中的某个方面不感到慈悲怎么办？我不会说："或许你可以找到一个能够做到慈悲的部分，"而是，我会邀请来访者转向"你内在的一些东西"，它此刻正感到很难做到慈悲。"转向"是由自我临在做出的一个动作。通过做出这个动作，来访者就处于了自我临在的状态。

我的一位来访者了解到了自我临在的概念，以为这就意味着她必须要感到慈悲、宽容，才能不再认同于她痛苦的情绪，才能做聚焦。我说："不，是相反的！当你不再认同于痛苦的情绪，能够和它们在一起，而不是困于其中，我预计你将会自然地找到慈悲和宽容。开始的时候是通过做一些事情来不再认同，比如对悲伤说声你好。"

为了说你好，这个人并不需要先感到慈悲才能说你好。可以先从说你好的行动开始。由此产生的去认同作用会导致感受并倾听在那里的感受的能力，从而导致一种慈悲的体验自然地升起。

我们无法改变自己的感受。在某个程度上，我们可以选择是否去了解或者表达我们的感受，但是我们确实无法强迫自己感到慈悲。如果感到慈悲是自我临在的前提条件，那么这个状态就会很罕见。幸运的是，感觉慈悲并不是一个前提条件——而是一个结果。

关于自我临在的另一个常见误解是，它是一种极乐的状态，或者不再有痛苦的感受。完全不是这样。一个人可以有很多的痛苦同时仍然处在自我临在的状态，透过陪伴这份感受，而不是与它融合，或者挣扎于其中。也许这就是佛

陀那句言教的意思："痛是不可避免的；苦是有选择的。"

在聚焦中与各个部分一起工作

自我临在的概念，以及"我内在的一些东西"这种语言，似乎暗示着存在"部分"或者自我的各个方面，有的时候也称之为"自我状态"（"ego states"）。来访者会说这样的话："我胸口的这个地方很悲伤。它很悲伤。"我们通常会听到来访者自发地运用"部分"的语言："我的一个部分想要让她闭嘴，但是我的另一个部分不想让她生气。"对于很多来访者来说，运用部分这种语言会帮助他们既有自己的情绪体验，同时还能保持自我临在。

事实上，就与各个部分一起工作这个方面而言，聚焦的过程是中立的；哪怕你所采用的疗法没有自我状态的模型，也是有可能把聚焦运用到心理治疗中去的。但是，在我们发展"内在关系聚焦"的过程中，芭芭拉·麦克加文和我发现，谈论"部分"——我们更喜欢把它称为"部分的自我"——是一种对功能失调的过程的动力进行精准表达与有效工作的方式。这里有几个要点。

- 自我的一个部分（"部分自我"）也许没有被意识到，但是在功能不良的模式中运作着。我们可以基于行为猜测，这个部分存在着，比如：想要喝酒的那个部分，想死的那个部分，不想写作的那个部分。
- 通过聚焦，可以邀请这个"缺失"的部分进入意识之中，加以感受。
- 如果有一个部分没有在意识之中，就有另一个部分，它的相反面，是个体所认同的，意味着是这个部分把另一个部分推出了意识之外。（"我知道我需要回去工作。我不知道为什么我没有那么做。"）
- 当自我的各个部分在作挣扎时，个体很有可能会认同于挣扎中的一边，或者另一边。（"这份对于吃糖的需要是我原始的那一面。"）
- 处于自我临在的状态意味着不认同于任何一个部分的自我，而是认同于一个更大的、非部分的自我，它不偏向于其中任何一方。这就使得聚焦的过程可以在每个部分中展开。（见第八章，关于倾听想要成瘾性地喝酒或吃东西的部分的感受，可以如何成为治疗成瘾的有效部分的讨论。）

我们很欣赏理查德·施瓦茨（Richard Schwartz，1995）的"内部家庭系统疗法"中关于部分的工作，他发展出这个方法来帮助这样的来访者实现治疗目标：有一系列严重的问题，尤其是饮食障碍和其他成瘾，还有解离状态。尽管我们与他有所不同，但是我们受到了施瓦茨的帮助，既在我们对部分开展工作的方式上，也在我们对部分究竟是什么的理解上。在第九章中可以找到关于内部家庭系统疗法如何与聚焦结合的讨论。

我们与施瓦茨主要的不同在于，我们不相信各个部分是永久的。"部分"是一个比喻——而且很有用——用来比喻停滞的过程（见第一章的讨论）。有一个暗在的过程，但是无法往前带，随着时间的过去，开始看起来并且感觉起来很像是一个实体，一个在那里的"某人"。当往前带的过程确实发生了，停滞的过程重新开始，部分悄无声息地就消失了，因为在一开始的时候，它们就并不真的在那儿。为了促进这份流动，我们更喜欢以不给部分命名或者贴标签的方式进行工作。我们不会说"内在的孩子"或者"内在的批评者"或者"施加压力者"，我们说的是："此刻你内在有些东西感觉像是个孩子"，等等。（公平地讲，施瓦茨也建议不要给部分贴标签，因为对他来说，尽管部分本身是永久的，但是功能失调的角色并不是恒久不变的。）

"部分自我"指的是重复性的反应状态，它们需要来自自我临在着的聚焦者的共情陪伴。反过来，随着时间的推进，会使得体会形成。自我临在既是一个与需要关注的部分自我敏感而慈悲地在一起的过程，也是允许体会形成的空间。（Cornell & McGavin，2008，p.22）

"部分"和体会并不是一回事。停滞的过程导致对于部分的体验可以持续很多年，结果导致我们内在体验到的这些状态成为了可以命名的实体。但是，体会总是新近命名的，起于这个片刻，所以并不是一个可以命名的实体。然而，我们可以对部分产生一种体会。

治疗师和来访者或许都不知道，接触到的那份内在体验，并且被称为"一些东西"，它是一种体会还是一个持续性的、被称为"部分"的反应状态。幸运的是，对于大部分的目的而言，这并不是真的很重要。在聚焦中，我们是同等对待各种经验的，几乎是在各种情况下。麦克加文和我相信，当个体很难找到或者感受到体会时，这是因为他／她认同于一个或者多个部分。以自我临在的状态和部分在一起，也许是在能够找到一个体会之前必要的步骤。紧接着，当来访者感受到"我内在的一些东西"时，他／她感受到的要么已经是一个体会，要么就是正在成为体会的路上。

将自我临在的技巧作为作业

自我临在的技巧也是来访者可以学着去用的东西，甚至是在治疗之外，与各种情绪状态保持一种冷静、接纳的关系。

可以教来访者：

- 提到各种情绪状态时，用"我内在的一些东西"这个短语。
- 承认这些"东西"或者和它们打个招呼。
- 让一只温柔的手去到身体上有感受的位置，特别是如果这个感受很强烈时。
- 用"我正感到"这个发语词来谈论情绪状态。

"我不喜欢我的愤怒，"一位来访者说。"它完全占据了我，而且我感到自己什么也做不了。"她能不能更多地谈谈，她的愤怒在什么时候、以什么样的方式感觉最像是个问题？

"是和我姐姐在一起的时候。我必须要见她，因为家庭聚会。但是每一次我见到她，我就感觉我的喉咙卡住了，而我想要掐死她。我感觉她总是不理我，她拒绝了我曾经给过她的每一个东西。当她对我所谓的'很好'时，我知道她其实正在嘲笑我。我很害怕下一次我见到她时会失控。"

治疗师问这位来访者，想不想学一些技巧，在她下一次见到姐姐与她互动时可以用。来访者回答说，她不知道有没有任何方法可能会帮到她，但是她愿意试一试。

治疗师：当你预计很快就会见到你的姐姐时，那个时候就已经是一个很好的时机，可以开始觉察你的反应。就好像现在——我们可以一起试一下。注意到此刻你对她的感受。

来访者：生气，我对她感到狂怒。

治疗师：好的。现在试试看这样来说："我内在的一些东西感到生气，而且对她感到狂怒。"

来访者：我内在的一些东西感到生气，而且对她感到狂怒。

治疗师：注意到是不是有点不同。

来访者：是的……它不再那么大了。现在我感觉自己比这个感受更大。而且我能分辨出来，我不只是生气。我也对事情发展成这样感到难过。

治疗师：太好了，那么再说："我内在的一些东西感到难过。"

来访者："我内在的一些东西感到难过。"对。我在胸口感觉到那个了。

治疗师：那么也许你可以让一只温柔的手去到你胸口的那个地方，让它知道你和它在一起。

来访者："我和你在一起。"哇，那里感觉非常不同了。

治疗师：你感觉自己有没有可能独自做到？甚至是这个周末姐姐在你身边的时候？我会把我们刚才练习过的两个短语写在这张卡片上，然后你可以带上它。

来访者：我可以试一下！

来访者在接下来的那周回来的时候是这样向我报告的："这个周末我和家人在一起的时候确实用了你教我的那个技巧。我感到很惊奇——它效果真的很好。我比自己当时的那份感受更大。我真的度过了很好的时光。我当时有反应，但是我能够给它降降温。"

当来访者自己在聚焦方面接受过一些训练之后，其中也包括能够做到自我临在，那么他们常常能够把这种技巧带到那些他们感到需要更多自我调节的场景中去，既在治疗室中，也在治疗之外。

有位治疗师与一位来访者一起工作了几年，来访者有复杂创伤史、PTSD 的症状以及一些解离。这位女士有强烈的改变动机，所以除了接受治疗之外，她还另外参加了聚焦的自助课程。在近期的一次治疗面谈中，来访者花了一些时间和她自己的一个部分在一起，她对这个部分的描述是：既害怕又悲伤。她满脸泪水地谈论着和这个体验在一起是多么地困难，强烈地抽泣着，以至于在某个时候，治疗师一只眼睛看着钟，同时想着自己什么时候能开始带来访者把自己调整好，好结束这次面谈。

突然间来访者说道："哦，等一下，"然后打开她的笔记本，拿出一张聚焦课程中的提示卡片，念出几个步骤，其中包括："我让它知道，我听到它了。"那一条合适。来访者做了个深呼吸，然后微笑着对治疗师说："我忘记做那个了！现在它感觉好多了。"在这个小时的尾声到来的时候，来访者平静而又镇定地走出了治疗室。[1]

体会是通往新的可能性的大门。当来访者有了一个体会，而且可以和它在一起时，就有更多的可聚焦了。第六章的内容是关于如何协助那些需要支持来超越体会，进入到更深层面的过程的来访者。

---

1 本书附录中也能找到这份提示卡片，以及可以交给来访者的一页纸，帮助他们在家时运用临在的语言。

第六章

进入更深：促进体会

聚焦中的改变以三个阶段的形式出现。第一阶段是体会的形成，就如我们都见到过的，它打开了新体验的可能性，往往会带来一种身体的放松体验——哪怕还有更多的改变仍然是暗在的。第二个阶段是所谓的"感受转变"，往往伴随着洞察和一种有新的可能性的感觉。第三个阶段出现在来访者找到的新的生活方式和互动方式中，它是感受转变的结果。

我在第一章中介绍了"往前带"的概念。我谈到过"改变的步伐"，即当来访者有了一个洞察，而且同时在身体的层面也感受到了它，以及新的理解是如何伴随着轻松与释放，带着生理性的指标，比如更深些的呼吸（甚至是一个轻松的叹息），肩膀下沉，脸颊粉红。关于感受并体验到的改变以及朝着有更多生命力的方向改变，"感受的转变"是另外一种说法。尽管我们无法迫使感受的转变发生，但是有很多的方法可以支持它，并且让它更有可能发生。

在有些案例中，当我们邀请来访者接触一个体会，整个过程只需要这样就可以了。会自然发生一种"展开"，会有画面、联想、记忆以及新的连接出现。

但是如果自然地展开没有发生怎么办呢？在第五章中，我讨论到了最常见的困难：来访者认同于或者融合于某个情绪反应状态，并且需要帮助才能做到自我临在。第五章中描述的过程展示了该如何帮助这样的情况。当来访者处于自我临在的状态了，往往会出现一种自然向前流动的状态。

但也并不总是如此。哪怕来访者正处于自我临在之中，而且与一个体会正有所接触，聚焦的过程也许还是需要更多的支持才能前进。这种更进一步的支持可能是以这样的形式：邀请来访者向内做一些事，如问一个问题或者给予共情。往往并不需要很多；就好像我们朝着过程中下一步的方向轻轻地顶一下。给出邀请然后往后退，看看这个做法是阻挡了来访者的前进还是有所帮助的，这是一项艺术。

也许比起帮助来访者做什么而言更为重要的是，我们或许需要支持我们的来访者不要去做一些会干扰这个过程的事。比如，如果是让来访者用自己的方法的话，他或许会试图说服自己出离那样的感受，而不是去陪伴那些感受。本章中描述的邀请，其设计是要支持来访者与内在的体验保持一种聚焦式的接触，而不是试着去评价、想明白、压抑、否认，或者其他试图要改变那个内在体验的方法。

我会讨论四种做法，来说明当体会已经在那里之后，如何帮助来访者走向体会。

- 支持来访者和一个体会在一起，也可以称之为"陪伴"他/她的感受。
- 通过"从它的角度出发感受"以及"让它知道你听到它了"，来协助来访者提供内在的共情。
- 为开放式的问询提供支持，如"它不想要什么"以及"它想要的是什么"。
- 朝着更充分的生命的方向（"生命前进的方向"）来倾听并支持移动的过程。

处在一起、待在一起及陪伴

接触是一切。这种接触不试图让任何事情有所改变，这种接触不做评价或者判断，这种接触敏感地注意到，它是受欢迎的、可以更靠近，还是需要往回退一些。这种接触是，哪怕做得不完美，还是会带来母亲和孩子之间安全的依恋。这种接触是心理治疗师想要提供给来访者的。而且，当来访者可以把这种接触提供给他/她自己的内在过程时，它可以促进改变。

简德林在一段美丽的篇章里描述过这种接触，治疗师和来访者如何一起为内在过程提供它所需要的东西：

来访者和我，我们将会陪伴在那里的体会。就好像你陪伴受到惊吓的孩子时那样。你不会催促它，或者与它争辩，或者抱起它，因为它太痛、太害怕或者太紧张了。你会只是坐在那儿，安静的……在那一步中，那个边缘所需要创造的，只是一种非入侵的接触或者陪伴。如果你能够带着你的觉察去到那里，待在那里或者回到那里，那就是它全部需要的；它会为你完成所有剩下的部分。（Gendlin，1990，p.216）

当来访者形成了一个体会之后，还有一个进一步的过程，就是让来访者和它在一起、陪伴它、给予它关注，不进入一种反应性的状态，试图改变它。当来访者可以带着很大的空间和他/她感受到的体验在一起时，既不远离它，也不催促它，这是来访者自己的改变过程的最佳环境。我们能够认出来，这就是自我临在状态的接触与陪伴品质（见第五章）。

一个邀请这种内在接触方式的方法是："也许你可以只是和那个在一起。"注意在说"你"这个字时略微加重，并且支持来访者认同于更大的自我。还有另一个版本，服务于同一个目的："看看是不是可以只是陪伴它一会儿。"

如果需要更强大的支持的话，治疗师也可以把自己加入到这个邀请中："让你和我只是和在那里的那个悲伤的地方在一起。""让你和我来陪伴它。"

邀请来访者与自己感受到的体验"在一起"，这是请来访者做的一件事，用以替代那些没有促进作用的做法，比如对感受作反应（"它很吓人"）、评价它（"这种感受的方式没有帮助"），或者操纵它（"我只是需要把这个放到一边"）。

为它的观点提供内在的共情

在"与它在一起，陪伴它"之后是什么呢？来访者常常会开始自发地、共情地谈起自己的情绪，而且是从这份内在感受和体验的观点出发来谈。比如，来访者和胸口的一种紧绷的感觉在一起后说道："它感觉窒息。我内在的一些东西想要自由。"另一位来访者花了些时间和肩膀上的沉重感在一起，然后说道："感觉就好像，我内在的一些东西觉得，我要把全世界都扛在肩上。"有一份对意义的深化和细化，它是从来访者的内在接触中出现的。注意到，这些来访者并没有说"我认为"或者"那很可能是关于……"这份细化来自于与感受的接触。这些话听起来和感受起来会有一种明显不同的品质。

如果这种意义的深化和细化没有自发地发生，可以通过一个邀请来支持来访者。我们在第一章中谈到过丹妮埃拉的例子，她的精疲力尽感就像是一只章鱼，用它的触脚环绕着她的身体。治疗师当时说："你或许可以感受一下它的感受，从它的角度出发。"经过一段时间专注于内在的沉默之后，丹妮埃拉说："它在保护……一些珍贵的东西。它在保护一些珍贵的东西，直到它准备好。"如果你当时在听丹妮埃拉说话，你就会知道，就好像治疗师当时知道了，这些不是从"脑袋"里出来的，而是从她与自己正在感受到的东西的直接接触中出现的。

在我的经验中，如果来访者先与感受到的体验处在一个"在一起"的接触中，这个"内在共情"的工作会更有效。

在第五章中，我讨论过这个部分，并且说过我们将会看到如何继续那个过程：

治疗师：而且注意到，当你那么做的时候，发生了什么。

来访者：我感觉好一些了。那个害怕的地方在这里【触碰胃部】。

治疗师：很棒。让我们一起来请你只是和这个害怕的地方在一起，在你的胃部。

在这个点上，来访者触及了一个"害怕的地方"，它在胃部，治疗师邀请她只是和它在一起。就如我们所看到的，这个邀请有两个彼此相联系的目的：支持来访者自我临在，以及创造一个环境，让来访者做出下一步的改变。如果在这个较早的点上，治疗师已经给出了一种类似于内在共情的邀请，没有首先支持来访者的内在接触，那么就会有更大的可能性是，来访者会失去与自己感受到的体验的接触，并且用猜测来回答，说出他/她认为治疗师想听的话，或者变得一片空白。

来访者：我感觉好一点了。害怕的地方在这里【触摸胃部】。

治疗师：问问那个地方它害怕什么。（不推荐）

来访者也许会说："它很可能是害怕我无法穿越这个障碍。"但是，当来访者处于内在冲突中时，治疗师可以提出一些有帮助的邀请，进一步的松动更有可能从这个过程的内部出现。

来访者：我感觉好一些了。害怕的地方在这里【触摸胃部】。

治疗师：很棒。让我们和你一起与那个害怕的地方待一会儿，在你的胃部……

来访者：是的，好【沉默】。它还在那儿。

治疗师：也许你可以感觉一下，它在那里怎么样，它感觉如何，它自己。

来访者：【花了一些时间去感受】我感觉它有点儿缩回去了，就好像它现在感觉不安全。

治疗师：啊！你正感觉到好像它感觉不安全。你或许可以感觉一下，此刻它需要从你这里得到什么样的接触。

来访者：【先暂停感受】它需要我给它时间。

皮带的案例

在第三章中，我给你们看过这个治疗片段，这位来访者接触到了一个体会，然后进一步的过程开始发生：

来访者：我不知道为什么我做不到。我想那是我对于失败的恐惧。事实上……很好玩，但是当我说我有点儿哽住了，就好像我的喉咙那里有些东西收紧了一样……那很难描述……嗯……

治疗师：【温柔地】你喉咙那里有些东西……感觉好像收紧了……【停顿】。也许可以再多待一会儿，就感受那里……

来访者：是的……就好像那里有只手，截断了我的呼吸……不，没有完全截断，只是限制着它……真滑稽，几乎就好像我脖子上绕了一根皮带！

治疗师：当你感到它好像是绕着你脖子的皮带时，语气听起来有些惊讶。

来访者：就好像那里有我的一个部分在说："约束好它。别走太远。"哇，我之前都不知道那个在那儿。

只需要这么多的片段摘录就能够表明体会是如何新鲜浮现的了，它有着比喻性的画面，能够带来一种令人惊讶的洞察，超越来访者通常对于问题的思考和体验方式。但是这个治疗接下来可能会去到哪儿呢？以聚焦的方式是如何继续的？

觉察到没有什么是固定的（总是如此），这很重要；一切事物都在过程中。所以只是因为现在来访者内在有些东西，感觉好像是围绕在脖子上的皮带，在说着"约束好它"，这并不意味着它就总会是这样。它有一个下一步，而且已经暗含在其中，等待着展开了。它一直以来所需要的是共情的觉知和注意，从而可以展开它的下一步。

所以，我们不会想把这个活着的过程当成一种固定的实体。比如，我们不会想说："你能把脖子上的皮带解开吗？"这就把这根"皮带"当成了一个物体，而不是一个过程，其中暗含着一个它自己的前进过程（见第一章）。还有一件我们不会想要做的事情是："你能向它解释一下吗？现在即使没有它的帮助，你也能感到安全了。"尽管这种做法至少把"皮带"这个部分当成了一个有生命的东西，但是，因为没有允许前进的步伐来自于这个过程的内部，它阻碍了这个活着的过程。而且，对于这样一个截断的情况，我们假设自己知道答案，并从外部把答案强加于它。事实上，这样做并没有问题——如果起到了效果的话。但是，就我的经验，这样的做法通常会走进死胡同。

我会推荐的做法是，支持来访者进入一种高品质的注意力状态，（对"某些东西"的注意力），可以将其描述为"内在共情"。内在共情是一种想要了解它的接触以及意图，我最喜欢的邀请方式就是说："你或许可以让它知道你听到它了。"

"皮带个案"后来是这样继续下去的：

来访者：就好像那里有我的一个部分在说："约束好它。别走太远。"哇，我之前都不知道那个在那儿。

治疗师：啊，它正在让你知道它想要你约束好它，而且不要走太远。你也许可以让它知道你听到那些了。

来访者：是的。它说我需要小心一点——它很担心我。

治疗师：你或许可以让它知道你听到它说的那些了，它想要你小心些；它

137

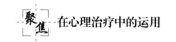

很担心你。

我们还会再回到这个个案。

当来访者干扰她自己的过程

有的时候，支持向前迈进的道路意味着，当来访者对某个感受体验做了些什么的时候——与它辩论、对它做解释，或者操控它——任何事情，除了以内在共情的状态陪伴它，治疗师都要加以温和地干预。在不让来访者觉得自己做错了什么的情况下，我们可以提供一些替代的做法——当我们很清楚地看到第一个做法没有带来改变的时候。

一个专业演说家来找我做一次聚焦的个案，因为在过去的几个月里，她持续地感受到喉咙部位的紧张。她的体验是一个生理上能感受到的堵塞，当她讲话时都能够听出来那个堵塞——至少她自己能听出来。她说她知道自己有一个部分害怕自我表达，但是她已经就此做了很多的工作，而且也已经早就准备好了改变。我邀请她重新感受一下那里，就好像她之前从未感受过一样，她说那里感觉像是一个肿块。我邀请她和这个体验在一起，并且检查"肿块"这个词是否合适。是的，这个词合适。

> 治疗师：看看可不可以和它在一起，开始更加了解它。也许可以感受一下它的情绪，从它的角度出发去感受。
>
> 来访者：它感觉很有决心。
>
> 治疗师：啊，你正感觉到它感觉很有决心。或许你可以很温和地问问它，它对什么事情感到很有决心。
>
> 来访者：它正在告诉我它已经救过我很多次了，通过不让我说一些原本可能会让我惹上麻烦的话。

我向她提议："让它知道你听到那些了，"接下来便是沉默。在一两分钟后，我开始感到好奇，或许还有些担心正在发生什么。沉默的时间比我预料的更长，而且我有一种感觉，她在做一些我的提议之外的事情。当然，那也是她的权利，但是……

我说："我就是在想，现在你进行得怎么样。"

她回答道："我刚才让它知道我听到它的话了，而且我还告诉它，我真的很感谢它一直以来为我所做的，但是现在是时候让我把保护自己的权力拿回来了，我还给了它一个别的工作。"

从来访者的角度来看，这似乎是一种非常赋能的做法，告诉喉咙部位这个肿肿的东西她很欣赏它一直以来所做的，但是现在她已经准备好把保护自己的力量拿回来了。问题在于，就像所有的人际交流一样，如果句子的中间有一个"但是"的话，听到回应的这个人很少会真的感觉自己被理解了。"我很感谢你所说的，但是我的观点是巴拉巴拉巴拉。"

我通过很多艰难的经验学习到，当来访者像这样对自己的一个部分说话时，很有可能出现的情况是什么都不会改变。但是我也知道，每一个人都是不同的，而且我常常会感到惊讶。要了解这个由来访者发起的做法有没有起效果，有一个方法就是与过程本身核对一下。

治疗师：你或许可以注意一下，当你对喉咙那里的那个地方这么说的时候，它是什么感觉。

来访者：那里还是一样，没有改变。

这是一个很清楚的迹象，来访者的过程发现来访者的方法没有帮助。现在我感觉自己可以提供一个别的做法了。

治疗师：你知道，我真的很欣赏你能够把自己的感受告诉它。但是我在想，如果我是那个肿块，我此刻不会感觉到自己被听到了。看看你是不是愿意尝试一些略微不同的做法，就当是个实验。

来访者：当然！

治疗师：看看你是不是愿意只是告诉它你听到它说的话了，然后就停下。不说"但是"。告诉它你听到它了，然后就只要继续感受。

来访者听从了这个建议，然后又是一次长长的沉默。但是，这一次的沉默给了我不同的感受。我透过自己的感受和觉知感觉到，来访者很可能正在与她的过程有着深深的接触。

在很长一段时间之后——接近三分钟——来访者告诉了我刚才发生了什么。

来访者：哇……它给我看了那么多画面！它一直在给我看各种各样的画面，每一次它通过不让我说话而救了我的事。而我就根据你说的做了——我只是不断地让它知道我听到它了。然后，我的天哪，它融化了！它就沿着我的喉咙的边缘向下融化了！现在那里的通道很干净了。我的喉咙有好多年没有感觉这么好了！这真奇妙！

治疗师：那么真的花些时间来感受，让此刻这种好的感觉进来。【这次个案的一个版本可见于 Cornell，2005a，pp.98-99.】

"它"不想要发生的是什么

当来访者接触到了内在的"一些东西"，能够和它在一起，能够从它的角度出发感受它的观点和情绪，下一步就可以是邀请来访者感受"它不想要什么事情发生在你的身上"。

芭芭拉·麦克加文和我发现，自我内在部分倾向于推和拉，驱动它的动机有：保护或隐藏自我脆弱的部分，回避痛苦的感受状态，并且解决它们所认为的生活问题。这些更深的动机倾向于被层层叠叠的信念和解释所掩盖，以此替代真正正在发生着的情况（McGavin & Cornell，2008）。

特别是对于一些感受状态，如愤怒、悲伤、恐惧和恐惧的各种变体（比如，担忧和焦虑），还具有一层更深的"不想要某些事情发生"的层面，当与这个部分接触之后，进一步的过程就能够打开。

举个例子，让我们回到那个关于皮带的案例中。来访者发现了一个生动的体验，有一条比喻意义上的皮带围绕着他的脖子，就好像他的一个部分在说："约束好它——别走太远。"治疗师邀请来访者对那个部分进行内在共情——"让它知道你听到它了"——以下就是接下来发生的情况：

来访者：是的，它说我需要小心些——它很担心我。

治疗师：你或许可以让它知道你听到它说它想要你小心些；它很担心你。

来访者：对，我能感觉到它是多么担心，绕着我脖子的皮带是多么紧。

我不会邀请来访者去感受它正在担心什么，而是会邀请他来感受，它不想要什么事情发生。

在语言上的这个微妙转变会对结果产生一个强大的变化：

治疗师：你或许可以邀请它让你知道，它不想要什么事情发生。[1]

来访者：【沉默并感受着】它不想要我犯错，一个可怕的错误。我能感觉到它感到我可能会犯一个错误，那可能会永远地毁掉一切。

治疗师：【首先共情，然后邀请内在共情】啊，你正感到它感到你可能会犯一个错误，那可能会永远地毁掉一切。你或许可以让它知道，你真的听到了它是多么不想你犯一个可能会永远毁掉一切的错误！

来访者：是的……它正在放松……刚才那个是对的。

我们常常发现，当来访者对"不想某件事情发生"的部分共情之后，他们会紧跟着体验到一种放松和释放的感觉。如果没有，如果没有一种释放的体验，接下来可以做的就是在一个更深的层面，重复"不想要什么"的邀请。

来访者：我让它知道我听到它了，但是它还是那么地紧。

治疗师：好的。你或许可以邀请它让你知道，它不想你发生的是什么，如果你犯了一个可怕的错误，会永远毁掉一切的那件事。

来访者：【停顿】它不想我被压着。我胸口这里痛，感觉被压着。

治疗师：那么真的承认胸口的那个痛，感觉被压着——它不想要你感受的正是这个。

1　请注意这里的语言：优先使用"你或许可以邀请它让你知道"这个较长的句子，然后是"你或许可以问问它"，因为当"询问"内在时，问题会出现。当我们邀请来访者"问问它"时，来访者常常会报告："它不知道"或者"它不说话"。在内部提的问题似乎与人际之间提的问题有同样的麻烦。(见第四章。) 但是，如果你觉得"你或许可以邀请它让你知道"太拗口，你可以试试："你或许可以感觉一下……"如："你或许可以感觉一下，它不想要什么事情发生。"

　　当我们更深入到不想要的是什么时，来访者就越来越有可能接触到那个不想要的感受或者身体体验。如果我们慢慢进行，并且支持来访者处于"自我临在"之中（见第五章），那么就有可能让一个过去一直被防御着的、"停止"了的、以前从来没有机会形成的体验，在当下的这一刻被抱持着。这就允许了下一步的进行，穿越过程中被停止了的那个地方。当接触到一个不想要的感受时，我们推荐进行得慢一些，确保让来访者以自己的过程来设定速度。

它想要什么：想要的感受

　　"不想要"这枚硬币的另一面是"想要"。当来访者接触到了她内在体验中的"一些东西"（一个体会，自我的一个部分），而且当她也已经花了些时间和它在一起之后，她往往就开始能够感觉到，它想要她拥有的是什么。最终，自我的每一个部分都是想要这个人拥有某些体验的，而这份想要是与暗在中的某些东西以及仍然缺少的某些东西相连接的（见第一章）。

　　"想要"常常会自然地、自动地浮现。如果我们倾听它，我们是能够听到的。"想要"常常会被表达为"不能"或者"无法"。如果能在"不能"的陈述中听出想要的内容，并且说给来访者听，那么这将会是非常有帮助的：

　　来访者：我似乎找不到一种方式来对她发生的事情感到平静。

　　治疗师：是的……你真的想要找到一种方式来感到平静……关于她发生的事情。

　　来访者：我想是的。

　　治疗师：也许你可以让你的身体感受那份想要，想要一种平静的感觉。

　　来访者：是的……那感觉很好……就好像我的胸口有了一种更安定的感觉。那感觉好多了。

　　通过邀请来访者去感受，如果他/她渴望的状态真的发生了，那会是什么感觉，我们可以对想要、渴望和欲望的体验进行工作。"当来访者……鲜活地去感受所需要的，我可以提出一个建议，请他们让*他们的身体*去感受，如果他们渴望的情况**真的发生了**会是什么样。然后所需要的东西就会自动地填入。"（Gendlin，1996，p.279，原文为斜体字）。

有的时候，在来访者能够感受到某种可能的结果之前，他们需要一些支持才能放下对于知道某件事情将会"如何"发生的需要。

治疗师：那么，允许你可以花些时间，让感受出来，如果你当时确实有了你想要的那种关系，那会是什么感受，如果它已经在那里了。

来访者：我没有办法与人相遇。我遇到的每一个人，要么是已经结婚了，或者至少都已经有伴了。

治疗师：而且那听起来是很让人泄气的。但是，我在想……我刚才提出的是一个略有些不同的建议。只是做一个实验，也许我们可以了解一下，如果你已经处在了你所渴望的那种关系中了，那会是什么感受，甚至都不需要知道你是怎么获得这段关系的。好吗？

"想要"的体验常常会引出一种强有力的体验，我们把它称为"生命前进的方向"。我在第一章中谈到过生命前进的方向，当时我在讨论聚焦的转化潜能背后的哲学视角。现在，让我们来看看怎样把这种视角直接带入心理治疗的过程中去。

生命前进的方向

来访者或许会认为自己的生活毫无希望地卡住了，而且深陷在痛苦的感受之中，但是即使是在最绝望的情绪状态里，那里仍然有着简德林所称的"生命前进的方向"。我们中有很多人在来访者身上观察到过这一点——而且我们以前一直没有一个概念来给予我们自信，相信它一直都是在那儿的。福莎（Fosha）有一个类似的概念，她把它称之为"转变"（"transformance"）："转变是我的一个术语，用来说明首要的动机性的力量，在发展和治疗中都运作着，努力地朝向最大的生命力、真实和真正的接触。一种对于生命力和能量的体会，描绘出以转变为基础的正在浮现的现象。"（2008，p.3）。

在聚焦中，我们对于生命前进方向的信心在于这样一个观点：生命总是在暗示着它的下一步。活着的有机体知道它前进的道路。来访者正在经历的那份痛苦可以被视为一种"知晓"，知道某件事情不对——同时也包含了一份对于什么可能是更正确的知晓。

来访者们不只是成堆的问题——哪怕那就是他们眼中的自己。哪怕来访者相信自己已经完全卡住了，没有前进的方法，但是，他们是活着的，而且他们的生命过程总是在产生着新的可能性。作为一名治疗师，其中一部分的工作就是要倾听那些新的可能性的线索，也许会出现在某一次姿势的变换中，或是说话语调中的一次强音，或者在蕴含着生命能量的一幅画面里。

那个"朝向更多生命"的点可能是什么呢？它可能是让自己有感受（如果它们曾经是被堵住的话），或者是坚持自己的立场（如果这个人总是让步的话）。它可能是说出一些这个人感受到了很久但是一直没有说出来的感受。它可能是允许自己感觉到一点点的希望……当治疗师感觉到有一个生命前进的过程开始了，最初的、羞怯的那个部分需要回应和确认。（Gendlin，1996，p.259）

"这个星期是我第一次不再感到恨自己的生活了"或者"我不像以前那么害怕了，"在这样的句子中，我们能听到生命前进的方向，而且很重要的是，我们能够听到并且指出其中的生命能量，那或许是来访者会掠过，不去真正加以注意的。至少，我会慢慢地重复这些句子，然后邀请来访者更充分地去感受，其中蕴含着什么。

治疗师：等等，在你继续说下去之前……你刚刚说了一些话，还在我这里回响……这个星期……是第一次！……你不恨自己的生活了！

倾听并支持生命前进的方向是我们用来帮助来访者的几种主要的方式之一。有一个地方会警示我们可能有生命前进方向的是，每当来访者谈到"想要"，特别是某种想要的感受时，比如"我想要能够感到自信"或者"有一种愿望是想要和所有这些放松地在一起"。来访者或许也会谈及自己深度的价值观，如"对我而言，比幸福更重要的是，我生活的意义感"。

从聚焦的角度来看，重要的不是那些话语本身，而是在那个当下，有一些感受得到的体验正在来访者的内在出现，就像是新鲜的自我理解的步伐和在身体中的体现，过去从来没有以这样的方式发生过。如果我们注意到这些新鲜的生命闪烁出来的微光，不让它们溜走，而是邀请来访者去"拥有"他们，生命向前移动的过程就得到了强化和支持。

来访者：我只是希望，在某天早上醒来时，我不恨自己的生活。

治疗师：这里有一个愿望……就是某天早上当你醒来时……你可以不恨自己的生活。

来访者：【叹气】是的。

治疗师：而且你已经花了很多时间了，对吗，用来感受这些感觉是多么地糟糕，恨自己的生活。而且此时此刻，我听到了一些东西，我不知道，或许有点儿是新的。就是你希望你能在醒来时，不恨自己的生活。

来访者：【多了一点能量】是的！

治疗师：也许那里能量多一些了……？

来访者：【感受】是的……也许有点……我确实有那个愿望。

生命前进的能量作为一个资源出现

在聚焦中有这样的情况，而且出现的数量惊人，就是来访者的过程表明，来访者所需要的与他/她开始朝向这个东西的移动是同时出现的。这是行动中的改变的精华。

这个完整的案例是在某次培训的课堂中完成的，其中来访者发现她的身体已经知道她需要做些什么，才能疗愈自己和丈夫的关系，而且事实上，它也已经正在发生着了。

来访者：我的一个部分觉得卡在了和丈夫之间的关系里。而且我已经……我早就看到过这个画面，有一个靶子，到处都是箭，但是没有一支箭是射中靶子的。它们掉在地上，到处都是。而且这些是我们两个人射出来的，不只是我。而且我刚刚触碰到这样一个事实，就是在我 19 岁到 22 岁期间，我和我的爸爸发生过很多事……这正是我女儿现在的年龄……我看到我的丈夫对待她的行为，就是我的爸爸当时对待我的样子，当我在我女儿这么大的时候，而且这让我不再与他连接……甚至都不想要与他连接。

治疗师：是的，所以这就是你找到的，有点儿像是，到目前为止，什么都没射中靶子的画面，两个人的箭都没射中。而且还有一些关于你和你爸爸的事，与他之间，感觉不是很对。

来访者：【眼泪】是的。

治疗师：或许可以在这里停顿一下，让一些东西出来……也许当你在谈论这些的时候，它已经在这里了。

来访者：是一个很大的东西。它在我的腹部，也在我的胸口……这非常有趣，因为在那个年纪时我得过进食障碍。我当时有贪食症，而且，现在我能感觉到，我内在有些东西只想把它全吐出来！

治疗师：那么现在就和它在一起怎么样，真的去感受，有些东西想要把它全吐出来。

来访者：【叹气】是的。

治疗师：它给你看了那个时候有进食障碍的记忆，但是它此时此刻也在这里。

来访者：是的。而且那不是食物。我不想要再呕吐食物了。好像是想要呕吐……我的爸爸或者是他对我所有的不尊重……就想摆脱那些。

治疗师：是的，你正在感受到想要被吐出来的是什么。它有点像是你的爸爸，或者是他对你所有的不尊重。

来访者：是的，就像你说的，我的喉咙那里有些东西。就好像我没有自己的声音——我没有力量！（来访者在内部核对了一下我说的话，那也是她说的话，而且正是因为这个向内的核对，更多的东西出来了。）

治疗师：嗯-嗯！而且现在你正在喉咙那里回忆起，自己当时是如何地没有声音，没有力量。（过去和现在是相连的；相关的过去也在现在。我的回应体现出了这一点，我说："你正在回忆起……现在在你的喉咙那里……当时自己是如何地没有声音。"）

来访者：只是听到这些……我就在腹部做了一个呼吸……（释放的呼吸意味着内在的一些东西被听到了。）

治疗师：那带来了一个呼吸，是的。

来访者：被听到……

治疗师：是的，我们把那个也拿进来。"被听到"现在也在这里。嗯。（这里有一点点停顿，只要和刚刚发生的在一起。从停顿之中，会有更多的东西出来。）

来访者：【停顿】眼泪还在这里，一点点，还有整个胸口的区域和胃部……是确定的……几乎就好像刚才那里有团火。现在它有点像是平静下来了。不再那么火热和炽烈。

治疗师：你正在感觉到，那就好像刚才那里有团火，而且现在……它平静了。所以和它现在的感受在一起。当它正在平静时。

来访者：【深呼吸】是的。而且我注意到还是喉咙部位的这个地方。它就是感觉有点儿……像是什么东西被困在那儿了。（这是一个对聚焦有经验的人，把自己的注意力带回到了喉咙那里。如果她自己没有那么做的话，我也会这样来邀请她："也许可以感受一下现在你的喉咙那里感觉怎么样"，但是，要到平静的体验得到了一些空间之后再这样做。）

治疗师：在喉咙那里……就好像有些东西被困在那里了……

来访者：就好像，呃……它在我喉咙很后面的部位，就好像有一些东西很早之前就被困在了中间……一些东西。那里有些东西，它被困在了两者中间……是关于被吃掉和吐出来，一些类似于这样的东西。就好像有些东西就是卡在那里了。（我们能从来访者说话的方式中分辨出，她正在与一个浮现中的体验相接处。描述是新鲜出现的，而且她用"一些东西"这个词来抱持这个到目前为止还没有其他合适的词语的空间。）

治疗师：是的，你正在感受到，它在你喉咙很后面的部位。就好像吃东西的过程，沿着喉咙向下的过程被打断了，停住了。有些东西卡在了那里。

来访者：是的，像是一些……一些在某个点上处理某些东西的能力。于是它就，它就紧紧贴在了我喉咙的后面。是的，它就是一个停滞，一些东西的停滞……【她的手移向喉咙。】

治疗师：是的，你的手去到了那里。你正在感觉到它，就以它此刻的样子。

来访者：【眼泪】是的，所以一些眼泪正在回来……有一些东西是关于……不能被看到。

治疗师：是的……有一些东西是关于不能被看到。"我不能被看到。"

来访者：是的！所以它就躲在后面这里。

治疗师：啊！现在你正在感觉到，它是一些一直躲藏着的东西。

来访者：【叹气】是的。

治疗师：而且看起来好像，当你这么说的时候，呼吸变得更深了。

来访者：是的。

治疗师：它一直躲着。

来访者：像是一个很深的洞穴，在我喉咙后面的一个洞穴。好像它为自己挖了个洞穴……

治疗师：现在出来的是，它一直在这个洞穴里，而且它为自己挖了这个洞穴。（我感觉到这里有一件很重要的事情，就是来访者与藏在她喉咙后面的"这个"进行接触，现在，此刻她正在感受着的"这个"。我们两个人中任何一个人说的每一句话，做的每一件事，其导向都是为了维持这份接触。她正在感受它，而且我在支持着她的内在感受。）

来访者：是的，它一直都很有资源！它有一个睡袋，它有……就好像在那里露营，或者一些什么。有一些关于那个的什么……哦，事实上，因为它想要——哪怕它知道自己要躲起来，它想要舒服些。【轻声地笑】（在这里我听到了生命前进的能量，这让我知道了接下来我要说什么。当自我的某些方面很有资源，当它们已经知道了所需要的是什么，这就指向了一个强有力的生命能量，在此之前，那或许是来访者一直都没有加以认可的。）

治疗师：你正在开始接受它一直以来是多么地有资源。以及多么……

来访者：【叹气】是的。

治疗师：是的，那也带出了一个更深的呼吸！

来访者：是的，我对此印象很深。就它的这份能力——它肯定是我二十二三岁的时候。

治疗师：对，这是二十二三岁的你，不只是一个被压抑了的，不允许说话的人，而是有一些资源的。（再一次，指出痛苦的另一面，这不仅仅是一个受害者；它的内在是有资源的。）

来访者：是的。因为我在那个年纪的时候露营过很多次。就是去户外徒步。就是在那里我感觉到那么快乐。

治疗师：所以现在关于那些的记忆出现了……当你在户外露营、徒步时，你感到很快乐。也许你的身体现在正在给你一些那样的感受。（我本来也可以在更早一些的时候问来访者，她在什么时候感到过很强大很快乐，而且那或许会很有帮助——但是那也有可能会遇到阻抗，"从来没有过那样的感受"，或者感受到的时候是与痛苦的体验脱离连接的。在这个案例所展示的方式中，正是痛苦的经历拥有资源，并且指向愉悦的体验，而后也可以体验到这个愉悦的体验。生命的过程已经把资源和创伤整合在了一起，如果我们给它时间和开放的注意力的话。）

来访者：是的。

治疗师：多好啊！

来访者：是的，所以我在微笑。就是——哦，就是她有能力知道自己需要些什么才能照顾好自己，在她感到自己没有声音的时候。她有双脚！她可以行走，她可以走出去，在大自然里。

治疗师：嗯！

来访者：有些东西是关于……哦，就好像这个意志力，就好像该死的，如果我不会被我的爸爸看到或者被他理解，我就要——我就要从那里出去，然后——我不知道。我知道太阳会看到我。我知道大山会看到我。

治疗师：你知道太阳会看到你。你知道大山会看到你。

来访者：有些事情是关于，感觉就像，嗯——就好像这美丽的生命力，在那儿。

治疗师：是的，太好了，花些时间去感受，让你的身体此刻就拥有那些，美丽的生命力，你正在多么地欣赏它，并且活出了它。现在就邀请它进来。（这里就出现了我的邀请"让你的身体拥有那些"，来支持这个已经发生了的过程，并且确保它发生在身体的组织中。）

来访者：是的，就好像我的整个身体都充盈着，就是徒步的记忆，还有……看到大山的景色，坐在岩石上，而且就是被那些所充盈着……

治疗师：是的！

来访者：它是多么疗愈啊……

治疗师：它是多么疗愈啊……现在你已经拥有所有那些了……此刻就在你的身体里，既有过去关于它的记忆，而且它也在此时此地。（记忆都不仅仅是在过去——事实上，它们从来都不是。记忆是现在出现的东西，来自过去，而且可以被身体所感受到。）

来访者：是的，我刚刚想起来一件事，是我的丈夫和我正在做的事，我们正在徒步行走整个阿巴拉契亚山道，一段一段地走。我们从弗吉尼亚开始……然后……哦，我的天哪！我刚刚突然理解了！我正在和他一起做这件事，是为了找到一些幸福感。【眼泪】

治疗师：是的，那触碰到了一些东西。

来访者：我的身体已经知道了它需要和他一起做什么！【眼泪】

治疗师：哇哦。所以真的花些时间让它进去。你的身体已经知道什么能带来疗愈和幸福了。哇哦。

来访者：是的，就好像刚才我的胸口……就好像它能感到它刚刚变得柔软了……是的，于是我的整个……你知道……我已经在做我需要去做的事情了，甚至都没有意识到……（这位有经验的聚焦者亲身感受到了她胸口的这个变化带来的影响。如果是另外一个人，我可能会这样来邀请："也许现在可以感受一下现在你的身体感受如何。"）

治疗师：是的……所以去感受你胸口那个变得柔软的地方，并且把那份知晓接收进来，就是你已经在做着自己需要去做的事情了——它已经被设定到行动中去了。

来访者：是的！因为我们有很多的时间在山路上，只是在一起，聊天……【深呼吸】

治疗师：是的，更深入地呼吸。我们花三分钟左右，或者更多的时间，让我们来邀请你继续拥有此刻正在出现的东西，这份内在的知晓，这份身体所感受到的什么能带来疗愈。它已经在这里了。

来访者：我正在看着这个画面，我和他在山路上，在阳光中手牵手……我们背着背包，好像没有担忧……我很感恩……

生命前进方向的行动

以下这个在治疗中发生的、第二个生命前进方向的例子中，我们能看到，其中出现的"想要"，是如何从挫败感与不安的体验，成为了为案主提供一条通向富有资源的体验的道路，同时无须离开当下所感受到的体验。

这位来访者找工作已经有一段时间了，来咨询的时候感到挫败而愤怒。她接下来的一天安排了 3 个面试。

来访者：我请前一份工作的一个人为我推荐，她拒绝了我。我难以相信！她怎么能那样做？是的，我有其他推荐人，但是像那样被拒绝真的让我很受挫。现在，当我明天去接受那些面试的时候，我就不会像我所希望的那样自信了。

很清楚，来访者本可以把所有的时间都用在谈论：那位女士拒绝了为她推荐，她感到如何挫败和愤怒。其中也可以包括感受并表达情绪，特别是愤怒。让我们来看一看这次治疗事实上是怎样进行的。治疗师邀请来访者对所有这些感觉做一次新鲜的感受，此时此刻。

来访者：我注意到胸口的这个感受，而且它感觉上……有点痛。我感到受伤。

治疗师：你正在感受胸口的那个地方。它感觉痛。而且出现的句子是："我感到受伤。"

来访者：而且我还感觉到，那里不只有那个。我也感到愤怒。我感到挫败，因为在那通电话之前，我本来很自信。而那句"不"就——啊！我很讨厌出现这样的事情，它就黏在那儿。感觉好像它黏在我身上了。

治疗师：所以那感觉就像是它黏在你身上了。（治疗师选择了把生动的比喻"黏在我身上"反馈给来访者，而不是泛泛的情绪用词"愤怒"以及"挫败"。）

来访者：它带来了那种，嗯……那种感觉……我感觉对于之前我做的那份工作，我感到好像它并不是真的……它并没有真的让我去做我最擅长的工作，而且……那个对我要求推荐的"不"，感觉就好像是把我当时在做那份工作时的整个不开心的感觉都带回来了。

治疗师：你正在感受那个"不"是如何把对于那份工作的整个感觉带回来的，还有在那里时对你来说所缺少的东西。

来访者：嗯-嗯。

治疗师：它是如何的不对。你无法在那里做你最擅长的事情。类似于这样的一些东西。

来访者：是的……现在出现了一次更深的呼吸……是的，我还能觉察到内在有一些压力。而且……嗯……而且我不想要它在那里。[来访者的"我不想要它在那里"是对感受的感受（见第五章），治疗师会用一种非入侵性的邀请来去认同，通过简单的反射"你内在的一些东西……以及你内在的一些东西……而且它们两个都在那里"。]

治疗师：是的……所以你正感到有些东西，像是一种压力……而且你正感到你内在有些东西不想要它在那里……而且两者都在那里……然后感受一下，这些需要中的哪一个或者哪几个最先需要你的陪伴。

来访者：是的，我想最先想要我陪伴的就是不想要那个感受在那里的部分。

治疗师：是的！那么就转向不想要另一个的那个感受。

来访者：它真的想要我明天感到自信，从一个面试扬帆到另一个面试。

治疗师：是的，它正在展示给你看，它*想要*你明天拥有的，就是你会*感到自信*。从一个面试*扬帆*到另一个面试。也许此刻你就在你的身体里面感受到了一些它的存在，那么你可以品尝一下，它想要你拥有的。感受一点点那种扬帆、自信的感觉……（"从一个面试扬帆到另一个面试"已经是一个生动的比喻了，已经几乎是一种身体感受了，治疗师小心地拾起，并且反馈回去，紧接着邀请来访者注意到，自己是否当下正在身体里面感受到那些。）

来访者：事实上我通常面试得都很好。

治疗师：嗯-嗯！所以现在回忆出现了，以前你自信的时候的样子，正是你明天想要有的样子。让那些在你的身体里，当你想起面试得很好的时候那种感觉。（过去的成功的记忆，特别是与那些记忆相关的身体感觉，可以成为来访者的一种资源。）

来访者：那感觉很好。想起那个感觉很好。

治疗师：花些时间来感受这享受的感觉，出现的这种好的感觉。

来访者：我想这里还有些别的东西而且它想要我……嗯……让我们来看看我能不能明白这个……它想要我记得并且认可自己能给出去的东西。

治疗师：啊！

来访者：而且它也不想要我觉得自己必须是完美的，认为我必须在我过去做过的每一份工作中都只有正面的体验。

治疗师：所以也许你内在有一个部分一直认为你必须要完美，而且你在每一份工作当中都只能有正面的体验。

来访者：啊。

治疗师：如果有一些类似那样的部分，你也可以对那个说声你好。

来访者：我有其他的推荐信——那是另一件事了。我并不是没有推荐信。只是说我原本可以用一个大大的橡皮擦擦除那整个工作，就假装我没有在那里工作过，而且我没有过那份工作。它没有乐趣。那是一份没有乐趣的工作。

治疗师：是的！所以你真的接触到了你内在的一些东西，它想要用一个大大的橡皮擦擦除那整个工作。想起这一点你现在感觉怎么样，它就是没有乐趣。让它知道你听到了。

来访者：我真的很喜欢那样做。我用我的手，甚至做出了手势，擦写字板……

治疗师：啊！所以手在做擦除的手势，而且你能感觉到对它的**喜欢**。

来访者：是的！我喜欢这样，看看这块干净的写字板。

治疗师：那么花些时间来感受你的身体，感受看着那块干净的写字板带来的感觉。

来访者：是的，我喜欢那样。它喜欢那样。微笑着。

治疗师：或许值得花些时间和它在一起，微笑着的感觉，喜欢那样做的感觉。是的。

来访者：是的，那感觉真的很好。感觉就好像有的东西真的放下了。那是个好地方。感觉好像……嗯……它被擦除了！

治疗师：哦，所以你真的在感受"放下"——它*已经*被擦除了！你的身体正在给你看它在放下那些。

来访者：是的，它正在给我看，而且我真的在身体里面感受到了。

治疗师：嗯–嗯！花些时间去感受那些。

来访者：我正在让自己感受此刻发生在我胸口中央的轻盈感。微笑回来了。

来访者后来告诉我，第二天的三个面试都进行得很好，而且她在面试中有了自己想要感受到的自信和流动的感觉。

当我们做出了聚焦的邀请，而来访者发现自己很难做到，还有一些进一步的方法可以帮助他们克服这些困难。在第七章中，我讨论了，当治疗师邀请来访者聚焦内在的移动时，来访者所面对的典型的挑战，以及一些也许可以帮助他们应对这些挑战的方法。

第七章

与更有挑战性的来访者一起工作

如果你已经尝试过了之前章节中的干预方法和过程，那么你很可能遇到过了还没有准备好做这些的来访者。他们继续做自己正在做的事情，就好像你什么话都没有说过一样，或者他们会进入聚焦的过程一点点，然后就跳回到了更浮于表面的谈话方式中，或者他们问你正在让他们做什么以及你为什么要让他们这么做。

那些最有潜力能够得到聚焦帮助的来访者，往往是那些不是很容易就能做到的来访者。而且，他们看起来卡在了重复性的过程中，不能把它们往前带，比如讲述着同样的故事，重复着同样的理智的概念，一遍又一遍地体验着同样的情绪。或者他们似乎无法达到内在觉知的情感层面，很显然与情绪或者身体感受几乎没有接触。或者他们也许认同于自我的某一个方面，似乎下定了决心，通过不允许富有接触的、情感的过程发生来保证自己的"安全"。

在这一章中，我们会看到五种有挑战性的来访者过程，分别为：理智化、低情感、"阻抗"、评估和自我批评。在第五章中我们所谈到的，来访者似乎很容易就被湮没了，在面对情绪体验时很脆弱，那或许可以称为第六种挑战性的来访者过程。自然，所有这些过程类型都是彼此联系的，甚至可以理解为，它们的出现都有相似的原因。但是在最初遇到时，这些来访者过程的类型似乎都非常不同，而且这也是在这里对它们分别加以讨论的原因。

理智化的来访者

一个来访者说："我想这是我的自我憎恨。我知道我的妈妈很恨自己，而且我是从她那里学到的。我就是好像总是破坏自己。"

这听起来像是一个相当有自我觉察的来访者，而且这种程度的转向自己内在原因的意愿，比起聊上个星期别人做了什么、说了什么的人来说，当然更好些（Klein 等，1969）。但是从聚焦的角度来看，这个人距离获得某种体会还遥远得很。她在思考、分析、猜测、思索，而且是在用已经设定好而且固定下来的术语和概念在做这些事（比如"自我憎恨""破坏"）。

有很多回应方式可能都会是得当的。但是假设我们接下来想要支持来访者聚焦，我们对于这样的来访者要怎样开场来导向聚焦呢？我们总是可以这样开始，通过共情地与她相遇，如是地接纳她此刻的样子。我们不仅倾听她正在说的话，也去倾听她试图要说的话。用简德林的话来说，就是她正在"遭遇"的。我们可以说："这里正在发生一些事，你看到它们是'自我憎恨'，就像你妈妈也恨自己那样。你正在试着理解，是什么让你似乎总是破坏自己。""试着理解"并不是来访者说的话，而是我们听出来她正在做的。我们可能是错的，如果确实是错的，我们希望她会来纠正我们。当时不论是对还是错，我们正在邀请一条通道，来感受在她说的话下面或者背后是什么。

特别是，如果我们在共情及共情的表达上做得成功的话，来访者也许会继续说话、细化，但是很可能不会进入。"是的，我当时在工作中有一个机会做演讲。很多事情都取决于它，而且就是那天我生病了。"我们会继续共情，表现出我们不仅听到了对方说的话，而且还听出了原因："有一个关于它的例子，就是有一次你有机会做演讲，但是你生病了。回过头去看，你当时好像破坏了自己。"

来访者会在过程中的某个点上有一个准备好的时刻，治疗师可以邀请他 / 她体会。当人们感觉被听到的时候，他们通常会放松一点，而且会有一个开口，让来自另外一个人的信息进入。如果那个信息来得太早，是在他 / 她准备好之前，案主通常会重复没有被听到的内容。这看起来是一种阻抗的方式，事实上他们是在跟随一条自然的路径。

来访者：我想这是我的自我憎恨。我知道我的妈妈很恨自己，而且我是从她那里学到这些的。我就是好像总是自我破坏。

治疗师：（在给予共情之前先给予一个干预）让我们先暂停，邀请你来感受那个自我破坏的地方。（不推荐）

来访者：（听起来是阻抗，但事实上只是坚持着没被听到的部分）我只是觉得自己是从妈妈那里学到的。她总是以这些细小的方式压低自己……

去感受恰当的时机是一种艺术，什么时候有一个开口，可以邀请。把我们的意识放在身体上会有巨大的帮助（见第十章），因为那样会更容易感受到开口的信号，而不是用思考的方式来对待它。有一个常见的信号是，来访者说有些事情自己不知道，或者想要知道。我们可以提供一个聚焦的做法，以此帮助来访者的直接了知出现。

来访者：是的，那个演讲就是一个自我破坏的例子。我记得前一天晚上，当时我开始感到生病了，有这样一个小小的片刻——"哦，很好！我不是一定要做了。"

治疗师：你真的在理解到，你的内在一定是有些什么在破坏着你。就好像那天晚上的"哦，很好"的感觉。

来访者：我对于自己又一次搞糟自己的机会感到很生气。我不知道。我就是不能理解。

治疗师：我在想现在是不是一个很好的时间，来邀请那个东西，于是你可以更好地了解它。

来访者：我怎么做呢？

治疗师：也许就是当你坐在这把椅子上的时候，感受你的身体……觉察到你的呼吸……就是这样……同时回忆起做那次演讲的整件事情——你生病了。你内在的一些东西生病了。而且你或许可以此刻就邀请它，此刻就邀请那个感受。慢慢来。

任何时候当你对来访者这样说话，特别是当你感到这样说也许有些勉强，有点在她的舒适区之外，记住这是一个邀请，来访者可能接受，也可能不接受。

如果来访者没有接受邀请，没有必要感到被冒犯或者受伤。这不是一个权力的游戏。你和来访者投入的是同一件事情，就是帮助这个人更完全地活着。她只是没有接受你的邀请，仅此而已。所以再一次在来访者所在的地方与她相遇，晚些时候用一种不同的说法，再做一次邀请。

来访者：（没有接受邀请）可能就是我无法承受被评判。我以前从来没有机会参加比赛或者竞争。

治疗师：（回到共情的模式）那感觉也是其中的一部分，就是有些东西害怕被评判……就是你无法承受……

欢迎思考

我不推荐让来访者停止思考，或者放下他们的想法，或者从他们的脑袋里出来。评判或者对抗来访者偏好的模式无法让我们走很远。有些来访者在思考的领域感到舒适，而且在他们感到舒适的地方，他们也感到安全。舒适的体验，就像我们在第二章中所见到的那样，有助于任何治疗性的过程变得更有效，而且聚焦也不例外。

除了偏好的模式具有安全性之外，就是事实上，思考并不是过程的敌人。在以前，我们认为"身体"与"头脑"是相反的，我们以前为了让人们进入身体，通常会请他们把思考搁置在一边。现在我们理解了，身体和头脑是交织的，而且你不是通过排除头脑来到达身体——或者反过来。

所以我们不会请喜欢思考的人把他们的思考搁置起来。相反，我们会说一些类似于这样的话："让我们把这个想法也放在这里，和我们在一起，同时你也花些时间重新新鲜地感受一下整个事情……也许有些东西你已经意识到了，但是还没有完全变成语言。"

进入身体的意识：导入（the Lead-In）

尽管我们不会请人们放下他们的想法，我们也许还是会邀请他们扩展自己的意识，把他们的身体加入进来。对于那些喜欢用思考的方式来靠近自己的问题的人，可以通过加入身体的觉察来帮助他们进入一种聚焦模式。

在我第一次遇到聚焦的时候，那时我是个芝加哥大学的研究生，语速很快。智性的争论与斗嘴是我和朋友们连接的方式，也是在老师那里取得成功的方式。情绪和身体对我而言是一个危险而且未知的领域。当尤金·简德林邀请我"去你身体里面感受到事物的地方"时，我当时完全不知道他在说什么。如果我当时有胆量的话，我就会说："身体？感受事物？什么？"

在我学习做聚焦之前，在感受身体这个方面，我还完全需要帮助。我需要有个人用语言带我过一遍我的身体，鼓励我慢下来，当我摇动我的脚趾头时，等待我脚部的感觉……我的重量在椅子中是什么感觉……我的喉咙是什么感觉，是紧绷的还是打开的……

幸运的是，当时有人帮助我做那些，不然的话今天我也不会在这里写这本书。后来，当我开始协助其他人聚焦时，我发展出了一种方法帮助人们进入身体的意识，以此作为一种准备工作，帮助人们做聚焦并且邀请体会。我把它称之为"导入"。就其形式和效果而言，与其他人所谓的"正念练习"很相像（Linehan，1993；Wallin，2007）。

喜欢思考的来访者常常会欣赏一点点的解释。以下就是我们可以如何向一位新的来访者介绍导入：

治疗师：（在讨论了出现的议题之后，来访者显示出了一种思考模式）目前已经发现，这些感受和行为的模式最容易透过当下对于身体的直接体验来改变。我们可以试着来思考这些议题，而且就这样进行下去也可以，但是这不会真的让生活有所改变，我们需要把头脑和身体两者都加入进来，在当下的时刻。这能理解吗？

来访者：能理解，但是我不知道怎么做。

治疗师：别担心——我会给你看的。如果你觉得可以的话，而且你觉得准备好开始了，我会想要带你过一遍一个简单的身体觉知的练习。好吗？任何时候你想停下来都可以。做这个练习，你可能需要闭上眼睛，但是也可以继续睁着……

你可以慢慢来……把你的觉知放到身体上。也许可以感受一下你的双手，你的双手在触碰什么，它们的感受如何……也感受一下你的双腿，你的双脚……感受你的身体正在接触着什么，你坐在什么上面……注意到在那里的支持，让你自己安住到那份支持之中……

然后把你的觉知向内带，于是你正在感受你的喉咙……你的胸口……你的胃部和腹部的区域……只需要把你的觉知安住到你整个内在区域……

回忆起你刚才谈起的议题，你把它称为_____【重复来访者的用语】。慢慢来，邀请一整个新鲜的感受，此刻正在出现的是什么，当你感受着所有这些的时候……

当你觉察到某些东西的时候，你或许可以让我知道。

导入可以更长些，也可以相当简短，特别是当人们对于这种工作方式有了体验之后。如果是一个进行中的个案，在准备工作完成后——依据治疗师所用的方法流派会有不同的准备工作，治疗师可以这样来开始一次面谈："你想要一个'导入'吗？"来访者或许会回答："是的，短的'导入'。"短的导入听起来或许是这样的：

治疗师：所以花些时间把你的觉知带到身体，感觉到你的整个身体，你在这个房间中……觉知到你的身体与座位之间的接触……觉知到你的呼吸……让你的觉知向内走，进入到整个内部的区域，包括你的喉咙、胸口、胃部、腹部……回忆一下你刚才说到的内容，那整件事【来访者说过的话】，花些时间来邀请某个关于它的感受此刻来到你的身体。

关于提供"导入"还有两个重要的点。说的时候语气要缓慢，时不时地停顿，给来访者一些时间来跟随邀请。而且理想的状态是，治疗师或者引导者也要跟随自己的身体。比如，当治疗师在说："感受你的身体与座位的接触"时，治疗师也正在感受着自己的身体与座位的接触。第二点对于第一点是有帮助的。如果你自己也在跟着做，你的声音会更慢，而且你也会加入一些自然的停顿。

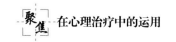

情感较少的来访者

　　如果你邀请来访者停顿一下，邀请他／她允许"全身"感受一下某个情境或者议题，而来访者看着你的样子就好像你突然开始说起了外语一样，怎么办？你可以提供一个"导入"身体的引导，就如我们已经看到过的。但是对有些来访者而言，结果仍然是："我什么感觉也没有"或者"那里什么都没有"。

　　事实上，没有谁会什么感觉都没有。那些说"什么感觉都没有"的人是感受到了一些东西的，只是没有把它们考虑进来。他们感受到的或许是一种麻木感或者空白感，或者期待中的某种感受没有出现的感觉。麻木并不是什么都没有。它是一些东西。对于情感较少的来访者或者很难接触到自己的情绪的来访者而言，常常可以通过一些帮助来感受到一些东西，哪怕感受到的东西很微妙、难以描述。

　　一个来访者来见治疗师，想要能够了解自己的感受是什么。他说妻子向他"施加压力"，要他更多地表达自己的感受，而且当妻子问起的时候，他不知道自己该说什么。治疗师向他保证，他是有感受的——每个人都有——而且很有可能，学习如何去感受以及如何表达感受并不会太难。

　　治疗师：让我们从请你感受一下自己此刻的感受开始吧。

　　来访者：我不知道。问题总是出在这儿。我觉得我什么感受都没有。

　　治疗师：好的。这是一个起点。现在你的身体感觉怎么样？也许你可以花一些时间感受一下，你的身体坐在椅子上，去感受到触觉的感官，在椅子上休息着。也许你可以转动一下你的肩膀……就是这样。你能感觉到椅子吗？

　　来访者：我能感觉到椅子。

　　治疗师：很好！我们现在来请你感受一下身体的内部区域。比如你的喉咙。比如之前一天你感到喉咙痛，第二天早晨醒来的时候，你检查一下喉咙还在不在那里，感受你的喉咙并不比这件事更难。对吧？

　　来访者：好的，我猜我感受到了我的喉咙。

　　治疗师：现在，感受你的胸口……现在感受你的胃部……

　　来访者：我能感受到它们，但是我在那里什么都没感觉到。就和平常的感觉一样。

治疗师：我在想，你喉咙部位"平常的"感受和胸口部位"平常的"感觉一样吗……或者胸口的和胃部的感受……

来访者：【以一种惊讶的口吻】我的胃部很紧绷！

后来我们发现，他的胃部已经紧绷了好多年了，但是他已经习惯于此，甚至都没有识别出来这是一种身体感受。

对于什么身体感觉都"没有"的来访者，还有一种方法，就是邀请他／她注意一下，身体上有没有任何一个部分有很享受的感受，比如"放松"或者"平静"。来访者问自己"我的身体是什么感觉"，以及检查一下自己的胃部是不是放松，来访者对这两者的体验会是不同的。如果她的胃部确实感觉放松，那么这就不是"什么感觉都没有"。如果那里感觉不放松，那么这也是一些可以去描述和探索的事情。

确实，这些体验很可能都还不是体会，但是为了获得体会，来访者需要触及身体感受这个维度。这些方法，以及其他一些支持来访者体验到自己内在感受的方法，就像是在为体会和聚焦做一些明确的准备工作。

但是，除了不熟悉身体的感受过程之外，来访者没有感觉，或者很难感觉到体会，或许还有一些别的原因。在接下来的部分中我们会来看一看其中一些原因。

"阻抗"的来访者

我并不喜欢"阻抗"这个词（所以用了引号），但是用这个词很方便，可以用来代表某些相类似的来访者过程：

- 当治疗师发出邀请之后，来访者不进入情绪连接的过程。我们在以上的片段中已经讲到过这个了，也讨论了可能的原因——理智化的来访者。当来访者没有感觉到自己说的话被听到了，那么她就会倾向于一直说下去。
- 来访者从情绪连接的过程中跳出来，进入聊天、讲故事或者理智化的过程。
- 来访者对身体、情绪或者某个特定的议题说："我不想去那里。"

● 当进程开始"进入深处"时，来访者体验到困倦或者一片空白。

所有这些"阻抗"对于聚焦而言都不是禁忌证。所有这些都可以被视为"过程性的沟通"，如果尊重它们，那么它们就不是障碍，而是大门。让我们逐一进行讨论。

跳出情绪连接的过程

在第一次面谈中，治疗师对爱丽丝的印象是：智商很高、语速很快。爱丽丝说，她前来求助的原因是自己常常突然爆发怒火，事先想都不想就做出了暴躁的反应。这对她的亲密关系和工作都造成了影响。在讨论这个议题时，治疗师设置了这样一个框架："我们将会一起来好奇地探索，你内在的一些东西会突然爆发怒火，事先想都不想。"爱丽丝同意这样的说法很好。

治疗师猜测，爱丽丝会需要一些额外的帮助才能感受到自己的身体。治疗师邀请她进入一次长长的导入，结尾是："现在你或许可以邀请那个让你突然爆发出怒火的部分进入到意识之中……同时去感受那在你的身体里面是什么感觉。"

但是，治疗师的这个导入石沉大海了。爱丽丝一听到治疗师的导入说完了，就睁开了眼睛，再一次开始谈论起自己的议题。通过这一点治疗师理解到，在导入之前，爱丽丝还没有充分地感觉到自己的议题真的被治疗师理解了。这一次，治疗师就小心地保持共情模式，而且真的去捕捉爱丽丝需要得到理解的每一个点。

来访者：是我全家人的那个样子，每个人都会随时失控。当我离开家去读大学的时候，我非常惊讶地发现，并不是每个人都是那个样子的。

治疗师：你诚实地谈到了这些……你家里的每个人都是这样，失控、发怒。当你发现并不是每个人都是如此的时候，你感到非常惊讶。

来访者：对！但是这真的是个问题。这就是为什么我丢了上一份工作。我就是控制不住。

治疗师：听起来这让你很担心，如果这就是你上次丢了工作的原因，但是你感觉自己好像控制不住。

来访者：没错。我的女儿一直在试着帮助我控制愤怒。她说我需要数到十，先思考，然后像外交官那样说话。我正在试着这样做。

治疗师：你一直在尝试你女儿的建议，先思考，然后像外交官那样说话。

来访者：我的女儿是我生命中最好的人。她的思路真的很清晰。她很棒。

治疗师：我注意到，当你谈起女儿的时候，你的声音变了，而且你的脸也变得更柔和了。也许现在是时候可以暂停一下，再次感受一下你的身体。

来访者：好的。

治疗师：只需要去感受你身体中间的区域，喉咙、胸口、胃部……当你回忆起你的女儿的时候，那里感觉怎么样，有一个那样的女儿是什么感觉。

来访者：【再次闭上眼睛】我的身体真的感觉很温暖，特别是在我的心里。

治疗师：看看能不能和那个感觉在一起……在你的心里……真的很温暖……

来访者：就好像我的心里有一个鸟巢，里面有只鸟在孵蛋。（这是个让人兴奋的时刻，来访者感受到一个丰富的比喻意象，说明一个体会正在到来。）

治疗师：哇哦，你正感到那里有个鸟巢，还有一只鸟，就好像正在孵着蛋。看看可不可以继续和这个画面在一起。

来访者：【慢慢地说道】感觉很美妙……是如此新鲜的一种感受……我的手臂和双腿都在放松……这真的是一种很奇怪的感受。

治疗师：你或许可以让那份美妙的感受在那里，它想要多充分地在那里都允许它。（治疗师正在鼓励她让这份享受的感觉变得更强，甚至更多地去感受这份感觉。这是我们在第五章中讨论过的做法。）从这个温暖、放松的空间出发，你或许可以向自己那个常会失控的部分发出另一个邀请……或许现在的这个空间足够安全，可以让它浮现到意识之中来……

来访者：是的……就好像我胸口这个奇怪而坚硬的地方……那里硬硬的，好像有一块石头……

治疗师：你感觉到它在你的胸口……像块石头一样硬硬的……或许可以和它在一起待一会儿……

来访者：【一开始是沉默着的，然后睁开了眼睛】我的女儿说我得先要思考，而且我也真的在试着这样做，但是很难……

一位需要额外的协助才能慢下来、把觉知带入内部的来访者，在触碰到内在一会儿之后就跳离出来，这一点也不让我感到惊讶，有些人也许会把这个称为阻抗，但是我的猜测是，这位来访者发现与内在慢慢接触的模式很奇怪，是在她的舒适圈之外的。对于这样的来访者，跳出来是一种自然的做法，能够帮助她感到安全和舒适。我们会自然地从新体验中退步出来，在怀念感人的往事时，用脚趾头轻触水面然后便出来一会儿。治疗师需要接纳发生的情况，允许来访者跳出来，对于来访者说的话表示共情，然后等待另一个开口，再次邀请来访者把觉知带向内部。下一次，来访者有可能会与内在保持更长时间的接触。

治疗师不该做的事情有，不要立即就说："闭上眼睛，回去感受你的身体。"这样的建议违背了过程的自然进展，也没有尊重这个自然的过程。

"我不想去那里"

当来访者表达出不想要"去那里"，不想"感受那些"，或者不想"触及那些"，等等，我们会想要完全顺着这份"不想去"。当治疗师可以接纳并且尊重来访者内在这个感到需要"不去那里"的部分，并且邀请他/她与"不想去"的这个部分进行接触，来访者的安全感就会上升，过程也就可以继续向前。

来访者：我今天不想要进入到任何事情里去。我对整件事情都厌倦了。

治疗师：好的，如果你不想的话，我们不是一定要进入到任何事情里去的。或许只要承认这些，这种"对整件事情都厌倦了"的感觉。

简德林讲述过这样一次互动。

来访者：我今天本来不想来的。我没有什么要说的了（笑声）。真的，有一个我不想碰的层面。我以前去到过那里一次，我当时哭啊哭，而且无法从中出来；我无法停止哭泣……

治疗师：你不想要以同样的方式再次掉进去。

来访者：对。通常我是相信感受的，而且我认为：如果你感觉到它了，它会好起来。但是在这件事上，我不知道了。

治疗师：那么我们不会说：就去感受吧。你以前做过了，而且并没有变得更好。无论我们在这里做什么，你希望是用一种不同的方式……

　　来访者：对。（然后有一段长长的沉默。）我能感觉到它在那儿，就在我所在的位置的下面。

　　治疗师：让我们在这里多待一会儿，只是与下面的那个连接，不用去到那里。

　　来访者：（长长的沉默）那整个东西的感觉就是我不好，而且我对此是无助的，什么也做不了。而且我几乎无法触碰到它。（1990，p.217）

　　注意到在这一段中正在发生的事情的层面。首先，治疗师把握了来访者不想要发生的是什么："你不想要以同样的方式再次掉进去。"不只是一次，而是两次，治疗师强调自己理解了，而且也同意：我们今天将会在这里做的不是去感受它。来访者得到了安全的确认和支持，花了些时间，然后报告道："我能感觉到它在那儿，就在我所在的位置的下面。"这是对自我临在的一种美丽的描绘，一种与正在浮现出来的体验在一起而不成为它的能力。治疗师强调自己理解正在发生的事情，而且表示支持，通过使用"让我们"这个词来把自己也加入了进来："让我们在这里多待一会儿，只是与下面的那个连接，不用去到那里。"这是治疗师认为来访者已经在做的事情，但是通过用语言说出来，他就支持并加入到了这个过程中去。结果是，来访者能够接触到那个地方，她在那里有着丰富的体验，一种更多的感觉，正在进行中。尽管她说："我几乎无法触碰到它。"她正在触碰着它。

空白、困倦、迷雾蒙蒙

　　来访者在治疗室中感到困乏，可能只不过是说明房间很温暖、椅子很舒适、治疗师的声音抚慰人心，而且很可能来访者前夜睡眠不足。但是有的时候，我们会强烈地感觉到这份困倦的出现是因为另一个原因，这个原因与来访者当时所在的那个过程有关。

　　来访者：感觉好像在我的肚子那里有一口痛苦的井……那里有些东西好像受伤了……而且那是一个永远也无法疗愈的伤……【点头】哇哦，我刚才真的好困！我完全不清楚自己刚才在说什么。

当来访者开始可以触碰到与先前的解离状态有关的情绪体验时，解离现象会再一次发生，至少会暂时地发生，这很自然也很常见。有一种谈论这个现象的方式，就是说浮现出来的这个"部分"很害怕，害怕与这些情绪的接触会因为过多而难以承受。它们担心，来访者现在拥有的资源与这些情绪体验最初被勾起时他/她拥有的资源一样少，于是来访者会无法承受这些湮没性的情绪体验。本质上而言，这些部分已经准备好了把解离的状态带回来，它们正是依靠着这个来保护的，其形式为困倦、空白、走神，无法思考或者集中注意力。

我们可以理解，这些解离现象的出现是一个信号，即当下发生的过程对来访者的某些部分而言感觉不安全，而且我们可以把它当作一个请求来倾听，与它对话，从而让它感觉更安全。这个过程本身就意味着，治疗师需要处在自我临在的状态，能够恰当地靠近，支持来访者的自我临在。这将包括承认来访者的某个部分担心进行得太快太深了，可能会造成不舒服，而且这个部分的需要是正当合理的。

当来访者开始下沉，开始靠近他们所描述的"痛苦""陈旧""受伤"以及诸如此类的情绪状态时——以及当我们作为治疗师也去感受，在身体的层面跟随，知道来访者正开始触及一些深处的、过去的（如，"年幼的"）以及脆弱的东西——这正是要与来访者保持靠近，要慢慢来的时候。我们会更加频繁地提到，既不把来访者独自一个人留下，也不把他们带离与深处的接触。我们在邀请时或许可以用"我们"这个词（而不是"你"），从而表达出我们正在提供的亲近的陪伴。我们会用这样的语言"你正在感受到"，以及一些类似的做法（见第五章）来支持来访者的自我临在。

来访者：感觉好像在我的肚子那里有一口痛苦的井。

治疗师：是的……你正在肚子那里感受到它……就好像那里有一口痛苦的井……就让我们和它在一起，你和我。让它知道，我们在这里和它在一起。

来访者：那里有些东西感觉受伤了。

治疗师：啊，你正感到那里有些东西感觉受伤了。它在给你看——它感觉受伤了。你或许可以让它知道，我们和它在一起。

来访者：我正在这样做。

治疗师：或许你可以检查一下，它能不能分辨出来，它是不是知道我们和它在一起。

来访者：不太知道，它几乎没注意到。它在某种其他的时间里。

治疗师：那么你或许可以感受一下，此刻它想从你这里得到什么样的接触。

来访者：现在它正开始知道我在这里……

就我的经验而言，在这样的情形下，当治疗师很贴近来访者，而且很自信地支持他 / 她与自己的体验在一起，那么迷雾就不太可能在这个时候出现。

如果困倦和空白感确实出现了，我们可以做一个温和的猜测，它或许是来自于一个强烈地想要保护来访者的部分，避免他 / 她去到这次面谈正在去的地方。那么，就像所有被称为阻抗的现象一样，我们很可能会邀请来访者转过来直接面对那个部分，同时向来访者以及他 / 她的这个部分保证，没有必要强迫自己前行。我们只是和那个不想与最初的体验在一起的部分在一起，也会一样很有收获。

来访者：我刚刚变得一片空白了。我刚才说了什么？

治疗师：就在你刚要和内在那个害怕的部分在一起的时候，那个空白感就出现了。也许你内在有些部分不想要待在那里……也许你可以检查一下那感觉对不对……

来访者：是的，我不想被吸到那个里面去。

治疗师：好的，那么就让我们从那个害怕的部分里面出来。也许你可以感受一下，可不可以只是和你内在不想要被吸进去的那个部分在一起……

来访者：我的肩膀有些紧绷……

学着向感觉"很糟"敞开

有的时候，来访者似乎会不愿意接受这样的邀请——以开放的注意力来关注身体的感受状态，因为他"对这样的做法不相信"，或者来访者会说这样的话："老想着改变不了的事情没什么好处。"像这样的固化概念就是一个例子，说明了如果文化中具有不允许情绪状态的模式，那么就会强化个体的模式，个体对痛苦的情绪状态是抽离的，会保护自己避免那些情绪。

有一位来访者长期以来对于自己终将死去这件事倍感困扰，并因此来求助。

在导入之后，他感到胃部"有些东西"，并且用了"紧绷""酸痛"以及"痛苦"这样的词语来描述。

治疗师说："听起来那个地方需要一些陪伴。也许你可以只是和它在一起。"

这里有一个停顿。然后来访者坚定地移动了一下坐姿，睁开眼睛，宣布道："我对于花时间来感受一些自己无法改变的糟糕感受是不相信的。"

显然，这位来访者认同于内在那个一直以来在保护着自己避免痛苦感受的部分，那个部分不知道这种情绪状态是可以改变的。这个部分似乎相信可以对情绪加以管理和控制，这个部分一直在受苦，因为事实上并不是那样。在有些方法中（比如 IFS），治疗师也许会邀请这个部分后退一步。还有一些方法（比如 ACT），也许会用比喻性的故事来帮助来访者体验到，试图控制情绪是徒劳的。这两种方法中的任一种都可以与聚焦的方法一起来使用（见第九章），只要在我们尝试了这些方法之后与来访者核对一下他们的体会。

以下是这位治疗师实际的做法：

治疗师：哇哦，我感觉到了你对那个是多么清晰而有决心！你不想把任何时间和精力用在你无法改变的事情上。

来访者：没错。

治疗师：这里有一种力量，对吗？我看到你坐得更直了……你或许会想要感受一下这在身体里面是什么感觉，当你对"花时间在糟糕的感受上面"说不的时候。

来访者：是的，那像是力量的感觉。我更强大了。感觉更弱是没有意义的。

治疗师：也许此刻你在身体里面正在感觉到，"我更强大了。"

来访者：就好像我的脊柱是由一些很强大的东西做成的，比如钢筋或者橡树……

治疗师：那听起来真的很强大……

治疗师继续花了一些时间来支持来访者感觉到身体的力量，并且作为资源来接收它们（见第六章），然后邀请来访者回到对于死亡的感受中。

治疗师：而且**你**的内在有一些东西，你之前感受到的，你的胃部有一个地方，感觉紧绷、酸痛、很痛苦……当你想到死亡，有些东西会有反应……也许你现在正在身体里面感受到的力量可以帮助你转过来面对你内在那个更为敏感的部分。那个部分还在那里吗？

来访者：是的……我能感觉到它……那里有个东西非常难过……

治疗师：啊！而且**你**和你温柔的力量可以成为那个难过的东西的保护者……温柔地倾听，无论它需要给你看些什么……

来访者：它难过的是，我的孩子也会像我失去了爸爸一样失去我。

治疗师：你或许可以让它知道你听到了……

在这次个案余下的时间里，来访者探索了自己 15 岁时失去父亲的事，而且能够陪伴随之出现的变化着的感受。然而，在个案结束的时候，他再一次对治疗师说道："对于那些改变不了的事情，处理那些感受，我看不到有任何意义。"

治疗师回应道："生命中有很多的事情无法改变，其中一件就是我们每个人都终将死去。但是感受是能改变的——就像你在这次咨询中已经体验到的那样。这份工作的一个很棒之处在于，我们会把时间用在**可以**改变的事情上，就是我们对于生活给予我们的事情的情绪反应。这个听起来有些道理吗？"

喜欢做评断的来访者

这样的来访者很常见，当他们触碰到一个内在的体验，就会立刻判断自己是不是喜欢这个体验——它好不好或者值不值得去体验——如果答案是否定的，就会驱逐或者边缘化这个体验。"这不是个好的感受。我需要越过它。我只需要做个决定，放下它……"

有的时候，来访者真的会说："我不喜欢它"，而更多的时候，她会给它贴上一个标签，而这个标签已经起到了推开它的作用："它很吓人""它很丑""它有缺陷 / 缺点""它没有用"。

首先，在这里有一个对治疗师而言很显而易见的陷阱，就是加入其中一起评断，默认或者公开承认来访者的观点，认为他的内在体验很吓人，或者很丑

169

陋、有缺陷、没有用。或者，另一种更微妙的陷阱，就是不同意，试图说服来访者走出那个评断，说一些这样的话："你不必害怕它"或者"我敢肯定无论如何它都不是没有用的"。

从聚焦的角度来看，这个情形中的来访者认同于自我的某个部分，这个部分不喜欢自我的另一个部分。就如我们在之前的章节中讨论过的那样，自我的这个方面很可能是为了保护个体避免痛苦的感受以及与之相伴的失调的体验，比如界线被湮没或者它带来的无助感。自我的这个部分也可能是在承担着权威人物或者社会规范的工作，确保在社交上不得当的情绪状态（比如愤怒）能够维持在界线之内。

对于这样的来访者可以这样说："我真的能理解你不喜欢这种感受（用来访者使用的词语）。当然！那感觉真的很不舒服，而且听起来它一直挡着你的道。而且我感觉相当自信，我们的工作能够使它有所改变，就如你所希望的那样改变。开始的时候，我会建议你中立地接近那个感受，不评判它是好的还是坏的。就是这么简单，好吗？我会帮助你把注意力带给它，如实地描述它的样子。我们试一下，因为我认为你会发现，仅仅是这样做就已经感觉好多了，而且那会成为这个感受改变的道路上的第一步。"

自我批评的来访者

在"部分自我"的过程中，或许最为痛苦也最为削弱个体力量的，就是来访者体验到的内在批评的声音。自我批评的过程有不同的严重程度，从轻微的"你需要振作起来"到严厉、凶狠地攻击个体的价值感，破坏他/她对于自己有权存在的权利感。

有一些处理这个"内在批评"的体验的方法，是鼓励来访者不尊重这个内在的声音，比如让来访者对它说："只要你还是以那个语气对我说话，我是不会听你的。"尽管这种干预方式——如果来访者能做到的话——似乎可以让来访者在内在感觉更强大，至少是短时间里感到强大，但是它有严重的缺点。如果是从"自我临在"的状态出发，是不会推开自我中的某个方面的。鼓励来访者不尊重或者推开内在的批评者，事实上会强化其对于自我另一个方面的认同

——被批评的那个部分。在我们看来，这并不是真正的进步，它也不会带来持久的改变。

许多年的经验让我们产生了这样一个观点，内在的批评是自我中的一个部分，具有一种原始的保护性的功能，试图避免负面的经历再度发生（Cornell，2005a；McGavin & Cornell，2002）。不尊重它或者拒绝它，并不会减少痛苦出现的频率。我们只会看到又增加了一层自我批评，如："我感到很紧张，因为我这么努力地试着不批评自己。"

我推荐使用聚焦的方法，即在面对自我批评的部分时，支持来访者处在自我临在的状态。然而，要这样做并不简单，因为在内在遭到批评的体验会把来访者抛到认同于批评的这边。除了通常用来促进自我临在的方法（见第五章）之外，还有一些特别用于批评的过程的支持性邀请。

内在的批评家很担心

我们开始的时候先假设，任何批评的声音都是来自一个感到害怕或者担忧的部分，哪怕一开始的时候看起来并不是这样。在很多案例中，我们不需要猜测内在的批评者担忧的是什么；因为它常常是很清楚地说出了自己的担忧，就好像那已经成真了一样。"你会看起来像个傻瓜一样的"，如果它担心你会看起来像傻瓜一样，它就会这样说出来。"你是个愚蠢的笨蛋"，如果它担心你是一个愚蠢的笨蛋，它就会这样来表达它的担心。

这是一种典型的人类的过程，当有担心时，以一种负面的预测的方式来表达。"我们要迟到了。"当交通堵塞的时候你的伴侣会这样说。"你会掉下去的！"当妈妈追着自己学步期的宝宝在店里跑的时候她会这样喊。我们常常把自己担心的事情说得好像已成事实一样。如果这样说会更准确也更友善："我担心……"——尽管这样说可能不那么有力量。于是我们常常就略过了这个前置短语——而我们内在那个批评的部分也是一样。把这样的句首语加回去，如"它担心……"或者"它担忧的是……"，这能增加所说的话的准确性，而且也能够对内在其他的部分做出的反应起到缓冲作用。相类似的，当批评的部分坚持要采取行动，比如："你必须要开始去健身房了。"我们可以假设它在担心的是，如果不采取这个行动将会发生什么。

我们会想要支持来访者不再认同于内在那个批评的部分，那个部分的自我体验到批评者在攻击、很苛刻、很愤怒、恶毒，等等。支持来访者带着这样的假设来面对内在的批评——它担心你可能会这样做。"它在担心"可以把批评的部分缩小，成为像一个人那样的大小，这个部分也值得因为自己的担忧而得到慈悲与共情，值得因为自己为此所做的工作而得到欣赏。

可以在共情的反射中自然地加入这一理念——这个部分是在担心。

来访者：我有这样一个声音在说这没有用——这没有意义。

治疗师：你听到内在有一个东西在说，它很担心这会没有用，而且没有意义。你或许可以让它知道你听到它的担心了。

治疗师可以直接引入这个理念——批评的部分很担心，而不是通过反射来做。

来访者：我现在听到了一个熟悉的声音在说，这次我也会失败的，所以何必麻烦呢？

治疗师：听起来你的那个部分在担心着什么。

来访者：是的……它担心我会失败……它不想要我失败。

治疗师：也许你可以让它知道，你真的听到它不想要你失败。

来访者：很有趣！我原本以为它想要我失败呢！实际上它是站在我这边的……

内在的批评者并不是"头脑"或者"自我"

有些方法——以及有些来访者——把这种批评的声音称作"思考"，或者把它称为"头脑"（Harris，2009）。这是可以理解的，因为这确实是在进行着某种思考，尽管这是一种相当原始类型的思考，就像是年幼的孩子在思考。然而，如果把自我的这个部分称为"头脑"，那就无法再用这个词来称谓那个更大的、也更为整合的功能了。我会不着痕迹地用"你内在的一些东西"来代替。这就打开了一种可能性，可以与这个感到担忧的"东西"建立一种更加有慈悲心的连接，如果用的是"头脑"，就不太容易建立这样的连接。

来访者：现在我的头脑进来了，在说所有这一切都好傻。

治疗师：你内在有些东西说这些"好傻"。听起来好像它在担心着什么。

来访者：是的……它担心我在浪费时间……

来访者用"自我"这个词时也是一样。无论出于什么原因，有些系统、有些来访者会将批评的声音称为"自我"。我们可以尊重这些系统，同时以"有些东西"来替代"自我"。如果不是在每一个当下时刻加以新鲜地运用的话，每一种固定的概念系统都会干扰改变的发生和眼下的体验。

来访者：我的自我正在对我说话，把我和其他人作比较，说我不如他们好。

治疗师：啊，你内在的一些东西正在把你和其他人作比较。也许它正在担心你是不是比得上他们。

注意到，把"头脑"或者"自我"替换成"你内在的一些东西"，不会引发一场关于哪些术语更有帮助的讨论。它只是提供了一种替代性的说法，来访者可能会发现这样更有帮助。于是来访者不会偏离当下的体验，进入到一场语言、概念和术语的讨论中去，而是能够直接顺利地进入。

内在的批评者是对情绪状态的反应

批评的声音很少是来访者体验到的第一个经验。通常是在来访者触碰到了批评的声音所担心的情绪体验之后（或者是因为触碰到了它），它才会到来。

来访者：还出现了一种很烦的感觉。

治疗师：你正感觉到内在有些东西感到很烦。

来访者：也许甚至还很生气。

治疗师：啊，你正感觉到它也许甚至还很生气。也许你现在可以和这个感受在一起待一会儿。

来访者：就好像它感觉到这件事情有些不公平……呃！现在又出现了一个部分，好像要扼制住它，在说："你应该对自己已经拥有的东西感到感恩。"

治疗师：啊，现在又有了这个部分，在对第一个说："你应该对自己已经拥有的东西感到感恩。"

来访者：这让我想起了我的父母，他们给我的信息，就好像我应该感觉到一切都是我的错，甚至孩子们在非洲挨饿也是我的错。我知道这很奇怪，哪怕在当时……现在我在想着我的父母，他们怎么能那样想？

治疗师：所以事实上你并不相信你要对一切负责。你觉得很奇怪，你的父母似乎有那样的想法。

来访者：这让我松了口气……还有一些东西感到很害怕，它不想要我感到更强大。它在担心着什么……

治疗师：也许你可以和它一起待一会儿，感受它的担心。

来访者：【停下来感受】哦！它担心的是我会丢掉自己的根，失去我的身份……哇，我之前不知道还有这个在那里。

内在的批评者可以像父母一样说话，但不是"那种父母"

内在的批评的声音听起来可能像是个体的父母，具有相似的价值观，并且使用相似的说法。这并不意味着——来访者可能会这样假设——这就"是"父母，活在来访者的内在。当给予它慈悲的关注时，这个部分会袒露出自己保护性的原因，这个原因可能与父母批评的原因有所不同。批评者并不是我们内在的父母，而是我们的一个部分，它从我们的父母说话的风格中学会了一些词语，它的功能是保护个体免受父母的惩罚。

在这一章中，我们讨论了一些更具挑战性的来访者进程类型，当来访者发现，以聚焦的模式进行觉察或者体会并不那么容易。在所有这些情况中，基本的建议就是尊重来访者的进程，在这个当下他／她需要怎样，并且找到一些方法邀请注意力到当下的体验和感受中去，哪怕那些体验和感受并不是预料中的那样。

当来访者很难连接到与身体的觉察相关的体会时，这可能与创伤有关，以及有机体围绕创伤建立起来的保护系统。在第八章中，我们会去看一看如何把聚焦类型的注意力用于具有创伤、成瘾及抑郁的来访者。

第八章

对创伤、成瘾及抑郁聚焦

在这本书中描写的过程一直是相对"零内容"的。我们举过临床实践中的例子，但是没有诊断或者临床病史，也没有对来访者所面对的议题进行分类。因为在聚焦取向的工作中，内容并不如体验的方式来得重要，所以这是一个自然而然的结果。然而，读者或许会对在更为具有挑战性的临床案例中运用聚焦的过程感兴趣。在这一章中，我选择了一些被宽泛地定义为创伤、成瘾和抑郁的议题，因为这些在寻求心理治疗的支持的来访者身上非常常见。如果来访者在应对日常生活和关系的能力上面备受困扰，我们就可以肯定在那些情景背后都有过去的创伤在作祟。成瘾和抑郁——这两者常常是一起的——都是严重的情况，这与创伤以及试图从创伤中存活下来有关。

聚焦的过程对于创伤以及与创伤相关的来访者（如成瘾和抑郁）具有有效的支持作用（Fleisch，2008；Ikemi，2010；McGavin & Cornell，2008；Tidmarsh，2010）。玛丽·K.阿姆斯特朗（Mary K. Armstrong）在她感人而鼓舞人心的著作《创伤治疗师的忏悔》中直白地说道："我了解的用于疗愈创伤最好的方法就是聚焦，"她继续写道：

聚焦教会来访者慈悲并且接纳任何浮现出来的信息，它们来自原本是隐藏的意识的某个层面之中。它*围绕着*阻抗展开，我们把它理解为一种保护，是在个体当时的生活中所需要的……在两次治疗面谈之间以及治疗结束之后，来访者学着成为理解自己的治疗师。（2010，p. 205）

　　创伤、成瘾和抑郁都是很大的话题，而且我的意图也不是要充分地涵盖到这些内容。这里的意图只是为了指出，一种聚焦的觉察能够如何与其他的方法相结合，从而为面对这类挑战的来访者提供有效的治疗性支持。

什么是创伤

　　关于创伤有一个关键点，就是要对它加以体验性的理解——因为过去发生过什么，或者没有发生什么而产生的创伤是因人而异的。范德科尔克、范德哈特和玛玛（Van der Kolk，van der Hart，Marmar）写道："什么构成了创伤是高度个体性的，而且取决于先前的心理图式"（1996，p. 304）。显然，这也取决于当时在个体环境中可用的资源——或者缺少资源——在创伤发生期间或者创伤发生之后。

　　从聚焦的角度来看，创伤可以理解为严重缺乏有机体暗在的生命前进运动，或者与有机体暗在的生命前进运动相反，正如在第一章中所定义的那样。体验性的身体过程在那一刻把创伤"认作为"缺乏有机体暗在的生命前进运动，或者与有机体暗在的生命前进运动相反。

　　当缺少或者缺乏所需要的互动，而暗在的进程无法发生，身体（体验性的过程）继续暗示（指示／揭示／移向）为了能向前进所需要的东西。当来访者没有与自己身体的体验同步或者连接，治疗师的互动能够重新激活堵住的过程。有许多条大道（包括反射性倾听）能够帮助来访者的这个停滞的生命方面继续流向下一步的进程。这种流动的感觉，身体能量的复苏，向外打开，这是关键的元素，使得身体的过程可以减少压力，疏通以创伤为基础的堵塞。（Fleisch，2009，私人沟通）

　　创伤导致停滞的过程（见第一章）以及一些行为，如解离和成瘾的出现，这些都是有机体试图解决"停滞过程的出现"这一问题所做的尝试，但是事实上未能成功地让生命向前、超越停滞。

以身体导向的方式对创伤开展工作

面对创伤，必须以一种纳入身体的方式来开展疗愈，对于这个观点的一致性越来越高。贝塞尔·范德科尔克（Bessel van der Kolk）在写给欧格登等人（Ogden et al）的前言中写道：

在西方，涉及对于感官和动作开展工作的方法一直是碎片式的，而且始终游离在主流医学与心理学的教育之外。尽管如此，人们仍然在对感官与动作的工作做着广泛的探索，如聚焦、感官觉知、费登奎斯（Feldenkrais）、柔芬（Rolfing）……具有创伤的个体，首先也是最重要的，是要学习，拥有感受、感觉是安全的。（2006，p.xxiii，斜体字）

身体不再被视为是与头脑与意义分开的。巴贝特·罗斯柴尔德（Babette Rothschild）写道："在疗愈创伤时，很重要的是要同时关注身体和头脑；你不能只拥有其中一个，排除另一个"（2000，p. xiv）。丹尼尔·斯特恩（Daniel Stern）写道：

在历史的层面，我们，在当代，以科学为导向的西方，把头脑与身体、与自然、与其他的头脑隔离开来……我们现在正在经历一个变革……这个新的观点假设，头脑总是由这个人的感官运动活动所体现着，也因这个人的感官运动活动而成为可能，它是与环绕着它的物理环境交织着的，也是由环绕着它的物理环境所共同创造的，而且它是由自身与其他头脑之间的互动所构建的。（2004，pp. 94-95）

这是一个很大的进步，身体的维度现在被普遍地包括进来，被理解为是与头脑交织的。对身体的工作不仅透过谈话来完成，还有一种心理治疗是涉及完整的坐在那里的人的感觉——身体、情绪和头脑（如果这三者甚至可以分开的话）——与一个坐在那里的完整的人相遇。

聚焦导向治疗师劳伦·玛丽-纳瓦罗（Lauren Mari-Navarro）告诉我："我没有发现任何一个内在关系聚焦（IRF）不适合的人生议题。如果其他的心理治疗模型适合的话，我还是会运用它们，但是是基于我自己对于当前神经科学与创伤研究的理解，以身体为基础的方法对于持久的改变是最为有效的。"

罗斯柴尔德（2000）描述了，身体的觉察可以为创伤治疗提供一种资源，为来访者在当下时刻提供了一个锚，以及一种踩刹车的方法。对创伤开展工作特别要求我们在某个层面把身体加入进来，因为创伤及其蕴含的未完成的经验是以一种身体的方式储藏在有机体里面的。莱文（Levine，2010）指出，来访者细小的动作可能是需要做一些更大的动作的信号，因为它们是在创伤发生的时刻停止的定向运动。他的方法叫身体体验（Somatic Experiencing），是一种强有力的对创伤开展工作的方式，而且可以与聚焦结合起来（见第九章）。

这些【受到过创伤的】孩子们，它们在曾经富有意义和目的感的行动过程中，在某个点上"卡住"了，做着习惯性的、无效的，而且常常是强迫性的行为模式……这些记忆主要并不是在新皮层得到编码的，而是，相反，编码于边缘系统和脑干的部位。出于这个原因，行为和记忆不能仅仅通过改变个体的想法而得到改变。个体必须对感官和感受进行工作——真的与整个经验一起工作。（Levine，2010，p.138）

聚焦的工作方式可以赋予来访者力量，通过给予他们一种更为坚实的自我临在感来处理创伤以及创伤的结果，在一个安全的环境中体验那些暗在的或者不完整的经验。通过运用聚焦类型的意识，来访者知道他们可以慢慢来，而且可以更容易地感受——而且尊重——内在需要，更缓慢地进行或者休息一下。

格林德勒·卡托纳（Grindler Katonah）描述了来访者与体会进行新鲜的接触可以如何使整合的成长发生。

特别是对创伤开展工作，当来访者可以"和体会在一起"，而不是重新体验创伤的一个方面，新鲜表达的意义就可以浮现，并整合到他们当下的人生目标中去……这个来回的过程能够使得一个没有语言的身体感受被"了解"，透过富有意义的符号持续与身体共振，令整个有机体打开，有可能在当下得到整合和成长。（出版中，手稿第四页）

我会通过讲述两个来访者的故事来说明我是如何以聚焦导向的方式对创伤开展工作的。

莫妮卡和扭曲的光环

莫妮卡开始接受治疗是因为感到很痛苦，用她自己的话来说就是"没有作为一个人的整体性"，以及"不知道自己有什么愿望"。她无法做出一些简单的决定，比如带哪个朋友参加某次社交活动。当朋友们表达出自己受伤的感受时，莫妮卡会感到无比的内疚，有一种强烈的冲动想要"把事情做对"，哪怕客观上来说并不是她的错。

莫妮卡表现出了很强大的能力，能够为自己抱持自我临在的状态。治疗师没有讲许多的预备知识，就能够邀请她感受到"缺乏整体性"的"全身的感受"。一开始出现的是恐慌，她说就好像电流流经了她的全身。治疗师很小心地确保莫妮卡在房间里感到安全，同时能够和恐慌的感觉在一起。治疗师的做法是，邀请她检查一下，自己是不是感到安全、可以继续，并且邀请她在身体里面去感受这种"可以安全地继续"的感觉。同时，治疗师也通过自己内在的感受来进行确认（见第十章）。

接下来，莫妮卡描述了自己脖子后面的一个感受，她把它称为"光环"。在感受这个光环时，她说就好像那个光环正在扭开，试着背对着这个世界。对于莫妮卡自己而言，这个光环感觉"扭曲、错了"。治疗师帮助莫妮卡承认并陪伴这些感受。

在下一次治疗中，当治疗师邀请莫妮卡把注意力转向内部，看看什么想要出来，莫妮卡又一次提起了"不完整"这个议题，而且这个感受还是在脖子后面的，就像是个"扭曲的光环"。她说就像是："不想要在这里，不想要在这个世界上。"在很长一段时间的关注和感受之后，治疗师邀请莫妮卡："花些时间来邀请这份扭开的感受，它下一步想要做什么，于是可以让你拥有完整性。"莫妮卡的眼泪立刻就落了下来，然后出现了一个身体动作。她感受到光环在扭动，就好像它在转向什么东西。她说感觉就好像能够面对攻击者，当面接过这份羞耻，并且只是去感受这份羞耻感。在说这些话的时候，莫妮卡和治疗师都不知道"攻击者"指的是谁，或者对什么事情感到"羞耻"。

　　然后又出现了更多东西。当莫妮卡描述面对攻击者的感受时，她开始谈起了自己的妈妈。她回忆起了在 8~10 岁时，有很多次自己睡着时被妈妈打醒，然后受到语言上的虐待。语言的虐待会以她的妈妈宣布"我要自杀"为结尾，而且会让这句话听起来好像是因为莫妮卡是个很糟糕的孩子，才导致她这样做的。妈妈会走进厨房，锁上门，莫妮卡会站在门外苦苦哀求，为自己也不明白的过失道歉。她的妈妈会保持沉默，或者说："已经太晚了。结束了。你太让人失望了。"

　　这些并不是新的记忆，但是事实上，它们在这个背景中出现，当莫妮卡能够自我临在、与自己的身体感受在一起，"面对攻击者而且当面接过这份羞耻"，这就使得这些记忆重新变得相关，而且能够以一种改变了的方式来鲜活地运作。之前，莫妮卡感觉不到自己过去的创伤史与她的母亲和她现在与朋友们之间的经验有什么关系。现在，她就能够感觉到，当她的朋友有受伤的感觉时，她之所以会感受到这种可怕的内疚感，以及难以抗拒的冲动想要"把事情做对"，这些都直接与小时候的经验有关，那是她当时站在反锁的厨房门口，害怕妈妈会自杀，然后就是自己的错的感觉。承认并且允许这些因为记忆而带来的感受，会让恐慌和紧张开始放松，也会带来一种新的能力，能够区分开当下的情境和过去。来访者能够让暗在的运动自己完成，从"扭开"到"面对攻击者"，这使得停滞的过程能够继续流向前方。

　　尽管很多的释放是来自于"面对攻击者"的那次面谈，但是创伤疗愈是一个很大的过程，需要经过很多次的面谈，每一次的面谈都会带来一些改变的进展。并不存在某一次戏剧性的改变。而是随着时间的推进，需要关注的东西会在莫妮卡的面谈中以新的方式出现，每一次都会略有不同。

　　在一次后来的面谈中，莫妮卡提出了一个关于做决定的问题。有两个朋友都想得到和她在一起的时间，她不知道如何分辨自己想要的是什么。这个决定是关于，有一个星期的假期，只能带一个朋友，而两个朋友都想得到她的邀请与她同去。治疗师说："我会慢慢地说两句话。在我说的时候你注意自己的内在分别发生了什么。'我想和 A 一起去度假。''我想和 B 一起去度假。'"当治疗师说第二句话的时候，他看到莫妮卡的脸扭曲了，但是他等待着她来告诉他发生了什么。

来访者：第一句是对的。

治疗师：你是怎么分辨出来的？你的内在发生了什么？

来访者：第一句话感觉很好也很对。感觉是我和 A 一起去那里，两个人都很享受。第二句话——我能分辨出来——一点儿都不是那样。它带来一种焦虑的感觉，就好像那更多的是我在证明自己是她的朋友。

治疗师：也许你此刻正感受到了这份焦虑。

来访者：是的，就好像我害怕失去一个自己不想要失去的人。我以前感受到过这个——很熟悉。

治疗师：那么你或许可以问问它——它的核心是什么，最让它感到焦虑的是什么？

来访者：【停顿】最大的恐惧是，我勾起了别人的反应，这是一件不在我控制之内的事情……啊，现在我看到了我妈妈的脸。我有一种很深的内疚感，就像是一种内在的压力。我必须要把它做对。

治疗师：你内在有些东西感到内疚或者那样做是不对的……

来访者：不完全是那样……呃……更像是，它感觉被迫感到内疚。

治疗师：啊，它感觉被迫感到内疚！也许可以和它核对一下，看看对不对，是不是符合它的感受。

来访者：是的，这种感觉好多了。压力的感觉轻多了。

找到这种不一样的清晰表达带来了当下能感受到的轻松，现在莫妮卡能够理解自己的内疚感了，也知道需要"把事情归位"，这在她当前的关系中非常的常见。她更能够区分哪些事情是出现在她现在的生活中的，哪些是在她的创伤史中的、需要关注的。如今，莫妮卡能够更容易地了解到自己在与他人的关系中有什么愿望和喜好。她自己的整合感的问题还是会出现，但是她更能够面对自己的感受了，承认那些感受，然后继续前进。

伊萨贝尔和屎墙

伊萨贝尔来接受治疗是因为严重的耗竭。她已经换到了一个压力更小的岗位上，希望能够减轻一些负担，但是她仍然感到抑郁、筋疲力尽。在和同事的关系方面她也感到很有压力，似乎总会有冲突。

在治疗开始时，伊萨贝尔对于自我临在没有太多经验，于是一个关键的目标就是帮助她体验到自我临在。伊萨贝尔第一次前来面谈时感到自己很抑郁，她精疲力竭了——与问题状态融合在一起，而不是带着觉察给予它们关注。在这里描述的浮现的过程是在多次面谈中渐渐发生的。

治疗师与伊萨贝尔讨论了他们一起工作的方式，以及伊萨贝尔想要从治疗中收获什么，然后治疗师带她做了一遍"导入"（见第七章）。导入的设计是为了透过具身的扎根感来帮助她体验一种强烈的自我临在感。当伊萨贝尔能够这样做之后，治疗师就邀请她来感受关于耗竭的"全身的感觉"。

在停顿之后，伊萨贝尔说："我感觉像屎一样。"治疗师等待着，不确定伊萨贝尔是在哪个层面说话。从她后面所说的话来看，她是很认真的、描述性的在说这番话。

来访者：就好像我充满了这种灰色的物质。就像是屎，一堵屎墙。

治疗师：啊，你在那里感受到的是这个，像是灰色的物质，像一堵屎墙。

治疗师的语气沟通出平静和接纳，对于在那里发生着什么以及接下来会发生什么感到好奇。

来访者：我永远也无法做我自己。

（伊萨贝尔得到了治疗师的支持，于是可以和这种灰色的物质、一堵屎墙的感觉，以及这种"我永远也无法做我自己"的感觉在一起。）

来访者：【停顿了很长的时间，然后】在它的下面有些东西，在屎的下面。

治疗师：你正感到在屎的下面有些东西。

有创伤状态的人们常常会遇到"墙"，那是存在于他们自己内在的一些障碍。墙的功能是保护性的，而且其中一部分它想要保护的，是避免个体经历被淹没的状态（激活），这种状态常常与创伤有关。因此，以任何方式暗示我们想要越过那堵墙，都不是个好主意。注意到治疗师只是给了一个反射（"你正感到在屎的下面有些东西"），他没有问那是什么。即使是这么简单的一个提问也可能会被体验为一种压力，需要越过这堵墙，这就可能会让过程失调，带来湮没或者解离。

伊萨贝尔报告说感觉到在那堵屎墙的后面有一些东西，很悲伤、很失望、很受伤。然后她再一次开始谈起了工作中与别人的冲突。就好像现在轻轻触碰一下屎墙背后的那些"东西"就足够了。治疗师尊重了这一点。

在下一次面谈中，治疗师邀请伊萨贝尔感受她自己的身体，她开始描述，说自己感觉好像比自己真正的样子更小，同时人往前弯，就好像要把自己变得更小一样。"我感觉自己在一个盒子里，于是我不得不这样坐着。"治疗师可以看到伊萨贝尔的身体真的在往前弯，就好像她在让动作符合自己内在的感受。治疗师邀请她感受一下，可不可以和这个感受在一起。这个邀请支持了伊萨贝尔自我临在。

接下来，伊萨贝尔报告了一个感受，就是对于自己无法适应的焦虑。"如果我不适应，每个人都会看到，然后他们就会把我扔出去，而我就永远都无法适应任何地方了。"她让自己变得甚至更小，治疗师邀请她和这个在一起，所用的邀请能更进一步地支持她自我临在。

治疗师：或许你，那个更大的你，可以和这个想要变小的地方在一起。

来访者：【停顿】就好像那里有一个伤口，我弯了过来，试图保护这个伤口。

治疗师：难怪有些东西正在试图保护它，如果它感觉就像是一个打开着的伤口的话……你或许可以感受一下，它需要你怎么样和它在一起。

来访者：它感到这个很重要。我真的需要待在这儿。

在这个阶段，记忆开始浮现，不是新的记忆，而是因为她现在能够与身体的体验同在而新鲜浮现出来的、相关的记忆。她讲述了自己青春期的时候在学校里遭到反复的性虐待，在很长一段时间里没有人帮助她，没有人拯救她。每一天，她都试着想做隐形人。当时她感觉非常糟糕也很无助，以致她考虑过自杀。她说从那时候开始，她再也没有感到过自己适应这个世界，归属于这个社会。她说："其他人真的可以那样对我。我再也感觉不到家了。"

除了学校的记忆之外，还有其他的记忆，从学校的遭遇之后还有很多情况，甚至至今，她都感到其他人把她当作"很好的受害者"。"有些人专门欺负别人，他们能认出我。"接下来她意识到:"所以我不能像我自己那样,不然他们会把我认出来。"她感觉到,与此相关的问题是:"对于发生在我身上的事情,我是不是有罪?"这让她想起了与妈妈有关的一个记忆,她的妈妈很抑郁,禁止她在任何别的地方哭泣,只能待在她自己的卧室哭。伊萨贝尔下午放学回家时,会想妈妈有没有起床,桌子上会不会有任何吃的东西。家里的氛围是灰色的、悲伤的、抑郁的,其中蕴含的潜在信息是"这是你的错"。伊萨贝尔承认并"听到"了这些记忆,也陪伴着这些感受,这引出了能够辨别出来的哀伤。

治疗中的一步步改变引出了在生活情境中的新的生活方式。在后来的一次面谈中,伊萨贝尔告诉治疗师,她的公司有一个新地址,在那里有一场捐赠典礼。那栋大楼是灰色和黑色的,充满了笔直的建筑线条。伊萨贝尔感到那栋大楼"很阴森",就好像充满了悲伤一样。那对她而言是一种熟悉的体验,当外在世界中的一些东西勾起将她湮没的悲伤、痛苦和无助感时,她会感到那些感觉就像是在外面一样,在外面的世界里,而不是在她的内在。

但是现在,伊萨贝尔第一次感到,因为在治疗室中的进程,她能够在捐赠仪式中和自己的痛苦在一起了,既不认同也不投射,允许它在那里,不把它推开,也不麻木自己。感觉就像是"有一阵悲伤"。它不再是湮没性的。她能够说:"我正感到自己内在有些东西很悲伤。"能够像这样来运用临在的语言对她而言很关键。她能够成为一个强大的抱持的临在,为自己的感受状态进行抱持,这让她感到很满意。

"我能感到那里不只有一个临在的'我',这感觉很好,更稳定。"她在治疗中的工作继续建立着这个有强化作用的基础。

创伤聚焦过程的特点

对于包括聚焦在内的任何心理治疗——特别是当心理治疗的对象涉及创伤时,这甚至更重要——很重要的是要强化对于自我感受的觉察,我们把它称为"自我临在"(见第五章)。在邀请莫妮卡找到一种关于当下议题的身体体会之前,治疗师判断她有能力做到自我临在。在伊萨贝尔的案例中,治疗师带她经过了一个过程,是设计出来强化她的自我临在体验的,然后再邀请她找到一个体会。

在这两个案例中，当体会来临时，最初的体验以及对它的描述（"扭曲的光环""屎墙"）不见得是来访者或者治疗师能理解的。不要求体会能够被理解，来访者可以继续觉察体会，并且进一步地感受它。在这两个过程中的某个点上，相关的记忆浮现了。这些都不是新的记忆，就某个层面而言，来访者已经知道这些事情发生在自己身上过，但是当这些内容是在聚焦的过程中浮现出来的，来访者就可以在处理这些信息时建立一些新的关联，了解在那些体验中缺少的是什么。

对创伤进行聚焦的过程有另外一个特点，就是觉悟出现在不同阶段的不同层面，伴随着相关的记忆。当来访者可以自我临在，带着觉知接触到某个体会，同时得到来自治疗师所抱持的临在的支持，那么来访者的过程中发生的事情就会倾向于不具有湮没性，不至于引发某种激活或者解离。相反，来访者（在治疗师的支持下）会花时间和每种感受状态在一起，伴随着相关的记忆和觉悟，直到准备好下一种感受状态的出现。如果激活确实发生了，这就是一个要慢下来的信号，并且专注于重新建立安全感。看起来可能是下一层就在这一层的下面，正等待着被发现，但是事实上，花时间和体会在一起能使一些过去从来没有形成过的东西得以形成。

创伤发生在某个人的身上。因为创伤会造成某种体验在时间上的冻结，来访者或许会发现在自己内在的"某个人"是一个受过创伤的人，还停留在创伤发生时的年纪。对创伤进行聚焦的过程的另一个特点是，当来访者与内在那个年幼的自己建立起关系，这可能会导致接触到原本被冻结的正向品质。格林德勒·卡托纳讲述了一个故事，这位来访者在 11 岁时遭到强暴，在聚焦的支持下，她的治疗进程如下：

玛丽能够和她内在那个遭到强暴的"年幼的女孩"建立一种慈悲的内在关系。她开始谈起内在那个"当时就死掉了"的女孩。她当时不仅失去了"无忧无虑的纯真"，还"卡在了时间里面"，无法成长。

治疗师：我邀请你把注意力带到内在，带着一种慈悲和好奇的品质。现在你对那个年幼女孩的感觉怎么样？你内在的女孩受到了创伤，而且当时没有人在那里安慰她。现在当你注意到她的时候，内在感觉怎么样？

来访者：我能感觉到她当时是多么的害怕……就好像我在对她说……可以感

185

到害怕……嗯。那感觉很好……像这样与她对话。就好像我又感到年轻了……那里有一点点能量……就好像我变得更有生命力了。

治疗师：所以有一种新的感觉，再一次感到年轻了……或许这样说很合适："我变得更有生命力了。"在内在核对一下。

来访者：嗯……我变得更有生命力了！【深呼吸，害羞地微笑】。（格林德勒·卡托纳，待出版，手稿第14页）

对创伤进行聚焦的过程，还有最后一个、同时也是非常重要的特点，就是能够打开一种有机体的"知见"，知道在身体感受的层面"原本应该发生的是什么"，于是产生一种新的资源、内在的力量感以及抗逆力。"原本应该发生的"与简德林的暗在的概念有关（见第一章），其意义就是，个体的身体互动过程没有暗示创伤性的事件，而是暗示了（比如）安全、身体的完整性和整体性。

常常是在对创伤进行了大量的处理之后，会出现一种"原本应该发生的是什么"的感觉。

对创伤进行聚焦的过程的特点

● 治疗师帮助来访者建立并维持自我临在，以此作为对创伤性内容的一个安全的抱持环境。

● 通过停顿并形成一种体会，现在来访者就可以与身体抱持创伤性内容的方式保持一种有意识的接触。

● 觉悟、相关的记忆，以及新的可能的行为一层一层或者一阶段一阶段地出现，在下一个阶段开始之前允许整合和一种安全感的产生。

● 来访者与内在的年幼的经历过创伤的自我之间形成一种支持性的关系，于是来访者可以获得先前无法企及的品质。

● 治疗师支持来访者感受到"原本应该发生的是什么"，作为一种身体感受到的体验，于是来访者有了新的资源、内在的力量和抗逆力。

成 瘾

成瘾行为的模式以及物质滥用或者"误用"可以被视为某种形式的逃避和解离，逃避无法承受的情绪痛苦，或者从缺乏修复性的关系的痛苦中抽离出来。阿兰·蒂德玛绪（Alan Tidmarsh）是一位聚焦取向治疗师，他发现了成瘾与严重创伤史之间的关系。

到现在为止，我与一些有酒精滥用或物质滥用方面的困难的来访者工作过，要么是他们自己用，要么是他们的家人在用。如果我把治疗性的健康视为一种"在一起"（being-with），那么这些来访者似乎体现出来的都是各方面的"没有在一起"（being-without）……我的来访者中有很大比例的人都在生命的早期遭受过忽略、虐待或者创伤。每当我倾听这些童年的困难经历时，我总是被其中所涉及的痛苦的两难关系所震撼。在被忽略的时候，孩子在拒绝犯错与渴求接触之间拉扯，来来回回，触碰又退缩，无论怎么做都不对。（阿兰·蒂德玛绪，2010）

蒂德玛绪建议把"关系推到前景中去"，以此作为对成瘾的来访者开展聚焦取向治疗的方法。这就意味着，他会在很大程度上与来访者进行一个互动的过程，面对面，睁着眼睛，把他自己的感受和反应也纳入与来访者互动的过程中去，与对方分享，然后邀请来访者核对这个反应对他／她而言是否适合。

我自己对成瘾开展工作的经验是，假设"想要做那个行为的那个部分"应该有个机会表达和沟通，说说它一直在试图为个体达成的是什么。要到达能够开展这样的对话的地方，可能会需要很长的一段时间，因为只有当个体能够"自我临在"的时候，"成瘾"的部分才能有足够的信任，才能诚实地谈谈自己的动机。如果没有真的努力达到自我临在的状态，个体就更有可能会认同于另一个部分，那个害怕"无法控制"的行为的部分，而且愿意做任何事情来停止它。治疗工作中有一个部分就是要帮助来访者通过充分地承认各个部分来找到自己的自我临在方法，于是那个成瘾的部分就可以讲出自己的故事，呈现出它在保护的是什么。

以下的对话展现了这类过程的典型进程，这是一个经过精简的版本。

来访者：我必须要停下来，不能再去这些色情网站了。这很荒谬，很孩子气，而且我很害怕这会伤害到我的婚姻。

治疗师：那么如果你愿意，我们可以和你内在那个注册并且登录色情网站的部分做一个对话。

来访者：我只是想要它停下来。它必须得停下来。

来访者认同了内在需要这个行为停下来的部分。无论这与最终的健康的结果有多么强烈的共振，认同于这个部分会干扰聚焦过程，因为只要来访者继续认同于这个认为其他部分"荒谬""孩子气"的部分，我们需要听到的那个部分就无法感到足够安全，也就无法出来。在任何其他事情发生之前，治疗师先确保来访者之前所说的话被听到了。

治疗师：当然，我知道你想要停下来，而且你正感到自己内在的某些东西害怕那会伤害到你的婚姻。

来访者：有那个，还有我真的没有时间。这件事情占据了我太多的时间。

治疗师：这些真的是很好的原因，你不想再那样做了。然而，你有一个部分确实也还是在做着那件事。而且或许，对那个部分保持好奇会有帮助。

来访者：这是个习惯，仅此而已。一个很笨的坏习惯。

治疗师：是的，但是毕竟，你内在有些东西正在做着那个行为。也许很好的做法是直接去对它做一些了解。至少这也许是值得一试的。

来访者：好吧。我要怎么做？

治疗师：现在让我们来邀请你停顿一下……感受你的身体接触着椅子……感受你身体内部的区域、喉咙、胸口、胃部、腹部……然后邀请在那里的那个会去登录、继续浏览色情网站的部分。邀请并等待。

来访者：【停顿】就像是这种"嘎达-嘎达-嘎达"的感觉。我感到我的腹部和腹部下面的位置被抓住的感觉。

治疗师：是的，让我们允许那个在那里。而且或许你可以问问它，通过那样做，它想为你得到的是什么。通过登录色情网站。

来访者：完全的沉浸。迷失在那个世界中。不需要再去应付任何人的感受。

治疗师：它正在让你知道，它想要你拥有的是完全的沉浸，迷失在那个世界中，不需要再去应付任何其他人的感受。和它核对一下对不对。

　　来访者：就好像把所有人都推开，特别是凯蒂。就好像独自一个人离开，摔门而去。

　　治疗师：你正感到它就好像把所有人都推开，你的妻子，每个人，然后摔门而去。让我们就和那个在一起，感受到来的是什么。

　　来访者：孤独……我正在感受到这种真的很悲伤的感觉。这里有一个孤独的孩子。

　　治疗师：啊。也许你可以和他在一起。也许你和我能和他在一起。

　　需要让来访者清楚的是，这份对于"想要做那个行为"的情绪状态的同理倾听，并不是支持它做那个行为。

一个情绪化进食成瘾的案例

　　有一位来访者一直在讨论自己对于体重和健康的担忧，想要减肥，对于自己吃很多垃圾食品并且变胖感到不安。这不是她第一次讨论这个议题了。这个来访者常常被情绪反应所湮没、情绪泛滥，用我们的术语来说就是"认同于"情绪体验（见第五章）。在这个小节，注意到她开始的时候是如何认同于这个位置并被它所湮没的。

　　来访者：我不知道自己为什么吃那么多垃圾食品。就好像今天，我买好了一顿健康午餐，但是却出门吃了一大包土豆片。【看得出她很不安】我为什么要以这样的方式来破坏自己？是我不喜欢自己吗，还是我就是不在乎……？我不知道是什么——而且我很讨厌自己又增加了那么多体重。（"我讨厌……"就是我们所谓的认同的位置。）

　　治疗师：所以你觉察到你的内在有些东西想要吃它想吃的东西——而且你内在还有一些东西对这个部分感到很生气、不安……我在想你是不是有这样的感受。（治疗师用了"你内在的一些东西"这个说法，来帮助来访者不再认同于这场内部战争的两个方面，然后邀请来访者来核对一下，这样的说法是否合适。）

来访者:【停顿下来感受】是的,确实有这样的感觉,就好像我买了这些很棒的食物,然后别的一些东西就接管了,去吃了任何我想吃的东西。(当来访者可以感受到有些东西接管了,可以邀请来访者带着兴趣和好奇,转向面对这个东西。)

治疗师:所以你感受到你内在有些东西好像"接管"了,并且去吃了任何它想吃的东西。我在想,你此时此刻有没有与那个部分有所接触。也许,如果对你有帮助的话,可以如临其境地想象一下你刚才提到的那个场景……

来访者:【停顿、闭上眼睛】是的,我现在可以感受到它。就在这儿。【触碰她的腹部的位置】感觉那里有很多的能量,有些东西被搅动了。(来访者已经能够迈出这关键的一步,向内感受并且描述出它在那里的感受,而且是在治疗师做了极少的指导的情况下。治疗师会认可这个接触,然后支持和它在一起。)

治疗师:此刻你正在和内在的那个地方连接——那里有很多搅动起来的能量。你或许会想要认可那个地方——有点像是和那个地方打个招呼……

来访者:很难和那个地方在一起——因为我对于它暴饮暴食感到很生气……(就像这个案例这样,我们常常会发现来访者退回到了认同的位置,特别是对于长期的、充满情绪负荷的议题。治疗师会使用"一些东西"这样的语言来邀请她回到自我临在之中。)

治疗师:是的,你也注意到了在那里还有一些别的东西,它对于这个地方正在体验到愤怒。你也可以承认那一点。看看它此刻需不需要一些时间,或许它愿意等待,同时你可以继续和内在的那另一个地方在一起。

来访者:事实上,当我与内在核对的时候,感觉可以和另外那个地方在一起。我真的想要彻底地了解一下这个模式……

治疗师:好的。所以你想要和另外的那个地方待一会儿——就在你胃部的区域。或许把那只手温和地放在那里,让它知道你和它在一起。当你待在那儿的时候,你可以注意一下,你的身体是什么感觉,什么东西到来了……(治疗师重新确认了身体的区域——"胃部"——而且用语言镜映了来访者的手,他能看到那只手仍然在触碰那个区域。他给出了一个温和的邀请,请来访者注意到那里的体验、感受如何,还有那里正在浮现出什么。)

来访者:【叹气】是的——当我把手放在那里的时候,它轻松了一点。

治疗师:是的,所以就在那里,那个内在的地方正在接收这股温和、接纳的能量，而且它放松了……现在，如果感觉对的话，你或许可以待在那里，也许可以感受一下出现了什么，或者问问它，它愿不愿意和我们说说这种想要吃东西的感觉……（当内在有了足够多的接触，我们就可以试着引入一些问询，这些问题把来访者带到已有的概念中去的风险会比较小。）

来访者：现在出现的画面是小时候的我，总是一个人，必须要照顾自己。我必须要承担那么多的责任，在那么小的年纪就要照顾自己……我受够了！【眼泪满溢，哭泣】我内在的那个孩子不想要那么负责任，不想必须得计划每顿饭、去健身房，等等。她想要自由，想要去做自己想做的事……想要被照顾。

治疗师：从那里出现了很多深刻的感受——感受一下那里的那个"孩子"不得不肩负起那么多的重担，要对自己负责，那本该是她得到别人照顾的时候……而且你能感觉到那里有那么多的能量，想要从限制和责任中突破出来，获得自由……你或许可以从内在让她知道，你听到这些了……

来访者：当我回到那里的时候，我可以感受到我胸口的一些东西收紧了。那是一份愤怒，因为没有得到照顾，还因为总是要独自做决定，要独自去做正确的事情。她不想听任何人的话……

治疗师：是的，我们或许可以想象一下，那么长时间独自一个人，难怪你内在的有些东西对此感到很愤怒。没有哪个孩子能够或者应该自己养大自己——所以你可以问问自己，如果你要成为这个孩子的更好的妈妈，比你自己的妈妈更好，或许可以感受一下那会是什么样的……

来访者：我找到了某种纪律，一种有爱而又坚定的结构。我猜我一直以来对她并不是一个很好的妈妈——当我感觉到自己成为那个很关怀的妈妈时，那感觉是对的。我感觉到自己胸口的区域松了下来。

在这个部分又继续做了一些探索。来访者感到这个觉悟是很重要的一步，说到自己的整个身体都感觉更平静，也更中正了。第二天，治疗师收到了来访者的一封邮件："如果今天我是我自己的妈妈会怎么样？我会做些什么来确保我的孩子获得成功和幸福？"后面还写到了几个非常有深度也很有想法的方法，她会以这些方式来与这个孩子互动，与她一起合作。（这个案例来自于 Glenn Fleisch，内容有调整。）

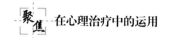

抑 郁

就像对创伤和成瘾一样，我们不会试图去全面地描绘如何对抑郁开展工作，而是就聚焦取向的治疗可以如何对抑郁的症状开展工作提供一些例子，展示一些方法。

第一个案例摘自池见阳（Akira Ikemi）的文章《聚焦取向治疗案例的一个说明》。这是一个很美的聚焦取向、体验性、关系性的工作方式的例子，个案进行了八次面谈。

个案表现出了典型的抑郁症状。他情绪抑郁，睡眠紊乱，要么没有胃口，要么暴饮暴食，噩梦，动力低下，注意力无法集中。他对于离家有焦虑感，或者更具体地说，是对离开儿子去上班有焦虑感。来访者说自己的情况"正在渐渐地变得越来越糟"。他见了一位精神科医师，医生给他开了抗抑郁药物（SSRIs），但是他没有服药。他感到药物并不能解决他的情况。（池见阳，2010，p.109）

池见阳了解了来访者的历史，了解到他的女儿在 5 岁时死于一种慢性病，那是两年半前的事了。最开始的时候，来访者请了三个月的假，暂停了工作，然后当他回去工作的时候，做得比之前任何时候都要更努力。他的抑郁是逐渐发作的。在第一次面谈结束的时候，池见阳邀请他感受自己"内在的天气"。这是一种聚焦式的邀请，是由寿儿·簇切（Shoji Tsuchie）发展起来的。来访者听到这个问题后似乎很高兴。

对于我"感受内在天气"的邀请，来访者笑了，说道："哇哦，这个问题真棒！我喜欢这种类型的问题。你知道，在别的地方，没有人会这样问我……在诊所当中，他们会问我症状，但是不会问这个！……是的，内在有点多云。还有烦人的雨。那个样子已经有一段时间了。"

在第二次面谈中，来访者提出了内在天气的问题，并且说自己那天内在是多云。池见阳邀请他和多云的感受待在一起。这就使得来访者可以更具体地去感受：他感觉到胸口有一团雾，脖子后面有一团云。在更进一步地描述云时，他说这让他感到"能见度低"，还说从他女儿过世之后，自己一直有这种能见度很低的感觉。在那次面谈结束的时候，他脖子后面的云飘走了，而且他也感觉好些了。

在第三次面谈中，来访者宣布他需要暂时离开工作一段时间。他"没有工作的动力"，他还说"所有的工作都卡住了。"池见阳向他解释了离职的过程。然后来访者感受了一下自己的身体此时感受如何。

"胸口雾蒙蒙的——就像蒲团中的旧棉花。【让我们来看看，这团棉花正在告诉你什么？】哇哦，这是一个很重要的问题！我需要这些问题，在别的地方，没有人会这样问我！……我不知道它正在告诉我什么……但是我感觉到它有话要说。"

在第三次面谈和第四次面谈之间，来访者去了一次美国，去拜访治疗他女儿的医生。他一直想去见这个医生，而且他们建立了一种友谊。在第四次面谈开始的时候，他告诉治疗师自己请了一个月的假，但是几乎没有感觉到放松，因为自己还是每时每刻都在想着工作。

"【今天你的内在感觉怎么样？】旧棉花还在那里。现在它的颜色变淡了。我真希望它不在这里，【让我们对它很友好。】……哦，是的，当你那样说的时候，我就在想，也许这团旧棉花已经在这里很久了。我只是没有认出它来……它正在说：'难道你没有听出来我在说什么吗？'然后我在听，但是听不见。"

在那次面谈接近尾声的时候，池见阳发现自己在对来访者说："我感到你正在一个改变的过程中。"来访者回应道："啊，是的。你也感受到那个了！是的。每当我来到这里，我就感到自己在进化。所以变化并不是回到我原来的样子。没有回头的点，因为就算是那个点，它也在不断地变化着。"

第五次面谈——"内在天气很烦人。乌云密布，而且雷电交加……我脊柱的中间感觉不自在……也许旧棉花变形了……我去了趟图书馆阅读了一下抑郁症。我找到一本书，书上说：**是时候接纳自己了**。那句话真的和我共振了。【怎么共振的？】我不知道。"（时间到。）

在第六次面谈中，来访者报告说他又请了一个月的假，而且他在家的时候感到更放松、更舒适了。在治疗师的邀请下，它向内感受，又一次发现了那个旧棉花。"就好像我是一个隔音的房间，它会吸收声音、热度、湿度……我无法享受事物……对什么事情都提不起劲……它又安静又舒服，但是很危险。"

在第七次面谈开始时，那是在一个月之后，来访者报告说，他在公司请的假又延长了。他的一些抑郁症状缓解了：他的睡眠更好了，他的食欲也上升了。但是"内在的天气"没有显示出太大的变化。"内在又黏又热。我以前很活跃，喜欢跨洋旅行。现在好像连计划都做不了。"来访者讲述了一些过去的事情，他曾经带家人出门旅行，体验在不同的文化中生活，但是他说自己现在对这个没有兴趣了。在对这次面谈的思考中，池见阳写道：

我对于来访者投身于教育以及跨文化的体验这件事情印象很深，另一个印象很深的方面是，他对于健康服务和提供健康服务的人的尊重。我也感到一些困惑，因为这与我对于攀爬在日本企业晋升阶梯上的人的印象不同。来访者的抑郁症状在某种程度上得到了缓解，但是，似乎仅仅是因为他离开工作了一段时间。他内在的感受变化并不大。与这个治疗的早期阶段相比，他的体验的进程似乎像是停滞了。

但是，情况正要发生戏剧性的变化。当池见阳向来访者打开第八次面谈的大门时，而且事后发现这也是最后一次的面谈，来访者看起来真的很不一样了：明亮而有活力。他宣布自己所有的抑郁症状都消失了，而且他回去工作了。

"甚至连雾蒙蒙的棉花也消失了，我感觉全清理了。现在，当我回过头去看，那是**给我的一个信息**，我的女儿在五岁的时候过世了，而且现在她在发送给我这样一个信息，'**爸爸，做些事情去帮助别人，不要继续这个样子了。**'那是**我心里的信息**。我没有阅读你的书。【《倾听心的信息》，作者池见阳，日语书】"我买了这本书，把它放在我的音响上面，但是有一天晚上，我只是看了书的封面，就通了！

"我过去常常会那样想，但是公司的生活是那么不同，是相反的方向。甚至连陪伴家人的时间都没有，在我自己仅剩的一点时间里面，因为我自己耗竭了，很容易就会对他们发火。**这种自我矛盾就是当时的心理障碍**。现在，当我这样说的时候，甚至就更清楚了。所以尽管我回去工作了，一旦我找到了另一份工作，我就会辞职。我想要做一份帮助别人的工作，特别是帮助儿童。我想要像他们一样生活。现在我有了勇气。我的女儿给了我勇气。当她过世的时候，当时我全身的血液好像都换了。我所有的价值观都改变了。我以前是那么地喜欢竞争，总是在奔波。现在我的价值观已经完全改变了！"[1]

当来访者说话的时候，他体验中的新的方面在不断地浮现。池见阳感觉到自己正在一个在《体验量表》（Experiencing Scale，见第一章）的最高水平的人的临在之中："体验中新的面向不断地得到解说，就好像是一种持续的感受的转变。"他觉察不到任何抑郁的踪迹；他感到来访者充满了生命力和能量。几个月后他从来访者那里得知，在他回去工作之后，他就辞去了公司的职务，开始与儿童一起工作。他继续感到精力充沛，对治疗感恩，没有抑郁的踪迹。

在反思这个来访者及其改变时，池见阳指出了简德林的观点（1973），心理治疗不是"内在的坏的内容"，而是一种生活的方式。

个体通过不同的活法来改变。（聚焦取向治疗师）不寻找内在的坏的内容，而是创造出一个人过上不同的生活的环境……在这个案例中，来访者在治疗结束时选择了过另外一种生活。然而，不同的活法不仅仅是在治疗结束时才出现

1　在刊登池见阳的文章的期刊介绍中，坎贝尔·巴顿（Campbell Purton）从聚焦取向的角度评价了发生在池见阳的个案身上的情况：

在这里发生的情况我们应该如何加以思考呢？我们可以把各种不同的理论体系与这个体验联系在一起——宗教的、心理学的、哲学的，并且基于此来"解释"这个体验。然而，聚焦取向的方法和**体验本身**在一起，而且是用来访者自己的语言。在这个案例中，"**她发送给我这些信息**。"……这是简德林（1991）所谓的**赤裸裸的语言**（naked saying）的一个实例，这样的语言有诗的特点，如果有个人问，这个孩子是不是"真的"发送了这个信息，就错失了这句话中的意义。在所说的话中就蕴含着意义，无须再加入一个额外的体系，让它符合这个体系。就像以人为中心的各种方法一样，聚焦取向的方法不需要我们致力于**任何一种**特定的体系；它允许来访者形成自己的意义，无论它想要采取什么样的方式，治疗师提供一种环境，促进需要出现的（或者形成的）的东西出现（或形成）（2010，p.92）。

的。暂停工作请假休息是来访者当时换种活法的选择，尽管在治疗结束前，那个意义还不是很明显。而且，就在第一次面谈开始时，不同的活法已经开始了。来访者对于我问他内在的天气感到很兴奋……这已经启动过了他内在的一种不同的活法——一种不同的与自己建立关系的方式。（池见阳，2010，p.113）

池见阳很谦虚地没有过多谈到自己的存在方式对于个案的过程有什么样的影响。在字里行间中，我们得到的印象是有这样一个好奇、温暖、友善而毫无侵入性的临在，他常常是分享来访者的困惑而不是知道应该要发生些什么，而且不断地回到关注对方的内在感受："那天的天气如何？"他没有给来访者提建议，而是以过程为导向的鼓励，请他和旧棉花的感受待在一起，然后问它想说什么。他所写的那本书的标题（不是那本书，仅仅是标题）是来访者最终汲取的一条线索，去探寻对于这个谜题的解答，而正是这个将他的生命再次唤活。

对我而言非常清楚的是，来访者对自己的过程的注意力是发生在一个治疗性的环境中的，其中治疗师与来访者的关系是关键。作为一个聚焦取向的治疗师，池见阳对于来访者自己的过程将会揭示出什么保持兴趣和开放。然而，"揭示"这个词用得并不太准确，因为这种类型的治疗性进程并不是发现一个长期以来隐藏的东西，而是某种暗在的东西的创造性浮现，这个暗在的部分过去从来没有被活出来过。

阅读这样的案例，或者在来访者身上体验这样的过程，或许会让我们想到，把抑郁看作一种停滞的过程，个体走到了一条错误的道路上，而且不知道怎么找到"对的"道路。当然，我永远也不会想要过度简化抑郁的复杂性和严重程度，而且我们知道，也许有很多的因素涉及其中。但是，现在我已经看到了很多这样的例子，来访者对自己身体的感受报以好奇的、非评判性的关注，同时受到一个专注的、接纳的治疗师的支持，这就创造出了一条走出抑郁状态的道路，走向生命新的可能。

倾听抑郁状态中的生命能量

抑郁状态常常意味着个体试图不去感受，就好像可能会出现的感受太多了，不可以得到允许。个体似乎就越来越深地沉入到一种麻木的状态中，冷漠、缺乏感受。在心理治疗中，来访者与治疗师有真实的接触，以及有可能如是地与自己内在当下的体验进行接触，这两者的组合就使得感受得以逐渐地浮现。

聚焦取向的治疗师格兰·福莱希（Glenn Fleisch，2009）说，与抑郁状态一起工作的原则就是，要与可能在那里的最少量的生命能量做连接。我们所说的生命能量，可能就是在生命方向上的任何一丁点儿移动（见第六章）。如果你请人们描述一下他们的处境，生命能量常常就会展示在你的面前。我们并不是在提议你问人们，他们有没有感受到生命能量。抑郁当中有一个部分是意味着，人们无法触及在那里的生命能量。如果我们以一种放松的方式倾听，保持与来访者正在说的话连接，往往是能够注意到一点点生命的微光的，尽管来访者或许已经准备好了一晃而过。我们或许需要提出停顿一下，于是在其中的生命不致就此被略过。

福莱希描述过一个来访者，来访者自述有过多年的重度抑郁，而且最近加重了。"你甚至可以从他的姿态中看出来，他在往下塌。于是我与他进行核对：'就好像你内在的某些东西背着一个重重的负担？类似于那样的？'"来访者说是的，然后继续说道，他的家人对他有很高的期待。

在一段时间的共情倾听之后，福莱希问来访者："你是做什么工作的？你喜欢做什么？"来访者答道："我喜欢开车，一个人。"

治疗师：也许我们可以感觉一下那是什么感觉。

来访者：当我在车里的时候，没有人对我有任何的期待。我喜欢在乡间开车，有风景。

治疗师：看看你能不能注意到那时候整体的感受是什么样的……

来访者报告在胸口感觉到一种温暖和放松，他的肩膀往后靠，坐直了，进入了一种更放松的姿势。福莱希邀请他继续和这个享受的感觉在一起，让它们充分地在那里。过了一段时间后，来访者就能够运用独自开车时的正面感受，来创造出一种内在的安全感，可以在其中探索自己抑郁背后的议题。他后来也能够拓展生活当中对他而言感到很愉悦的事情，并且最终能够重新开始工作了。

在一个甚至更有戏剧性的故事中，福莱希讲述了一个来访者从蒙到被子下面的渴望中找到生命前进能量的故事。这是一个曾经企图自杀并且酗酒的女士。

她把自己描述为"并不真的存在于这个世界"。她提到了自己内在的一个痛苦的伤口，但是也说自己不想去那里。

> 来访者：我真正想做的事情只有睡觉，把被子蒙在脑袋上。
>
> 治疗师：当然这些我全都理解，就长期而言，你也真的想要能够起床、过你的生活。但是让我们只是来感受一下……在那个把被子蒙在头上的动作中，也许蕴含着一些东西。也许，可不可以，去感受一下那个？
>
> 来访者：可以。

当她允许自己想象演出这个渴望，就是上床睡觉，把被子蒙在头上，她看到了自己小时候的一个画面，房间里还有她的妈妈和爸爸。很显然，她在很小的时候曾经被遗弃过。

> 治疗师：也许只是去感受一下，那是什么感觉。
>
> 来访者：那种感觉很安全、很温暖……【爆发出深深的抽泣】你的意思是说我可以蒙在被子下面？
>
> 治疗师：不止可以，而且你的内在有一些比我们更懂得它自己需要什么的东西。

来访者长久以来一直在对抗着自己蒙到被子下面去的渴望。现在，她可以感受到在那个模式中的生命能量，而且生命能量已经在向前进了。

个体可以如何带着自我觉察来转变抑郁

在我写作这本书的过程中，我听说了一位女士把自己从抑郁中拉出来的经历，在那些非凡的日子里，她为自己作了见证。我被她写的东西深深鼓舞，于是我征求了她的意见，在这里分享她的故事。以下是她的原话。

我曾经深受抑郁之苦，有时一连好几天，感觉被生活所湮没，因生活而虚弱，待在床上哭泣，对抗着身体里毒素弥漫的感觉，就好像我真的在从皮肤里面慢慢出来。在很长一段时间里面，我对这些体验的反应就是自我憎恨和自我厌恶。

有一天，出于某些原因，我发现自己能够对自己临在，并且对出现的情况临在。我没有离开我的房间，但是我也没有回到床上。相反，我开始对正在发生的情况感到好奇。我甚至记得看着镜子中自己的脸，见证着焦虑、眼泪和痛苦，我想："哇，我看起来多么不同寻常，这些感受对我的影响在身体的层面上是多么地真实。"我仍然是受了一整天的苦，但是我对它的体验不同了。我更扩展也更有觉知。第二天，我感到有很多的疗愈和整合。

从那之后，当我再次感到被湮没的时候，我再也没有体验到过以前的那种自我迷失。我告诉朋友们这件事时，我是这样说的："我更是自己这艘船的船长了。"

通过准确而仔细地关注自己的感受，这位女士找到了一种方法来自己转化让人虚弱的抑郁的体验。当然，这样的一个故事并不是想要否认临床抑郁的严重性，或者否认在大部分的情况下，专业支持仍然是需要的。而是，我讲述这个故事是因为它说明了，如是地关注个体此时此地的体验的力量，甚至是在最严重的案例中，它也能够产生影响。如果我们能够支持来访者把这样的注意力带给他们正在体验的感受上，他们改变的可能性就会变大，而且这正是我们想要的。

在这一章中讲述的是与创伤、成瘾和抑郁开展工作，已经很清楚，聚焦可以结合到与来访者开展工作的各种不同的模型和方法中去。在第九章中，我们将更具体地探索聚焦可以如何混合到各种工作方法中，起到强化的作用，并且可以与你已经在和来访者做的工作进行互补。

第九章

把聚焦加入不同的治疗模型中

阅读到这里，应该已经很清楚的是，聚焦可以融入你已经在和来访者开展的工作中去，并且会有支持的作用。因为聚焦是一个自然的改变过程，它在每一种临床设置中都能找到自己的道路。通过对此保持觉知，我们甚至可以更深远地强化这个改变过程。如果愿意的话，已经在使用本章中所讨论的方法的临床治疗师，或者运用类似的方法的治疗师，或许会欣赏如何把聚焦整合入其中的建议。

我在这一章中选择了十种治疗方法，意图是要提供一个代表性的样本，代表当今在实践中的心理治疗类型；即便如此，还是有很多疗法没有纳入，我所讨论到的模型是我自己的简洁的看法，还有很多重要的模型是我没有讨论到的。希望我在这里呈现的简单的看法能够为你提供一个理念，如何把聚焦与任何一个你正在使用的方法结合起来。

在讨论可以如何将聚焦与其他的模型结合使用时，我并不是想要暗示，其他的模型缺少些什么，或者它们不完整。在这个章节中讨论的每一个模型都是我尊重的，而且经过了成功而有益的实践。然而，总会有一些来访者需要更多一些东西，而且在你已经在用的实现治疗目标的方法之外，再教会来访者使用聚焦型的觉知，这有可能会有支持性的作用。

一个关于心理治疗的整合的注解

曾经有一段时间，我们认为采用某一种治疗模型就排除了其他所有的模型，而且无论你在用的是哪一种模型，需要严格地遵照这个模型操作。至少是从 20 世纪 80 年代起，已经不再是这样的情况了。如今折中主义很普遍，"心理治疗整合探索会协会"（Society for the Exploration of Psychotherapy Integration，SEPI）的繁盛表明并支持了这一点。马文·高弗莱德（Marvin Goldfried）编辑了一套令人着迷的心理治疗师回忆录，他们在自己的职业生涯过程中发现，他们需要从最初学习的领域中继续拓展自己的工作方式。几乎每个案例的结果都是，心理治疗师选择了一种更为折中的方法，而不是转而效忠于另一个治疗模型的阵营。

临床治疗师遇到了一些自己原有的理论方法不够用的情况，然后他们决定借用一些来自于其他取向的方法，这种情况并不是不典型。并且或许，在一些更为哲学性的时刻，他们会考虑到这样一种可能性，人类的功能运作以及治疗性改变过程的复杂性无法被他们特定的思考学派所完全捕捉，这也是有可能的。（Goldfried，2001，p.4）

罗斯柴尔德（2000）指出了让治疗适应来访者的重要性，而不是让来访者适应治疗。因为这样，对于治疗师而言，熟悉多种不同的治疗模型就很重要。

从我最初跟随简德林学习的时候开始，他就强调聚焦不是独树一帜，而是需要与其他的方法结合在一起。他非常相信，我们要以个体需要得到回应的方式对个体做出回应，因此，临床工作者最好能够熟悉尽可能多的治疗模型。

所有心理治疗的取向和程序都是紧密相连的。最首要的总是个人，以及治疗师与这个人之间持续的链接。就像程序一样，所有的理论也都可能是有破坏性的，如果我们就把个体当成理论所描述的那样的话。个体是一个人，而不是一个物……人总是又一次新鲜地来到那里，（总是）不仅仅是理念和程序。（Gendlin，1996，p.172）

聚焦本身并不是一种治疗模型，但是可以被视为一种元模型（metamodality），是一种工作的模式，能够把我们所做的任何类型的工作连接起来，成为那种工作的基础。当我们把聚焦引入我们的工作中时，我们引入的不是一种技术，而是一种对于人类生命的本质的看法，我们的身体是如何暗含着更丰满的生命的正向成长方向的。

聚焦允许自己被几乎是任何理论或方法横跨 [Cross，跨，是简德林的术语，用来形容一个异花授粉（cross-fertilization）的过程]。这个整合的过程相当复杂，然而，因为聚焦并不像其他的技巧那样，只需简单地添加进去。它是一个潜在的基础，让治疗师知道以什么样的方式体验人类生命的本质以及成长的过程。它包括一些假设，如：1. 每一丁点的人的体验中都暗含着下一步的运动。2. 我们的身体不是独门独户的机器，而是开放性地接收着环境，登记着我们所生活的环境中的大量的知识。3. 我们有能力触及这种"身体的了知"。（Preston，2005，p.4）

认知行为疗法

认知行为疗法（CBT）是当今运用最为广泛的治疗模型之一，始于 20 世纪 50 年代，"作为不再将情绪问题视为疾病或反常的运动趋势的一部分……与之相反的是，行为治疗师们把情绪问题看作适应不良的学习"（Fodor，2001，p.131）。学习理论的原则被引入到了对于精神障碍的概念化、评估和治疗之中。在 20 世纪 80 年代，行为主义的方法中加入了认知治疗的方法，把障碍视为源于错误的思考。行为主义与认知疗法的汇合听起来并不像"认知行为疗法"这个名字这样统整，而是一个宽大的帐篷，在这个帐篷中的实践者们要么更多是行为主义的，要么更多是偏向认知的，他们的共同之处在于把重点放在来访者和治疗师的合作上，一起创建并实施治疗计划，同时教会来访者自我安抚和自我观察的技巧（Craske，2010）。

在我为这本书所做的采访中，我遇到了很多把聚焦的视角结合到认知行为疗法中的心理治疗师。比如，处理焦虑问题或者恐怖症的来访者也许会问治疗师，有没有一种方法可以清除或者释放掉症状，然后治疗师就会提供认知行为疗法中的渐进暴露于恐惧的刺激物的步骤。然后，来访者会用聚焦的方法来向内核对，内在还有没有剩余一些有待处理的议题，或许还会回到聚焦过程中去处理余下的方面。对于需要在两次面谈之间处理焦虑症状的来访者，可以提供一种源自聚焦的自我关怀的过程，如"让一只手温和地去到那里"和"让它知道，你听到它有多么害怕了"（见第五章）。

认知行为疗法的另一个典型的方面是，与来访者合作，设定治疗目标和治疗计划。可以在设定目标中用到聚焦模式的感受，来访者可以用它来感受一下目标的感觉对不对，或者是否需要进行调整，以使它更有可能发生。运用认知行为疗法的治疗师或许会倾听来访者一会儿，从中提取出来访者的目标，然后也许会问："我们要不要把这个设定为目标"（Beck，2011）。在加入聚焦的方法之后，治疗师或许会邀请来访者找一找关于目标的体会，检查一下现在的用词，感受一下它感觉"好不好，合不合适"。

治疗师：那么完成并递交一份论文怎么样？我们要不要把这作为目标？

来访者：呃，好，大概可以。

治疗师：要不要暂停一下，你花些时间，看看这个主意对你来说整体感觉如何？（如果"感受"或者"身体"这样的词与治疗师的临床取向不匹配，应注意可以怎么样不用这样的词来邀请感受。）

来访者：我猜我……这里有一点不轻松。

治疗师：花些时间，让它更多地浮现出来。

来访者：大约是……我甚至不确定自己在学校选的课程对不对。

治疗师：好的，那么我们把第一个目标定为，搞清楚哪个课程适合你，怎么样？

来访者：【深呼吸】好的！

在设定目标和制订治疗计划的阶段，如果来访者得到了协助去寻找与之相关的体会，那么他们有可能会有更高的动机，更加投入于完成治疗师布置的作业，更多地依照治疗计划进行。在评定或者重新评估治疗策略时，也可以用同样的这种向内进行核对的方法。

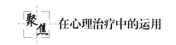

自体心理学

自体心理学，由精神分析师海因茨·科胡特（Heinz Kohut, 1984）创立，在当今的精神分析界非常繁荣，有很多的践行者和分支（Lessem, 2005；Stolorow & Atwood, 1992）。自体心理学重点强调的是，治疗师与来访者之间的关系具有填补来访者在某些发展阶段中缺失的滋养性的关系体验的潜能。自体心理学是精神动力型心理治疗的一个分支，其关键的心理治疗概念是处理无意识，以及解读移情。

自体心理学治疗过程的一个主要的模式是一种同频，罗威赫·麦克伊萨克（Rowehe MacIsaac）把它称之为"扩展的同频"（expanding attunement）：

> 这不仅仅是要听到病人所说的话的内容，还要对病人对于自己所说的话*有些什么*体验作同频……扩展的同频是一个主体间的过程，分析师在这个过程中尽可能地贴近病人的体验，这也包括病人在同一时刻对于分析师的体验。（1991, p. 137）

这种同频与聚焦的过程是具有高度的一致性的。事实上，我很难想象，如果临床工作者没有形成某种内在的觉察的话，他／她怎么可能根据这个建议来操作。

我来举一个例子，来说明聚焦取向可能可以如何支持到自体心理学的工作方式。洛娃（Rowa）和麦克伊萨克（MacIsaac）提供了一份很长也很有帮助的关于"欧女士"的案例讨论。欧女士 26 岁，高度焦虑，而且有一系列的生理症状。这个片段截取自治疗的第七个月。

> 欧女士慢慢地走到沙发那里，躺了下来。她沉默了一会儿，说道："我不知道该说什么。我的脑袋似乎一片空白。"她沉默了几分钟，显然正挣扎于自己的想法之中。我说："今天很难开始。"我沟通出了对于她的体验的理解，这似乎缓解了她的紧张。（1991, p.166）

作者指出，这样回应的目的是为了表达"我以我的思考和感受来贴近欧女士的体验"。当然，这个回应是完整的，而且精确地完成了它在这个治疗情境下所需要完成的工作。

但是，如果想要更有意识地把聚焦取向的方式带入到这个设置之中，我们可以想象，治疗师以如下的语句来作回应："你感觉到今天很难开始。"或者，甚至可以这样说："你感觉到你内在有些东西发现今天很难开始。"治疗师这样的回应是对来访者的邀请，邀请来访者去感受并陪伴自己的感觉状态。如果个体想要把聚焦的方法结合到自体心理学的框架中去的话，这就是一种开始的方法。

内部家庭系统疗法

内部家庭系统（IFS）模型是一种强有力的方法，用于理解人类的问题，也是一种创新的、丰富的哲学实践，它邀请治疗师和来访者一起进入到一种转化性的关系之中，疗愈在这种关系里面发生。内部家庭系统是由理查德·施瓦茨（Richard Schwart）发展出来的。他的一位患有贪食症的来访者遇到了自己内在的一个部分，这让他想起了自己接受过的家庭系统治疗培训。尽管有许多方法是对多重自我状态和多个内在部分开展工作的，但是施瓦茨发展出了一种独特的方法，这套方法围绕着他的一个清晰而有力的核心概念——"自我领导力"。来访者被假设为是一个能够做自己、不强制的、合作性的内在领导者（施瓦茨，1995）。

内部家庭系统和聚焦形成了一种很自然的合作伙伴关系，这有很多原因。内部家庭系统和聚焦都强调赋予来访者力量，以非病理性的方式看来访者的议题。假设来访者具备疗愈即转化性改变所需要的资源。内部家庭系统对于自我的概念与聚焦对于"自我临在"的概念有极高的相似性。

当内部家庭系统的治疗师帮助来访者触碰到某个部分时，这个部分常常被体验为一个画面，这个过程被施瓦茨称为"洞察"："用'看见'来描绘这个过程并不总是很恰当，因为对于有些来访者而言，他们就好像是在看一部彩色电影，但是对于另一些人，那不太像是一个画面，而更像是一种有一些事情正在发生的感觉"（1995，p.113）。

通过观看内部家庭系统治疗的示范，阅读关于过程的记录，我开始确信，当内在的部分被接触到的时候，体会往往就自然浮现了。内部家庭系统的治疗师甚至会用"体会"这个词，他们对体会的描述是"开始的时候有些模糊的东西，渐渐地袒露出自己"，对我来说，听起来也确实像是一种体会。

有的时候，一个部分开始时并不清晰。开始的时候是一个模糊的画面，或者某种感受——比如"它自己折叠起来了。"通过耐心而且好奇地与这个部分在一起，你会开始了解这个部分。不要过早地催促澄清。如果你保持开放和兴趣，这个部分会知道它是受欢迎的，在几分钟的过程之后，它的本质就会变得更清晰了。比如，"它自己折叠起来了"也许会渐渐地显现出，这个部分卷起来是为了保护自己免遭攻击。（Earley，2012，p.116）

把聚焦的工作方式引入到内部家庭系统中或许包括，邀请对这个部分进行更加细致的体会，甚至当来访者一开始出现的体验并非如此时。

来访者：我看到一个老太太——她看起来像是个女巫，而且对我皱着眉头。

治疗师：你或许可以花些时间来感受一下，你能不能以一种具身的方式来感受一下这个老太太。

来访者：就好像我的整个肩膀被紧紧抓住了似的。

治疗师：让我们和你一起保持对那个紧紧抓住的感觉的觉知，同时你问问自己的内在，它可不可以和那个老太太聊聊。

我们或许可以期待的一点是，身体的改变将会反映到过程的改变中，各个部分显露出它们一直以来试图保护个体避免什么，或者守卫什么。内部家庭系统疗法的治疗师已经是很频繁地在邀请身体觉知了。就像我说过的，这两种方法相当的共融，当我们有意识地将聚焦引入内部家庭系统疗法，或者将内部家庭系统疗法引入聚焦，这种共融性将能够更好地服务于这两种方法。

快速体验式-动力学疗法

AEDP（快速体验式-动力学疗法, Accelerated Experiential-Dynamic Psychotherapy）

是由戴安娜·福莎（Diana Fosha）创造的，她阐述了在自己的工作背后的核心哲学思想：

在面对困难甚至悲剧时，仍然过得丰富而有连接，这就要有一种感受并运用我们的情绪体验的能力。有那么多人远离并害怕家庭或者社交生活，并因此而寻求心理治疗，寻根觅迹之下，总是源于对于情感的畏惧……如果在治疗环境中能把因情感而遭受苦恼的体验变得不那么令人害怕——也即，如果可以帮助病人感到足够安全，可以去感受——那么他们就将能够收获深刻的益处，因为在核心情感状态的内部具有强大的适应性力量，也蕴含着巨大的治疗性潜能。（2000，p.13）

在这个简洁优美的基本前提假设中，福莎建立了一套复杂而又详尽的方法学，它具有深刻的关系性，而且是基于经过仔细验证的理论基础。情感作为"内嵌的、适应性的、表达性的、沟通性的人类体验的一个面向"，与人类婴儿的安全性依恋相关，也正是依恋风格导致了面对创伤时的抗逆力。

福莎提到了一种"核心状态"，这似乎与我们的"自我临在"很相似。她说自己工作中有一个关键的面向，就是透过自我与自我的关系培养一种内在的安全依恋。就其与聚焦的相似性而言，福莎说"AEDP 的这个巨大的方面是关于细节化的探索，并且对于个体的体验的质地不作任何期待"（私人沟通，2012）。

福莎对于"核心情感"的定义能够很好地包括体会，而且与聚焦的觉知具有很好的相容性：

选择*核心情感*这个术语只是为了指代那些重要、自发并且当抑制自发反应（如，防御策略）的动作无效时会出现的体验……*核心情感*，或者更精确地说，*核心情感体验*，指的是当我们不试图掩盖、堵塞、扭曲，或者让我们的情绪反应禁声时，所出现的情绪反应。（2000，p.15，原文为斜体字）

为了更具体地说明聚焦或许可以如何与 AEDP 结合使用，我选取了福莎（2000）的一个个案过程片段，福莎在这个案例中说明了病人在经历了一次强有力的哀悼过程之后，治疗师是如何支持病人体验那个新鲜浮现的能量的。我选择了这个片段，是因为我强烈地感觉到它与聚焦过程所强调的倾听"生命前进方向"的相似性（见第六章）。

> 病人：我星期一早上醒来，因为这个念头而感到安慰……"我必须要把这个搞清楚，而且我们某一天或许可以再一次一起上路，但是这个必须得先发生……所以我们走吧。"
>
> 治疗师：嗯。
>
> 病人：我星期一早上醒来，我说"我们走吧"（大大的笑容）。我一直在和这个感觉进行核对："这是个防御吗？"不是。它只是"我们走吧"。
>
> 治疗师：我们走吧……那很棒。
>
> （这次面谈中后来的时间）
>
> 病人：我对这个"我们走吧"感触很深。它很深刻。
>
> 治疗师：那感觉很好。（福莎，2000，p.168）

我想借这个机会来说一说，如果我是这位治疗师的话，我可能会怎么做，这并不是想要暗示福莎的这个个案还没有做彻底。我真希望我也会被来访者在一个漫长的哀悼过程之后的这种"我们走吧"的生命能量所深深触动。我很可能会在自己的身体里面"一起感受"它——我敢肯定福莎当时就是那样做的。（见第十章，治疗师对于自身体会过程的运用。）在某个时间，我可能会说："是的！让我们真的拥有这个'我们走吧'，就在这儿。也许现在你可以感觉一下你的身体，在你有这个'我们走吧'的时候"。

来访者可以同时既"拥有"新鲜的、生命向前进的感受，又在其中加以感受，去感受它所蕴含的更多的、还未用语言加以表达的部分。

辩证行为疗法

辩证行为疗法（DBT）是由玛莎·林娜翰（Marsha Linehan）发展出来的，特别用于被诊断为边缘性人格障碍的来访者。它结合了认知行为疗法的原则，采用从佛教修行中汲取的正念觉知的方法，强调在治疗联盟中形成一种无条件接纳的氛围（Linehan，1993）。

正如林娜翰在开始时所提出的，对于现实及人类行为的本质的辩证的观点，具有三个主要特征："相互关联性及整体性"原则，现实是"内部相对立的力量的妥协（正命题和反命题）"，以及"现实的本质导致一种整体性，在改变的过程中持续存在"这一假设（Linehan，1993，pp.31–33）。这些原则，特别是第一个原则和第三个原则，与聚焦基础的哲学观点是完全一致的。另有一些基础的假设，认为"病人已经尽了自己最大的能力，"以及"病人想要改善"（Linehan，1993，p.106），也与聚焦是一致的。

DBT 有一个关键的方面叫作"结构技能训练"（Linehan，1993，p.103）。病人除了一对一治疗之外，通常还要参加小型的团体。训练的技能包括：核心正念技巧、痛苦承受技巧和情绪调节技巧。在 DBT 小组中教授聚焦会是一个很有帮助的过程，因为它能为这三个方面都提供资源。

DBT 和聚焦显然是相容的，也能够结合在一起。毕竟，DBT 中的正念练习已经包括了完全如是地感受身体。为了把聚焦引入其中，治疗师可以加入的是，邀请来访者停顿一下，允许对当下议题的一种"整体感受"进入觉知之中，然后描述并承认出现的内容。

身体体验

身体体验（SE）是由彼得·莱文（Peter Levine）创造的心理治疗过程（1997，2010），它是基于这样一种理解——在面对创伤时，有机体的抗逆力这一自然过程会被打断并关闭，也可以通过帮助加以恢复。莱文的研究与工作揭示了身体在创伤疗愈过程中的关键角色。为了让创伤得以释放，以生存为导向的身体动作需要得到完成，这个概念很强大，而且与聚焦的理念非常和谐一致——停滞的过程暗示着它需要把什么往前带。在创造"身体体验"的治疗方法时，莱文加入了一种聚焦式的觉知。他和来访者一起工作的方法是，请他们在身体里面同时感受具有挑战性的体验和富有资源的体验。聚焦和"身体体验"都强调身体自然的疗愈过程，并且寻找来访者的身体所感受到的有力的资源和抗逆力。

在莱文对于来访者过程的解读中，不难发现一些很可能是正在发生聚焦过程的时刻。比如，在这个"米莉亚姆"的片段中，莱文请他的来访者慢慢地重复一个动作，然后请她注意自己在做这个动作时，手臂有什么感觉。米莉亚姆的反应一开始有聚焦的特点——犹豫了一下，然后自我纠正。

"感觉就像我在把一些东西推开……不，更像是把一些东西拿开……我需要更多的空间，这是它真正的样子。"她的手臂在面前划开，从身体两侧放下，创造出了一个 180° 的自由动作。她自发地深深呼出一口气："我不再感到那么窒息了，而且腹部也没有了开始时的那种痛了。"（2010，p.161，原文为圆体字）

从聚焦的观点出发，米莉亚姆的这次治疗特点很不寻常，因为体会是以动作的形式表达出来的。不寻常，但是并非从来没有听说过。聚焦取向的治疗师格兰·福莱希（Glenn Fleisch）做过大量这方面的工作，来访者的姿势是内隐的向导，他的做法包括：引导来访者缓慢地重复这些动作，同时感受那是什么感觉。
莱文继续谈道：

她伸出双臂，又一次伸展了一下手腕。这一次，她伸出了几秒钟，几乎把手臂伸直了。"是同一个问题……即是在工作中的，也是和我丈夫之间的。"现在她把双手温和地放在大腿上。"这对我来说很难，我不知道为什么，但是……我感觉自己没有权力这样做……就好像我没有权力拥有我自己的空间。"（2010，p.161，原文为圆体字）

莱文问她，这个更像是一种感受还是一种想法，米莉亚姆回答他其实是一个想法。在莱文的讲述中，这次令人着迷的个案还继续进行了更长的时间，而且显然对于来访者而言有巨大的价值。我毫无暗示还需要发生任何别的事情的意思，我们可以想象，如果是用聚焦的方法，它可能可以有什么样不同的做法。

来访者：这对我来说很难，我不知道为什么，但是……我感觉自己没有权力这样做……就好像我没有权力拥有我自己的空间。
治疗师：你正感到**你内在有些东西**感觉你没有权力拥有自己的空间……也许你可以感觉一下，你在哪里感觉到**那个东西**，那个觉得你没有权力拥有自己空间的东西，感受一下那是什么感觉。

当任何的想法都可以成为体会时，对于想法和感受的区分就不那么重要了，从自我临在出发给予"某些东西"关注，然后它就能打开并向前进。

我采访了好几个把"身体体验"与聚焦结合在一起使用的心理治疗师，他们都提到，通过有意识地使用临在的语言（"你正感到你的内在有些东西感觉到……"）会对自我临在起到支持作用，也是对 SE 很有帮助。得到了支持做到自我临在的来访者能够接收到更多莱文所提到的好处。他说："透过反射性的自我觉察，以及支持性的自我接纳，帮助来访者培养并调节忍受极端感官的能力，使他们能够调节自己不舒服的感官和感受"（2010，p.137）。

感官运动疗法

感官运动疗法是由帕特·欧格登（Pat Ogden）发展起来的，汲取了荣·柯兹（Ron Kurtz，1997）以身体为中心的"哈科米疗法"，是一种综合疗法，用于对身体感官和运动开展工作，但是不发生接触（Ogden 等，2006）。纯粹以一种感官运动的方式工作还不是聚焦取向的过程，因为这样的感官运动疗法关心的是身体的反应，它被定义为"本能性的，非意识的"（Ogden 等，2006，p.5）。就如我们所看到的，聚焦带来了一个维度的身体意识，它混合并整合了感受到的意义；体会并不是一种本能的、非意识的经验，而是经由刻意邀请，包含着复杂的连接网络的生命意义和暗在的前进步骤。

但是，感官运动的心理治疗和聚焦的结合可能会有丰富的产出，就像和我聊过的很多心理治疗师正在做的那样。为了说明这两者可以如何结合，我会借用欧格登等人所讲述过的一个来访者的故事：

有一位来访者，她的肩膀明显可以看出很紧张，治疗师请她注意到这份紧张，并且探索其中的意义。她报告说，感觉像是在把愤怒往里收——这份洞察来自她的身体，而非认知。这导致她意识到了一个自己的错误信念，就是她没有权力对虐待她的父亲生气。通过紧张本身来对愤怒开展工作（慢慢地做出

211

这份"紧张"想要做的动作，处理相关的记忆、信念和情绪，学习放松这份紧张），协助这位来访者踏上了更充分地表达自我和处理与她的过往创伤事件相关的情绪的道路。（2006，pp.12-13）

当我读到来访者感觉像是在把愤怒往里收，而且是通过"觉察她的身体，而非认知"这段的时候，我感到很受震撼。在这里，来访者很可能得到了一个体会，特别是它导致了对于错误信念的洞察。感官动作治疗师请来访者"通过紧张本身"来与愤怒开展工作，邀请缺失的那些动作，学习放松这份紧张。如果在这里，治疗师想要带入一些聚焦，我们可以想象那次面谈可能会是这样进行的：

治疗师：你或许可以让它知道，你听到它有多么生气了。

来访者：是的，它很生气……而且有一些感受，就像是……不可以生气。我没有权力对爸爸生气。

治疗师：你正感到你的内在有些东西感觉不可以对你的爸爸生气。所以你有生气的感受……而且你有一些东西在说不可以生气……这两者都在那儿……你也许会想要对那份紧张说："如果那里既有一种生气的感觉，同时还有'不可以生气'也在那里的话，难怪会这么紧张。"

来访者：没错，是的。这让我松了口气。不可以生气——我在让它知道我听到了……现在它在放松了。我的肩膀在放松。

一个治疗师如果可以既有感官动作的方法，还有聚焦的方法可选，基于来访者的需要和风格，无论是纯粹用感官动作的方法，让动作慢慢做出来，然后放松紧张，还是促进一种内在共情的接触，接触到这些紧张一直以来试图要做到的。这两个过程可以从一种转换到另一种，在一次面谈中结合起来使用。

EMDR

快速眼动系统脱敏疗法（EMDR）是由弗朗辛·夏皮罗（Francine Shapiro，2000）发展出来的，是一种八步骤的心理治疗方法，包括很多有效的、结构化的心理治疗元素。这个疗法的核心，是治疗师帮助来访者在自己的视觉范围内移动眼球。这是一种开放的觉知的正念元素，在那个过程中，来访者"只要注意到发生了什么。"

阿姆斯特朗（Armstrong，1998）写过在治疗创伤时如何结合聚焦与EMDR，她描述了自己的实践，帮助成年人从童年的创伤中恢复，特别是对孩子的性虐待。在一个能够提供亲近同时又不侵入的人的陪伴下和创伤的内容在一起，就像在聚焦的方法中那样，是一种深刻的疗愈体验。在阿姆斯特朗的观点中，EMDR增加了人们"抢跑"创伤性素材的能力（1998，p.28）。

玛丽·霍华德（Mary C. Howard）是一个心理治疗师，在她开始学习聚焦的时候，已经接受过了EMDR的培训。她告诉我，现在她是如何结合EMDR与聚焦的。

聚焦给了我一种新的帮助来访者调节自己的神经系统的方式，也能教会他们如何做自我调节。我特别喜欢内在关系的理念，帮助来访者处于自我临在。无论对于来访者而言，在那里的是什么，都需要得到尊重和承认。承认是最好的临在方式，因为你是在以一种非评判性的方式进行确认。我热爱聚焦，因为它是如此温和，而且总是由他们的身体来主导。从EMDR中，当人们总是处于循环之中，滞留在自己的头脑里，很难安顿到自己的身体里面，或者无法做到足够安静，因而不能够触及自己的体会并且和体会在一起时，我会用EMDR的双侧刺激。

可以通过让眼睛追踪手指的移动来做到双侧刺激，或者用准备好的录音以听觉作为刺激，或者轻怕身体的两侧。这位治疗师发现，双侧刺激这个EMDR的技巧，有一种安定的效果，能够让来访者的头脑安静下来，并且进入自己的身体。当他们冷静下来进入自己的身体，从脑海中令人分心的说话声中出来，慢下来，他们就能够去注意那些真的需要他们注意的东西，以一种聚焦的方式。

另外一种 EMDR 和聚焦可以结合在一起的方式就是，熟悉 EMDR 的效果的来访者，可以在治疗到达某个点上的时候主动提出要求。"我感觉这里可以做一下 EMDR。"治疗师和来访者可以进入一种 EMDR 式的处理风格，然后用一种聚焦式的感受方式，进一步对出现的内容加以处理和整合。

对于有些来访者，我会设置好一段时间来做 EMDR。对于另一些来访者，单次的面谈或许就能让事情有所进展。仍然，对于那些对 EMDR 很熟悉的人而言……他们就会要求在一次面谈中做足够多的眼动，让创伤能够动起来，于是体会可以被往前带。（Armstrong，1998，p.29）

以人为中心的体验性疗法

聚焦来自于简德林和卡尔·罗杰斯合作的研究，受到简德林的哲学视角的启发。在罗杰斯的工作中，这股溪流流向了以人为中心的疗法（罗杰斯，1961），在心理治疗的世界中的许多领域繁荣发展（Mearns & Thorne，2007；Warner，1998）。体验性心理治疗是由简德林建立的（1973），如今被加入到了许多实践方法中（Purton，2010），它们都共享同一个视角，认为改变的精华就在于来访者的体验过程。

没有必要写将聚焦整合到体验性心理治疗中去的内容，因为在这种治疗模型中，聚焦已经是最熟悉的了。通过把重点放在抓住来访者的参考框架，聚焦也可以很顺利地被引入以人为中心的疗法中（Purton，2004），在其中可以加入对于在来访者的体验中正在形成什么的关注（Gendlin，1968）。

来访者：我想要改变自己的不敏感。这是我来参加治疗的一个原因……不过我已经走了很长一段路了。在我小的时候，我对于感受一无所知。

治疗师：当你回过头去看的时候，你对于自己走了那么远的路感觉相当的好。

来访者：我也设法在自己现在的工作中做到了，我的岗位接近最高层，而且我的名声是，我不是一个很难相处的人。

治疗师：你没有做坏人就做到了那个职位。

来访者：【哭了】该死。我不知道我为什么哭。这真蠢。

治疗师：你的内在有些东西冒出来说：我不是一个坏人！

来访者：是那样吗？（Gendlin，1996，p.22）

在他们杰出的《以人为中心的咨询指导》一书中，戴夫·莫恩思（Dave Mearns）和布莱恩·索恩（Brian Thorne，2007）展示了聚焦式的觉知可以如何加入并强化贴近式的共情，这已经是以人为中心的工作方式中的一个关键元素了。"只是聚焦在已知的表面的感受上也许只能一再地去到旧的地方，而聚焦在'边缘'（体会）上可能是通向未知的大门"（p.48）。

情绪聚焦疗法

这本书到目前为止一直在探讨个体的治疗，而没有谈到夫妻治疗。但是我们在这个章节，讨论聚焦与其他疗法的结合，如果不谈到苏·强生（Sue Johnson）的情绪聚焦疗法，那么这个讨论就是不完整的，因为情绪聚焦疗法是一种对夫妻开展工作的、能够与聚焦做极佳结合的方法。

当我在阅读苏的《抱紧我：一生挚爱的七场对话》时，我被她倾听并促进来访者的体会的能力震撼了。

当詹姆士的眼睛闭上一会儿的时候，我听到情绪下降的电梯叮咚了一声。"就好像文森特看起来分心了。他不再把焦点放在我身上了。"詹姆士说道，满眼含泪。如果我们安静地和自己的情绪在一起，它们往往会发展，就像一幅模糊的画面渐渐变得清晰。詹姆士继续说："于是我的喉咙这里堵上了一块……"（Johnson，2008，p.116）

我是如此着迷，于是我请苏和我聊聊，她是不是有意识地把聚焦整合到了与来访者的工作之中。她说没有，不是那样的——但是她接受过一次非常棒的聚焦治疗面谈，帮助她在生活中创造了重要的改变。她的治疗方法是体验式的，这与聚焦是同一种类别。"有一种类似于通用的过程，你让过程慢下来，运用共情，运用画面——而且这会让人们进入情绪之中。"我问她，她对于"情绪"的定义是否包括身体意识和富有意义的连接，以及类别化的情绪，如愤怒和悲伤，她回答：

> 我思考情绪的方式是，情绪之中含有所有的元素——身体、想法，等等。我们之所以仍然把它称为情绪，是因为它有一种行动的倾向。如果一个来访者说："此时此刻我被击碎了"，我不会试着把它放进某个情绪的类别里面，比如恐惧或者绝望。我会说："感受到那个是什么感觉？"或者"像那样被击碎，在身体里面是什么感觉？"

那样的协助方式与我做聚焦的时候会采用的协助方式没有不同，所以我会认为情绪聚焦疗法不仅仅是可以与聚焦结合使用，而是基本上已经把聚焦整合在其中了。

如何把聚焦结合到任何疗法中去

比起我在这个章节中能够提到的，还有更多把聚焦与不同的疗法结合在一起的方法。再简短地提几个：巴拉·杰森（Bala Jaison，2004）写了一本杰出的书，主题是如何把聚焦与焦点解决疗法（Solution-Oriented Therapy）结合。还有一个聚焦取向艺术治疗运动（见《和谐关系》，2009）。个体情绪聚焦疗法，大家所了解的正式的名称为"体验性过程心理治疗"（Process-Experiential Psychotherapy），其中一种它所结合的方法就是聚焦（Elliott 等，2004）。弗莱德曼（Friedman，2007）写过把聚焦与"哈科米"疗法结合使用。艾克，缇西科和忽雷（Friedman，Ticic & Hulley，2012）写过一种方法叫"记忆再巩固"（memory reconsolidation），提到聚焦可以在其中起到促进作用。

把聚焦与任何其他疗法结合在一起的方法就是，总是要回来与来访者的体验连接，无论我们还在做着些别的什么。无论我们建议什么，无论我们邀请来访者说什么或者做什么，无论我们提出什么样的解读方式，如果我们之后与来访者进行核对——而且最重要的是，邀请来访者与自己进行核对——那感觉如何，它产生了什么样的影响，此时此地有些什么体验，那么，任何方法就都可以用来强化来访者自己体验过程的生命前进过程。

　　把聚焦带入临床设置之中还有另外一个关键的因素，也许也是所有因素中最重要的：临床工作者自己向内临在的能力和觉知自己的体会的能力。在第十章中，我们会探索在治疗过程中临床工作者自己的聚焦过程的力量。

第十章

给治疗师做的聚焦

我的来访者在漫长的一天的最后来到我的办公室，那是我当天晚上的最后一个个案。她走进房间的样子，她关门的时候肩膀摆放的位置，她快速地瞥了我一眼——所有这些在我选择要觉察自己此时此地和她在一起的体会时，就已经影响到了我。我或许不会做那个选择。我或许会"生搬硬套"地做这次面询，略微地不与自己接触，依赖于我的技巧走完那个过程。但是我已经学习到了，那些都不会是好的面询，既是对我的来访者而言，也是对我而言。

我对于此时此地的体会将会包括我自己的疲劳，包括之前与其他来访者们做个案的回响，早上与我的员工们的会议，与我的亲爱的人在午餐时间的聊天。当我在此时此地和这个来访者一起坐下时，我还是活在所有这些情形中。我已经学到了，如果我试图把自己的体会推开，让自己一片空白，我事实上会更无法陪伴此时此刻在我面前的这个人。所以我不那么做。但是我也不会与我所携带着的那些其他的时光融合或者深陷其中。

我已经学到了，向内承认此时此地对我而言有些什么，这会有很大的帮助。当我承认自己的感受，它对我的紧抓似乎就会减少。它会往后退，以前也是这样，允许我去关注此刻什么需要我的注意力，无须把我自己的任何一个方面推开。"疲劳……特别是肩膀……对于乔的医生所说的话感到有些焦虑……对于写作进展的情况感到兴奋。"所有那些都在这儿，我向内感受它，对它说你好，甚至当我坐在那里，与我的来访者的眼睛相遇的时候。那份疲惫轻松了一点。其他的感受退到了背景之中。我在这儿。

我现在正在内在感受着我与这个来访者在一起的品质，这受到了这位来访者与我以及与她自己在一起的方式的影响，也是从中所升起的，同时还有我们两个人所携带的过去的各次面询的历史。充满细节地讲述所有那些会需要好几个小时，而且我们仍然还是无法捕捉到其中的所有——但是它们现在都在这儿，在此时此刻的体验之中，这是我们两个人都在内在抱持着的。这个层面的体会，它总是在当下，与我们对它的觉知，这两者是不同的。来访者或许还没有直接地体验到它——或者永远不会——但是的确必须要做到。

在我们的面询期间，我对于"我"和"我们"的感受与觉知将会是我和我的来访者的资源。这也会让我的来访者更有可能感觉到我真实地与她同在着。它会成为那些直觉性的时刻的源头，在那些时刻，我提出的一些东西或许会真的很有帮助。如果发生了一些事，我需要核对一下需不需要说出我自己的反应，去那里核对将会是一个很好的地方。

我触碰着我自己感受到的体验，我能够冷静地临在着，主要是为我的来访者，也是为我自己，这对我的来访者会是一个很好的榜样。这种自我临在的能力，觉知并触碰到体会，而且是从一个更大的视角出发，将能很好地服务于我的来访者，如果她能够越来越多地为自己进入其中的话。也许我也会在支持她这样做的时候为她提供一些协助性的提示，但是如果我自己不是从那样的一个空间出发在做，那么我所做的那些事情效果也不会太大。甚至如果我不给来访者做任何语言的提示，我自己的自我临在的感受也会与来访者沟通。这既能够尊重并安全地抱持她的过程，又能够展示给她看，她可以如何把这份安全的抱持给予她自己，甚至无须用任何外显的语言来谈论它。

如果我们的人际过程崎岖不平，如果我在她想要得到理解的时候没能理解她，或者是有一些其他的破裂，如果在我们之间纷飞着激惹或怒火，或者因为不再信任而出现了关闭，我自己的体会便能成为一种指引的源头，我去感受我需要说些什么，从而能够化解、修复，并从我们破裂的关系中成长。

晚一些的时候，当面询结束来访者离开，如果需要的话，我仍然可以去参考我对于我们之间的互动的体会，无论这是我的需要还是体会的需要。如果在我们的工作中有任何东西让我感到麻烦或者困惑，我需要做一个咨询，或者自己把它修通，我会从自己对于这个来访者以及我们有什么样的体会开始，去感受内隐的知晓——什么不太对，还需要些什么。

在所有这些方法中，临床工作者与她自己的体会的接触能够支持、提供信息，并把治疗这个活的过程往前带，既是为她的来访者，也是为她自己。在这一章余下的部分中，我们会更彻底地看一看各种治疗师的聚焦过程对于来访者进程的促进。

当治疗师了解聚焦

临床工作者有一种倾向，就是想要学习新的方法和过程，把它们提供给自己的来访者。"我可以怎么样帮助我的来访者聚焦？"这是很自然的第一个问题。但是令人感到惊讶的是，比起在治疗的那个小时里让来访者处于聚焦的状态中，或许甚至更为重要的是你自己处于聚焦之中。在亨德里克斯（Hendricks，2001）的研究报告中，治疗师了解聚焦与来访者拥有正向的治疗结果之间具有高度的相关。

琳·普莱斯顿（Lynn Preston）写道："为了做聚焦取向的治疗，有必要让治疗师知道如何聚焦——而不是来访者"（2005，p.4）。

能力——比如聚焦的能力——是在一个主体间的环境中发展的。当我们邀请对方的是某种注意力品质，首要的要求就是我们自己要有那样的注意力品质。比如，如果你自己不冷静，你是无法很有效地帮助另一个人冷静的。了解我们的感受与想法的能力——同时知道还有其他可能的感受和想法，知道也许其他人抱有不同的感受和想法——似乎只有在关系性的情境中才能得到发展（Fonagy 等，2002）。让意识停顿一下的能力以及允许体会形成的能力也是一样，这个过程叫作聚焦。聚焦的能力从根本上讲是关系性的。

如果一个治疗师扎根于自己慈悲的自我临在之中，在治疗期间与自己的体会保持接触，那么他 / 她就：

- 在准备面询与事后检视方面都得到了支持——无论是继续接待下一位来访者，还是回家。
- 更能够作为一个真实的人为来访者在那里，甚至在没有做公开的自我坦露的情况下。
- 更能够获得任何来访者所需的具身化的、情境性的、体会的知识。
- 示范并演示聚焦的过程，无须教授给来访者。

● 当需要弥补已经发生的破裂时，能够获得真实的感受过程。

● 能够与"困难"的来访者的反应进行修通的工作。

你也许在想：我怎么能够既感受到自己，同时又关注我的来访者？如果和刚开始的时候的我一样的话，那么感受自己与关注另一个，看起来几乎就像是相反的活动。

学习与自己的感受保持接触，同时关注另外一个人，这对我来说并不是一种很容易培养的技能。在我的原生家庭中，"正确的"做法总是要关注其他人，从来都不是关注自己。这就是为什么在我二十多岁的时候，我完全分不清楚自己的感受是什么。当我学习做聚焦的时候，我慢慢地设法找到了自己内在的感受。但是当轮到另一个人时，或者当对话在来回展开时，我的自我感受就消失了。当我在 30 多岁学习心理治疗的时候，我的督导给了我一个忠告，就是当我与一个来访者在一起时，我自己的感受状态也应该是我觉知场域中的一部分，我当时的感觉是，他在让我同时按摩胃部和轻拍脑袋——同时还要吹出"迪克斯"的口哨。当我需要关注其他人的时候，我甚至都不知道该如何开始感受我自己。

但它就是发生了。练习、意图、很多的练习，以及很多的意图——现在我的体会经验随时都可以触及，无论我是在和一位来访者在一起，还是和一个朋友，对一个团体讲话，参加一次会议，还是此时此刻，当我坐在这里写作的时候。通常它说得不多。它就是安静的哼声。但是如果这里的一些东西需要关注，我会知道的。

聚焦取向的心理治疗师知道，在治疗的过程中感受到自己的感觉和体验，这是他们所做的工作的一部分。

当我坐在来访者的对面时，我的意图是当他们在探索自己的人生经验时，我是和他们在一起的。为了做到这一点，我让我的注意力下沉到我的身体里。我可以带着一种身体的体会悬浮在那里，其中包括对于另一个人的当下感受，我们在一起的感受如何，我当下的情绪，我对于治疗有什么理解……事实上，是关于这个情景的一切同时出现，并不特别地攫取某个方面。在这个不执着的状态中，我可以和另一个人在一起，无须试图把他们搞清楚，或者修好他们。那是"存在"而不是"作为"，那也是我所认为的"存在性现象学治疗"中的一

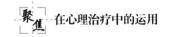

个核心方面。（Madison，2001，p.3）

亚纪子·朵伊（Akiko Doi）和池见阳（Akira Ikemi）描述了这种对于自己和他人的"持续性的关注"是如何编织到"聚焦取向"或"以人为中心的治疗"中去的：

> 治疗师们如果不关注自己的感受，是无法期待来访者们触碰到自己的感受，并且从感受出发说话的。自我坦露、真实的回应以及分享治疗师的部分，这些都是冰山一角。在这些表面的回应之下，是持续的关注来访者的感受以及治疗师自己的感受。在那个下面，是对于从来访者和治疗师内在浮现出的任何体验的尊重。通过这个参照的过程，人在新鲜地出现，来访者和治疗师都变得"一致"或者真实。（2003，p.99）

我总是均等地觉知到自己和来访者吗？不，感觉并不是那样的。我内在安静的哼鸣声通常不需要我过多的注意力。觉知在我和来访者之间分配并不总是均等的，也不总是来访者 80% 和我 20%。它根据需要在我们之间流动。如果发生了一些事情，需要我关注自己，我可以那样做。我从来没有，或者很少失去与自己的感受体验的接触，但是它通常也不占用我很多的注意力——除非它需要的时候。

有一位导师曾经对我说："你无法把别人带到你自己都没去过的地方。"举个显而易见的例子，如果我想要我的来访者放松而舒适，很重要的就是我自己有没有放松而舒适。如果我希望我的来访者有勇气面对感觉像是内在的恶魔般的东西，那么我需要已经面对过了我自己的一些内在恶魔。而且我需要继续自我探索和自我关怀的过程，而且这个过程永远都不会结束或者完成，而是持续性的。

你承诺于做自己的情绪工作，意味着无论你的来访者的记忆多么地悲惨，无论她的恐惧或者愤怒如何剧烈，或者无论她的抑郁是如何让人疲惫不堪，你都为所有那一切在那里。如果你开始感到要被淹没了，你照顾好自己，于是你不会遗弃她或者消失不见。（DeYoung，2003，p.56）

你在治疗室里感受如何，这不只是你知道什么或者你怎样认为的问题。当然，你的价值观、态度、信念和改变确实会有影响。你所学习过的一切，既有来自于教室里的，也有来源于经验的，都在治疗关系中和你、和你的来访者在一起。你所知道的和你所经历的，是你和你的来访者在这里的体验中的一部分。你的感受如何，你相信什么，你的价值观也都在这里。你的来访者能感受到你的临在、你的感受，甚至没有意识到自己正在感受着它。"一个人能够感受到另外一个人的关注方式，"心理治疗师乔安·拉凡德（Joan Lavender）对我说。

我们的来访者能感受到我们，感受到我们是如何与他们在一起的，这是一件好事。"我们真实的人投入在其中，在情绪上做回应，以及不可避免的主观性，不对来访者进行干涉，这些都是每一种成功的心理治疗的基本特征"（Wallin，2007，p.171）。但是，我对自己有什么样的觉知，以及我正在把什么带入到治疗室中，带入到关系中，这个至关重要。

琳·普莱斯顿（Lynn Preston）写过一个学生，她没有意识到自己对于愤怒的焦虑正在影响到来访者的进程。有一个课堂中的练习，是关于一个治疗师的"深深的、无意识的对于关系的恐惧和期待"能够如何影响治疗，这让那位学生有了一份领悟，普莱斯顿是这样写的：

玛丽……向她的同学袒露，自己对于工作中呈现的愤怒感到焦虑。她闪回到自己的一个病人的弟弟自杀的事情。当这位来访者在治疗中的感受是围绕着悲伤和丧失的哀悼时，一切进行得很好。但是当病人开始对他的弟弟感到愤怒时，玛丽变得很焦虑。就在那天早上，来访者在面谈结束后说道，他想停止治疗了——他感觉治疗对他已经不再有帮助了。玛丽来上课时感到很烦恼、很困惑，不知道是哪里出错了。课堂讨论的结果是，有些东西对她而言似乎很到位。她感到很有生机，因为她瞥见了自己和来访者之间可能正在发生着什么。她意识到也许自己在以一些很微妙的方式让他不把自己的愤怒带到治疗中来。"这是怎么样帮到她的？"另一个学生问道。"她仍将在处理来访者的愤怒方面遇到麻烦。"

"这已经帮到我了，"玛丽说："我感到不那么困惑，也不那么无助了。这种更大的看待这件事情的方式已经把我内在的一些东西转变了。我在想象，我可以问问我的来访者，他有没有体验到我在阻止他的愤怒的感受。关于这件事，现在似乎可能可以有一种不同的对话方式了。"（Preston，2005，p.20）

毫无疑问的是，"我们怎么样"会以很多的方式影响到我们的来访者，而且我们越能够进一步地发展，把我们自己停滞的过程往前带，我们就越能够为我们的来访者"在那儿"。

聚焦取向治疗师卡罗·苏瑟兰·尼克森（Carol Sutherland Nickerson）写道：

因为我自己的聚焦练习的效果，我的来访者现在就是和一个有着更加整合的大脑的治疗师坐在一起；这个治疗师的情绪、精神以及心理调节系统的运作一直在变得越来越好。专业上而言，我的倾听更好了，能更快速地将来访者的需要概念化，更快速地认出移情和反移情的议题，自然应对也是更轻松、更清晰。（2009，p.9）

在一位来访者结束后汇报，准备下位来访者

一个临床工作者常常要见很多的来访者，一个接着一个，一整天。我们最想要做到的是，能够对每一个来访者临在，不让对前一位来访者的想法和感受影响到我们，干扰我们对于眼前的这个人的临在。当然，我们有这样的想法和感受；我们对它们并不免疫，而且事实上，我们在来访者的两次面谈之间还以某种方式带着他们，这是心理治疗中关系性进程的关键部分（DeYoung，2003）。但是，当我和这个来访者在一起的时候，我会想要我对于前一位来访者的反应得到承认和包容，是放在一边的，而不是在我们两个人之间的。

聚焦可以在一次面谈结束后，在准备下一次面谈时使用，以这样的方式来感受并承认任何已经在我内在的反应，还有仍然徘徊在我内在的反应，作为对于刚刚离开的来访者的回应。我甚至可以在做记录时这样做，于是写个案记录的过程不再只是一个智力层面的练习，而是我花时间感受我在刚才的个案中对来访者——还有对自己的——体会和体验。我或许会问自己这样一个问题："我在个案中的哪个部分感觉最有兴趣或最警觉？我在个案中的哪里感觉到来访者的过程是最有活力的？"我或许还会问问自己："我还带着些什么？我感觉对什么还有些担忧？我内在有什么东西被勾起了吗？"在两个个案之间的简短的时间里，我不可能有时间充分地进入到那些议题之中，但是通过感受它们、承认它

们，我就可以把它们安顿下来。我可以晚一点再回到它们这里。我不需要把它们带到下一个个案中去。

如果下一个个案在来的路上，我可以通过承认自己当下的感受来为他的到来做好准备，强化我的自我临在的感受。格兰·福莱希（Glenn Fleisch，2009）描述了一个扎根的练习，可以在几分钟里面完成，在来访者进来之前："我感受我的双脚在大地上。我观想我的身体在我的空间里很坚实。我观想自己中立而又灵活，于是我可以去任何来访者想去的地方。我开始觉察我对于这次的个案有没有任何的安排，个人的以及专业的。如果有，我承认它们。"

能够更多地作为一个真实的人和你的来访者同在

在1990年，尤金·简德林对一群心理治疗师发表了一次感人的讲话，他谈到了从治疗师这个角度出发，什么对于心理治疗过程而言是至关重要的。在他的观点中，是要"作为一个活着的生命在场。"眼睛里带着富有特色的光芒，他继续说道："而且那是很幸运的，因为如果我们必须很聪明，或者很好，或者很成熟，很智慧，那么我们很可能就会有麻烦了。"当然，他的意思并不是，仅仅是占据着那个物理空间的意义上的在场。一个用智能手机收邮件的人是"在场"的——但是并不是很可以企及。简德林的意思是，我们需要临在，就我们是可以企及的那个意义上的临在，既是对另一个人，也是对我们自己——而且因为我们对自己可以企及，我们就更能够对另一个人企及。

然后我就是在这里，带着我的眼睛，而且那里还有另一个人。如果他们碰巧看着我的眼睛，他们将会发现，我只是一个颤抖着的人。我必须要忍受这一点。他们或许没有看。但是如果他们看的话，他们会看到这一点。他们会看到我这个略微有些害羞，略微有些退缩，感到不安全的存在。我已经学会了这也是可以的。我不需要是一个在情绪上安全而坚实的存在。我只需要在场。（Gendlin，1990，p.205）

"可以企及"的意思不见得是要自我坦露。在大部分的情况下，它的意思只是说我在场，来访者能够感觉到我在那里，如果他看着我的眼睛，他能感觉到在那里有一个真实的人。当然，我对于我的来访者实际上感受到什么，是没有控制的。另一方面，完完全全很清楚的是，我是什么样的人是有影响的，不只是我说什么。如果我跟自己有接触，对我自己感受到的体验临在，同时我也关注来访者，而且也准备好把她说的话和感受接收进来，这对于来访者是有影响的。

如果来访者能够感受到治疗师是真实的临在着，那么他将更有可能感受到对治疗师和治疗设置的信任。他将更有可能在一种安全的内在抱持环境（自我临在）中触及自己的情绪状态，而且治疗的工作也更有可能向前进。与自己有所接触的治疗师会创造出另一种"体验性的环境"（我第一次听到这个短语是从乔安·拉凡德那里），来访者沿着自己前进方向上的改变会在其中发生。

在与来访者所做的治疗中和我自己保持接触，意味着我能够觉察到自己错综复杂的感受状态。这通常是一种背景中的意识，因为我对于来访者的注意力是在前景中的。但是有的时候我自己的感受状态会来到前面，而且我已经学到了，这是支持来访者的过程中的一个重要的部分。我已经学到了，如果我试着把自己的感受从黑板上擦掉的话，那么我就会比有自己的感受时更少一些临在。

在我早年和来访者一起工作的时候，我会对自己的情绪反应感到尴尬，而且觉得自己的感受出现在与来访者的面谈中是不专业的。现在，我会让它们在那里。当来访者说起失去了自己的猫的时候，这只猫已经和他一起生活了17年，我能够在我的身体里面感受到，如果失去了一个在生命中那么长时间互相交织在一起的朋友，那会是什么感受。我的眼睛充满了泪水，我的声音自然地包含着自己的感受。他的眼睛与我的相遇，而且我们在那里相遇，各自带着自己的感受，然而又因我们各自的感受而交织在一起。在另一个个案中，来访者在不停地诉说，但是我能够感受到他之前说过的一个词仍然在我的感受和意识之中共振着。当他停顿下来，看着我，等待我的回应，我说："我仍然还在你之前说的那个词那里——'诚实'——我不太确定为什么，但是……它听起来很重要。"他的眼里充满了泪水。"这是所有的事情中最重要的"，他温柔地说道。

治疗师是，或者看起来是，多么好、多么智慧、强大或者健康都不重要。重要的是治疗师是另外一个会做出回应的人，而且每一个治疗师都很自信，自己总是会在那里。但是，为了做到这一点，治疗师真实的反应必须是能够看得到的，于是来访者的体验能够被这些反应进一步往前带，于是来访者可以对这些反应做反应。只有一个有回应的、真实的人才能提供那些。仅凭文字的智慧是无法做到的。（Gendlin，1969，p.217）

哪怕是自我坦露也并没有被排除，只要其目的是以某种方式强化来访者的过程，而且只要治疗师确保立刻回到与来访者的接触中。尼尔·弗里德曼（Neil Friedman）在他关于如何做聚焦取向治疗的书中描述了这一点：

我是一个非常人性化的治疗师。当我的来访者卡住的时候——哪里都到不了、外化、理智化、随意地闲聊、不投入与我互动或者不投入治疗，那时我就会表达自己的感受。当来访者与自己的感受在一起的时候，我也会这样做，我有与他们有关的感受，而且表达出我的感受很可能能够让我们向前进。有的时候也不会前进。但是只要我很快地在表达了自己的感受之后与来访者进行核对，是不会造成伤害的。*核对至关重要。这意味着要跟进一次自我坦露，然后回到倾听之中。*以那样的方式，如果我脱离了轨道，我们会很快回到轨道上。而且如果我的来访者不想听来自于我的分享，他告诉我，我也会尊重他的选择。（2007，p.117，原文斜体字）

触及直觉性的时刻

知道自己如何做聚焦的治疗师们，以及在治疗过程中与自己的体会相接触的治疗师们，能够触及关系场域中的"具身化的、情境性的知晓"，其中包括在每一个片刻，治疗师在发生着什么，来访者在发生着什么，还有他们之间在发生着什么。

当我看向自己的内在，我没有找到某个纯然的"我"。我发现一个"我和你"。我对于我自己的体验是受到了这个"我和你"的协助、塑造和限定的……总是存在一个我们。不可能在没有"我们"的情况下存在一个"我"。（Preston，2005，p.7）

聚焦取向治疗师格兰·福莱希（Glenn Fleisch）描述了一种"感觉到的想象"，比如有一位来访者说："我的妻子问我感受如何，她对我感到很挫败，因为我不分享自己的感受，我不理解她的问题是什么！我很乐意和她分享我的想法！"福莱希停顿下来，感受了一下自己的身体，对来访者说："你的内在或许有些地方感到很恼怒？或者很烦躁？"

尼尔·弗里德曼（Neil Friedman，2007）也描述过这种类型的回应，他将其称之为"共情式想象"：

我去感受来访者的内心世界，在那个当下他们的内在是什么样的。我把自己想象中在那里的东西说出来或者表达出来……

来访者咕哝着说出一些关于孤独的话。然后沉默地在那里坐了几分钟。我不希望他在这里也感到孤独。

治疗师：（柔软地）我想象你现在感觉很难过……也许切断了……【没有回应】……也许，感到隔离——

来访者：是的。【他开始哭泣，继而说出了一些鲜活的体验，一开始是孤独感，然后是悲伤，再然后是愤怒。他再一次变得安静。但是感觉像是另一种安静。五分钟左右的时间过去了。】

治疗师：我想象那感觉就是……能和某个人分享这些，感觉*很好*——

来访者：终于。

治疗师：终于。

来访者：确实是的。我已经压抑这些有一段时间了。我现在确实感觉更好了。（Friedman，2007，pp.122-123，原文为圆体字和斜体字）

本德舒-穆勒（Bundschuh-Muller）描述过一种包括治疗师的身体体验的"临在"：

通过对来访者的体验给予高强度的敏感性／重复，治疗师可以将自己作为一种工具，用于理解来访者，并对其做回应。以同样的方式，他们可以去感觉自己的回应对来访者有什么样的影响。当治疗师是治疗性的临在的时候，治疗师的身体体验可以反射出来访者内在形成的体验——是来访者所表达的、体验的，加上治疗师自己的体验与他的专业专长。在治疗性的临在中，治疗师的身体是一个接收器以及过程中的向导因素……身体是一件乐器；它"转向内部"并发展出一种共振——和谐的或者不和谐的——与任何在与它沟通的对象共振。（2004）

我们并不总是由确定的感觉所指引。有的时候——常常——指引着我们的是不确定的感觉。当我们感觉到来访者的情感并不符合她说的话，这也许会让我们的内在感到困惑，不太确定正在发生着什么，或者不知道该如何继续协助。我们也许不确定对这种"不知道"该怎么办，而且我们也许会带着它们好几分钟，同时继续关注我们的来访者。我们最终对来访者说的话也许是从这份不确定性中浮现的，而不是从某种清晰的内容中出现的，而且这也可以把来访者的过程往前带。

聚集取向治疗师亚纪子·朵伊（Akiko Doi）讲述了一个这样的个案故事，我打算让她用自己的话来讲：

来访者是一位二十多岁的男性，刚开始在一家大公司的研究部门工作。他的问题是，他感觉自己现在这个工程师的工作并不适合自己。当治疗师第一次见到他的时候，他因为睡眠障碍、抑郁和焦虑而向办公室告假，而且迫切希望能够换到一个适合自己的工作岗位上。

在前五次治疗中，来访者一再坚持，自己目前的工作并不适合自己，是因为他不具备工程研发部门所要求的工作能力。来访者很健谈，但是，他似乎并没有触碰到内在深处……治疗师请来访者进入到内在，去体会一下对这个情境的体会，同时她也反射了来访者所表达出来的感受。但是，来访者继续重复说着自己"没有能力"。他在兜圈子。每当治疗师问他对这整件事情是什么感觉，他都会回答"这很难解释"，然后就不再说什么了。治疗师似乎堵住了。

在与这位来访者的关系中，治疗师无法理解究竟是什么在真正让来访者烦恼，甚至在五次面谈之后还是这样。治疗师试图去了解，是什么让他感到如此不安，以至于他会考虑离职。换句话说，治疗师感觉缺少一致性，这让她感觉不轻松。

在第六次面谈中，来访者又谈到自己不想再回到那间办公室去了，因为他或许会想起糟糕的感受和糟糕的氛围。

治疗师：那是什么样的氛围，让你感觉很糟糕？【长长的沉默】

来访者：这很难解释……也许我的能力不对，或者这份工作不适合我。【这个答案已经重复过很多次了。治疗师仍然不理解。】

治疗师：你说你也许会想起糟糕的氛围。那是种什么样的氛围？

来访者：糟糕的氛围……也许其他人不觉得很糟糕。

治疗师：【坚持着】但是那对你而言很糟糕，是吗？你能让我理解一下，那是一种什么样的氛围，让你感觉到很糟糕吗？【又一次沉默】是太安静吗？

来访者：不，不是那样的。

治疗师：是不是其他人太沉浸在工作里了？

来访者：沉浸在工作里……呃，对我来说，我很难向别人去问很笨的问题。

这是对问题的一个全新视角！不再是他"没有能力"了。他感觉问问题很蠢，也不想用"很笨"的问题去麻烦别人。但是，尽管如此，公司给了他很困难的研究课题，他感觉负担太重，而且很孤立。治疗师最终理解了这份工作中的什么让他感觉太难了。

在第六次面谈之后，治疗过程改变了。不再是像前五次那样，来访者没有太多地接触到内在，他开始逐渐地表达自己的感受，话题也从一直以来的"没有能力"变成了"如何与其他人沟通"……从那以后，来访者逐渐开始从感受出发来谈论事情了。他对于自己"没有能力"的理性评估消失了。他开始慢慢对自己问问题的时候感觉多么紧张开展工作，还有当他的老板攻击他时，他是如何地感到"受到侵害"。他正在"触及"自己的感受，提到那些感受，从感受出发来做说明和解释。（Doi & Ikemi, pp.96-98）

不是教授聚焦，而是示范并演示聚焦

试图教来访者某种技能，甚至只是微妙地协助他以一种不同的方式存在，不论治疗师做的时候多么充满敬意，总是会有潜在的复杂情况出现。聚焦的做法是停顿并向内感受，对于当下感受到的内容保持尊重和接纳，或许还可以把治疗师与来访者在一起时的存在方式作为模仿的榜样。这种榜样示范可以作为一种聚焦的技能与态度的传递，以一种嵌入在治疗性关系中的方式，于是它就没有在心理治疗中明确教授某种技巧而产生的复杂性。

当治疗师对来访者真实地说："我需要花些时间把你说的话吸收进来"（见第四章），这会在好几个不同的层面与来访者沟通。治疗师足够在意来访者说的话，愿意花时间把它吸收进来。需要一些时间才能把某些东西吸收进来这个概念，以及要求时间这样一个行为，现在在关系当中就有了允许和确认。来访者在他自己的过程中，也可以做这个"需要一些时间"。

理想上而言，就像我们说过的，治疗师在治疗面谈过程中与自己的感受和体会保持接触。这很大程度上是治疗师所说的话和所做的事情的源头，来访者也可能体验到这种真实的临在。通常当治疗师在和来访者对话时，不是直接地说起自己的体会，但是有的时候有理由需要这样做，然后这就又一次成为了一种示范并演示聚焦的存在方式的方法。

治疗师：当你在谈起你的女儿的时候，我开始在我的心这里感觉到一点点疼。【手指向胸口】它有点像是……一种缺少了一些什么的感觉……我看到一个画面，有一个小女孩儿被忽视了。我不知道这是不是完全符合你的情况，它就是出现了。

来访者：【眼里充满了泪水】我不知道自己为什么哭……我很为女儿感到困扰……我想有的时候，这也是我忽略自己的方式。我也有需要。

我的"自我临在"抱持并镜映着你的"自我临在"

我希望能支持我的来访者达到的一种内在关系是：关怀、慈悲，很感兴趣地好奇。在这样的内在环境中，体会能够形成，也能够接收到从中产生的允许生命向前进的注意力。（见第五章中对于这样的内在关系和如何促进这种关系的方法的更充分的讨论。）

还有两种关系能够促进来访者的这种滋养的内在关系的品质：我和来访者的关系，还有我与我自己的关系。在我与来访者的关系中，我体验出接纳和感兴趣的好奇的品质，向尚未得到清晰表达的内容保持开放，同时对于已经出现的报以尊重和慈悲。我大部分的时候都能提供这样的品质，因为它们已经体现在了我自己的内在关系中，因为我已经能够带着接纳和好奇来对待自己出现的感受。做了这些之后，我就是更清晰的，更能够给予我的注意力，对于理解各种观点和存在方式也有了更多的灵活性，而不是只固锁在自己之中。我所能给予自己的东西，就以我给予自己的方式，我也就能够给予你。

内在家庭系统疗法在这一点上和聚焦的方法很相似，它支持来访者认同于一个更大的自我，从这样的自我出发抱持受伤的各个部分，成为它们的疗愈的场域。施瓦茨在一个强大而感人的章节中写到过这种"平行过程"，在那个过程中，治疗师能够做到的与来访者在一起的方式，成为了来访者能够和自己在一起的方式。

很多心理治疗师都知道，当原本有过被羞辱或者拒绝的体验的来访者得到了治疗师的接纳和爱的时候，深刻的疗愈就发生了……在袒露或表现出了自己最为羞耻的部分后，来访者感受到治疗师的慈悲，并且听到这样的话语："那只是你的一部分——不是你这个人——而且甚至那个部分也不是它看起来的样子"，这对他们来说是一种深刻的释放。这就是平行过程。当治疗师从自我出发回应来访者的那些极端的部分，来访者也会那样做。慈悲和接纳是有传染性的，而且能够渗透到内在系统中的各个层面的缝隙中去。（2013，p.5）

就像施瓦茨指出的那样，治疗师信任来访者有一个强大的自我可用，他 / 她能够去到那里，也能从那里出发行动，这能够帮助来访者的成长，也开始信任自己有能力成为那样的自我。但是，最重要的是，做到"自我临在"是我们自己的能力，同时当我们暂时失去它的时候，能够回去，这就为来访者发展出为自己"自我临在"的能力提供了一种滋养和支持的环境。

聚焦取向的治疗是一种关系性的治疗

心理治疗中的改变过程发生在关系中的两个人，治疗师和来访者，都参与其中。能够认出这一真相的疗法可以称作"关系性的"疗法，而且很确定的是，聚焦可以稳稳地列于关系性疗法的行列。就如我们在第一章中所看到的那样，聚焦背后的理论将生命看作一种与环境密不可分的活着的有机体。"我们感受到自己的生活事件，这是因为我们的身体持续地体验着我们所生活的整个情境……整个身体在以一种错综复杂的方式与其所存在的环境互动着"（Madison & Gendlin，2012，p.82）。而且当然，我们的环境优先于所有其他的人。

难以想象个体可以出离一种关系性的情境来形成体会，哪怕当你得到某个体会的时候，房间里面没有其他人。你是活在一张嵌入式的关系网之中的，如果没有它，你甚至都不会活着。在心理治疗中，治疗师与来访者的关系矩阵是一个空间，在这个空间中，体会具有极大的潜能，能够带来改变。

琳·普莱斯顿（Lynn Preston）写过来访者和治疗师可以如何获得一种关于关系过程本身的体会，以及这可以如何加强并放大改变的过程。

当我们站在"我们"这个不太清晰的海洋的边缘时，感受这个"主体间的场域"，出现的是新形成的关系的真相。而且哪怕这是一个有问题的真相，它带来了"打开""给予""自由"和"脚踏实地"。当"我们"的感觉越来越浓厚、越来越复杂、越来越有意义、越来越精准，个体就会变得更加的独特，成为他们各自特别的自己。（2005，p.9、16）

在人际空间中的扰动

当来访者与治疗师的关系中有些东西不太顺畅，我们需要去触及自己的体会和体验，把它作为与我们自己的感受做真实接触的资源，同时也是对来访者的感受做共情的资源，这也是修通这个困扰所需要的。在一篇敏感而又深思熟虑的文章中，乔安·拉文德（Joan Lavender，2010）描写了在与衰老有关的聚焦过程里自己发生的改变，她描写了一次面谈，来访者因为一次信任的破裂而对她感到暴怒（这本来是他在结束治疗前最后一次来访）。拉文德当时能够从她当下的体验出发去感受和谈话，这为来访者带来了一次改变，他最后决定继续待在治疗中。

　　在上一次面谈中发生的事情，我让特里失望了，在我引述的这次面谈中，我当时能够做到足够好地管理我的感受，于是能够以一种聚焦的方式把我的、然后是他的（我们的）体验往前带。（2010，p.32）

　　当人与人之间的一些东西引爆了来访者的信任议题，既对来访者的过程报以共情，又对我们自己的感受保持有觉知的接触，这可以支持双方继续待在发生了情况的这个当下，去感觉那是什么感受，以及从中可能会出现什么。在关系互动中的失败和破裂几乎是所有病理情况的核心——如果不是全部的话，于是治疗师和来访者的关系可以是一个很让人兴奋的潜在的地方，生命向前进的过程可能会在那里发生，而在这之前，那都还是暗在的。

　　无论来访者通常的行为和互动模式有什么样的失败，在这里一定不能失败，在这个与治疗师的互动中。相反，它必须要被向前带，超越通常的自我打败模式。它必须在这里成功，尽管它常在别的地方失败。（Gendlin，1968，p.220）

　　来访者可以以一种新的方式活在治疗性的关系之中，这是一个层面；来访者具身化地活出这种新的方式，带着治疗师对其体验性的理解，这就把整个体验带到了另一个层面。

修通对来访者的反应

　　无论你所工作的领域是将你对来访者的反应理解为"反移情"，还是你把自己对来访者的情感反应理解为"关系性的事件"（DeYoung，2003），或者以其他的某种方式来理解，毫无疑问，你自己对于来访者的情绪反应需要得到关注，它是心理治疗过程中的一部分。而且毫无疑问，在没有觉察的情况下有这些反应和把觉察带入这些反应中，这两者天差地别。

聚焦是一种带来觉察的强大而有效的方法，可以用来修通对来访者的反应，不然的话它可能会阻碍你以自己想要的方式临在的能力。劳伦·玛丽-纳瓦罗（Lauren Mari-Navarro）告诉我：

如果来访者的一些内容勾起了我自己生活中与之重叠的议题，我会使用聚焦的做法，承认这些被勾起的感受或者部分，对它们说声你好。学习聚焦让我能够很快地重新校准，于是我可以把自己带回来，把全然的、完整的注意力带给我的来访者，甚至是在激活的内容非常强烈的时候。似乎就是几毫秒的事，我给自己做了一个微型聚焦，默默地说："哦，你好，那个想起了那种感受的地方。我承认那个正在我内在的部分。我让它知道我晚一些的时候会回来的，甚至就是在这个个案结束之后我就会花些时间独自来做一下聚焦。"我真的很喜欢这种感觉，我可以完全地回来为我的来访者临在，无论刚开始的时候那些内容对我来说是多么地有激发性。在这一刻，我是为了来访者而在这里的，而且晚一些的时候，我可以照顾并倾听自己内在那些或许还需要更多注意力的地方。我也很感谢有这样的机会可以去注意到，在我自己的情绪生活中还有哪些是剩下没有完成的，同时不影响到我和来访者的治疗工作的品质。

聚焦取向治疗师卡罗·苏瑟兰·尼克森（Carol Sutherland Nickerson）讲述了有一次，她对一个有"边缘性"特点的来访者感到很烦躁，正在考虑告诉来访者换另外一名治疗师。在由一个同事引导的聚焦中，尼克森从一种自我临在的状态出发承认了自己的感受，并且邀请了关于她对来访者的反应的体会。这个过程让尼克森回忆起了自己童年的时候与妹妹的关系。对于在那段早年的关系中缺少了什么的身体层面的了悟，让她感觉松了口气，而且回到了关心来访者的感受之中。

我如约恢复了与这个来访者的工作，并且注意到了当我和这个来访者在一起时，自己的临在有一个很大的变化。当我在倾听来访者时，我感觉自己不再需要高度警觉地保持镇静。我在内在感到开阔，就好像我带着全新的、新鲜的耳朵在听，致力于为来访者提供最佳的临床治疗。这个变化持续着，而且在继

续治疗好几个月之后，来访者自我调节和观察自己体验的能力有了明显的进步。（Nickerson，2009）

聚焦可以帮助你发现，对于来访者的反应"就是你自己的"——尼克森的例子似乎就是这样——还是它是以某种方式呈现出来的治疗中来访者的进程的一部分，需要被带入到这里。简德林讨论过，对于治疗师而言，能够觉察到与来访者的关系中不舒服的反应是多么的重要，并且允许它们以一种新的方式活在关系中。

治疗师们会特别留神观察自己的不舒服的反应（比如感觉"在聚光灯下"、尴尬、不耐烦，或者很受困扰）。治疗师们总是会在这样一个时候发现它们自己的这些反应，就是当他已经采取行动掩盖了这些情绪，处理好了它们，压抑了它们，或者试图逃离它们的时候。我们会倾向于"控制"这些反应，这很自然，而且通常它们都很微弱，所以控制起来很容易。尽管如此，它们包含着重要的信息——关于刚才在互动中发生了些什么的信息。

当治疗师有这些感受的时候，他感到自己有一点能力不足，或者适应不良，这都很自然。当然，这些反应常常会涉及任何他内在感觉能力不足或者适应不良的地方，没有哪个人的生命中没有这样的面向。但是只看到这一点的话，就错过了心理治疗中的一个核心的方面：如果来访者是一个受到困扰的人，他不可能不在另外一个与他有亲近连接的人身上唤起这种困难。他不可能在与治疗师做亲密互动的时候把所有这些困扰都只留在自己那里。很有必要的是，治疗师将会体验到他自己的版本的困难、扭曲和困扰，这些是互动中必然会有的。而且也只有这些情况确实出现的时候，互动的过程才能超越它们，并且对于来访者而言有治疗性……以某种方式，病人和治疗师一起，不只是在重复这些过程，而是超越了重复。他不只是在重新经历，而是去向更远，如果他是在体验性的层面上解决这些问题的话……于是，感觉困难、卡住、尴尬、被操纵、憎恨，等等，这些都是重要的机会，让这段关系变得有疗愈性。但是，如果治疗师知道的只是如何"控制"自己的这些感受（比如把它们压下去），那么所有这些都不会发生。当然，他可以控制他们，因为通常它们都不是非常强烈。恰恰相反的是，治疗师如果要在自己的内在去感受它们，他是需要做出额外的努力的。当然，他必须对这样的感受有所控制（通常也是很容易就能做到的），不被这些感受所毁灭或者过分地被它们搅扰；但是他也必须把这些感受看作有价值的、具体的感受，帮助他了解现在正在发生的困难，现在在互动中正在出现的困扰，以及来访者的体验性过程。（Gendlin，1968，p.218）

聚焦——处于自我临在之中，并且从一个好奇、想要更好地去了解它的角度出发去感受个体正在经历的感受——允许不舒服的反应得到承认、感受，并且带着一份富有同情心的觉知把它带入到治疗之中，于是来访者在过去遇到过的停滞或者卡住的互动现在可以以一种不同的方式再经历一次；不是回避它，而是让它完成。治疗师在来访者的面前感受自己的情绪反应的能力，既不把它们推开（"控制"它们），也不困在其中，从而没有觉察地从这些感受出发做反应，这些完全是这个关系性疗愈过程的关键。

自我关怀

与来访者一起工作，尽管有很多回报，但是对我们而言也会很难。就像所有的照料者一样，我们会耗竭，给出的能量比我们有的能量更多，在每一天的循环往复中，越来越消耗，而不是感到丰盈，在开始第二天的时候并没有真正地再一次让自己重新加满。我们的来访者会要求大量的注意力、精力和有界限的关怀。而且，我们的来访者的故事，有些很可怕，可能会导致一种现在人们已经有所了解了的"替代性创伤"（Rothschild，2002）。

有一个像聚焦这样的过程，能够极大地支持我们进行自我关怀，那正是我们的核心需要，当我们与来访者在一起时，有的时候会面临的是情绪和生理上的枯竭——以及潜在的创伤时，它帮助我们恢复自身的抗逆力。

有一位临床工作者对我说："我自己会有低能量和抑郁的时候，当我在和低能量或者抑郁的人一起工作时，就会很有挑战性。我能感觉到自己的活力在耗竭。当我听到有人谈及这个世界的重压压迫在他身上，我自己也会感觉到那些。"她把聚焦带入到了她与来访者的面谈之中，首先是通过觉察她自己的身体，她自己的反应。无论如何，她都会有这些反应，但是随着聚焦，她就能够以自我临在的状态面对她的反应，于是那些就不会干扰到她对来访者的关注。她承认了，她不知怎么地就觉得自己应该要比来访者更前一步。在聚焦中，不再那么地耗竭，而且也更能够带着一种具有滋养品质的自我关注，来触及自己强大的自我。

　　另一位临床工作者对我谈到了她的一位有严重饮食障碍的来访者。她意识到这个有可能危及生命的议题的严重性，而且她很感谢自己有聚焦这个方法，可以用于和这种类型的来访者的工作。"我感觉到，对我而言，保持临在是多么重要。对于一些像厌食症这样的事情，因为这是一种令人害怕的疾病，所以我在聚焦，与我自己的感受保持接触，哪怕我只是在了解信息。我想要确保自己非常地临在，为了做到这一点，我想要确保和自己有非常好的接触。"

　　用聚焦来做自我关怀也许意味着要在面谈期间做聚焦，承认并向内关注我们内在正在出现的是什么。就好像修通我们对来访者的反应一样，我们或许也要把耗竭、不知所措、或者替代性创伤的感受带到聚焦取向的督导中去（Madison，2004）或者进行同辈督导，在同辈督导中，我们可以得到另一个人全然的关注，同时我们花些时间和我们内在需要关注的东西在一起。结果就是，我们可以焕然一新地回到与来访者进行的面谈中去，能够再一次把我们全然的自我带回到与来访者的工作中，进行陪伴和支持。

　　作为临床工作者，我们在每一个当下自己向内连接自己的体验的过程，在治疗设置之中，以及在我们见到来访者之前，以及见完来访者之后，都是至关重要的，决定了我们能在多大程度上协助我们的来访者进行聚焦。我们自己的聚焦过程是我们真实的临在以及我们对来访者进行回应的来源，于是我们可以以一种与来访者自己的"往前带"的过程进行互动并予以支持。我们在体验性的层面与自己保持接触能够为我们提供一种情绪上的临在，这是我们在与来访者共同经历那些困难的关系性的时光时所需要的。我们可以运用聚焦来感觉到和某一位来访者在这个当下已经完成了，可以准备好迎接下一位来访者走进房门。我们可以把自己更加持续的有关来访者的反应的挑战带到聚焦的同辈督导或者督导中去，于是我们自己需要的改变步伐也可以发生，同时也清理好道路，于是我们可以和来访者充分的临在。

　　聚焦过程既可以支持我们，同时也能为我们提供一种方法，来支持我们的来访者。我们和我们的来访者都可以与新鲜的体验进行接触，在当下正在浮现的过程正是改变的精髓。

附录一

在家使用临在的语言

不知所措？有的时候我们会在某一刻认同于自己的感受。我们的头脑和身体里携带着压力，令人不安的事件，或许还有我们正纠结着的、需要去做的一些决定，等等。也许我们无法很好地思考，感觉眼泪已经快涌出来了，紧张，或者我们也许在任何时候都有可能发火。当我们认同于"自己的一个部分"的时候，我们会体验到很难把自己带回当下的时刻，不然的话我们可能会感觉更冷静、清晰，能够在最佳的状态下运作。以下内容来自于内在关系聚焦，是一个身心关系的过程，由安·怀瑟·康奈尔博士（Ann Weiser Cornell）和芭芭拉·麦克加文（Barbara McGavin）创作。

临在的语言

请注意这几个句子的不同：

1. 我对她说的话感到挫败。

2. 我内在的一些东西对她说的话感到挫败。

3. 我正感到我内在有些东西对她说的话感到非常挫败。

你有感觉到不同吗？

你来试试：

1. 我感到 _____。

2. 我内在的一些东西对她说的话感到 _____。

3. 我正感到我内在有些东西对她说的话感到 _____。

在你改变了自己的语言之后，注意一下它产生了什么不同。

附录二

自我聚焦提示卡

进入

- "我正在花时间感受我的身体，首先是外围的区域，然后是喉咙、胸口、肚子，等等。"
- "现在什么想要我的觉知【关于那件事】？"

做接触

- "我正感到一些东西……"
- "我正在承认这个东西。"
- "我正在感受它想要我怎么样和它在一起。"
- "我正在找到**描述**它的最好的方式。"
- "我正在与我的身体**核对**这份描述。"

深化接触

- "我正在感受是不是可以只是和这个**在一起**。"
- "我正和它坐在一起，带着**兴趣和好奇**。"
- "我正在从**它的视角**出发，感受**它的感觉**如何。"
- "我正在感受它有没有自己的**情绪**或心情。"
- "我正在让它知道我听到它了。"
- "我正在向任何它想要我知道的更多的东西打开。"

出来

- "我正在让它知道，很快就要到停下来的时间了。"
- "我正在让它知道，我愿意回来。"
- "我正在感谢我的身体和我身体的过程。"
- 如果你和一位家人有过一次热烈的讨论，注意一下你的感受。
- 如果你在做项目的时候对自己感到挫败，停顿一下，感觉一下自己的感受。
- 如果你晚上难以入眠担心着钱，注意一下这些你正在体验到的感受。然后说："我正感到我内在有些东西感觉……"然后注意一下有什么改变。

参考文献

Ainsworth, Mary. (1969). Object relations, dependency and attachment: A theoretical review of the infant-mother relationship. *Child Development,* 40.

Amodeo, John. (2007). A focusing-oriented approach to couples therapy. *Person-Centered and Experiential Psychotherapies,* 6(3), 169-182.

Armstrong, Mary K. (1998). Treating trauma with focusing and EMDR. *The Folio: A Journal for Focusing and Experiential Therapy,* 17(1), 25-30.

Armstrong, Mary K. (2010). *Confessions of a trauma therapist.* Toronto: BPS Books.

Barlocher, Daniel. (1999). Motivating latent coping resources: Focusing as part of treatment for chronic headaches. *The Folio: A Journal for Focusing and Experiential Therapy,* 18(1), 127-128.

Beck, Judith S. (2011). *Cognitive therapy for challenging problems: What to do when the basics don't work.* New York: Guilford.

Bion, Wilfred. (1967). Notes on memory and desire. *Psychoanalytic Forum,* 2(3), 271-280.

Boukydis, Zack. (2012). *Collaborative consultation with parents and infants in the perinatal period. Baltimore,* MD: Brookes.

Bowlby, John. (1988). *A secure base: Parent-child attachment and healthy human development.* New York: Basic Books.

Brenner, Helene. (2012, January-February). Bringing the heart of focusing-oriented therapy into your practice. Phone seminar offered through Focusing Resources Inc.

Bundschuh-Miiller, Karin. (2004). "It is what it is, says love . . . ": Mindfulness and acceptance in person-centred and experiential psychotherapy (Elisabeth Zinschitz, Trans.). In Thomas Heidenreich & Johannes Michalak (Eds.), *Achtsamkeit und Akzeptanzin derPsychotherapie*

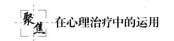
(pp. 405-456). Tubingen: DGVT-Verlag.

Burns, David D. (1980). *Feeling good: The new mood therapy.* New York: Morrow.

Cornell, Ann Weiser. (1993). Teaching focusing with five steps and four skills. In David Brazier (Ed.), *Beyond Carl Rogers.* London: Constable.

Cornell, Ann Weiser. (1996). *The power of focusing.* Oakland, CA: New Harbinger.

Cornell, Ann Weiser. (2004). How I met Focusing. *Focusing Connection Newsletter.*

Cornell, Ann Weiser. (2005a). *The radical acceptance of everything: Living a focusing life.* Berkeley, CA: Calluna Press.

Cornell, Ann Weiser. (2005b, November-December). An invitation to presence. *Psychotherapy Networker,* 56-61.

Cornell, Ann Weiser. (2008). *The focusing teacher's manual.* Focusing Resources.

Cornell, Ann Weiser. (2009). Presence meets ego. *Focusing Connection Newsletter.*

Cornell, Ann Weiser. (2012). Get bigger than what's bugging you. E-course, Focusing Resources.

Cornell, Ann Weiser, & Fleisch, Glenn. (2007, August 15). Inner relationship focusing in therapy. Presented at American Psychological Association, Division 32.

Cornell, Ann Weiser, & McGavin, Barbara, (2002). *The focusing student's and companion's manual, part one.* Berkeley, CA: Calluna Press.

Cornell, Ann Weiser, & McGavin, Barbara. (2008). Inner relationship focusing. *The Folio: A Journal for Focusing and Experiential Therapy,* 21(1), 21-33.

Cozolino, Louis. (2002). *The neuroscience of psychotherapy: Building and rebuilding the human brain.* New York: W. W. Norton.

Craske, Michelle. (2010). *Cognitive-behavioral therapy.* Washington, DC: American Psychological Association.

Damasio, Antonio. (1994). *Descartes' error.* New York: Penguin.

Damasio, Antonio. (1999). *The feeling of what happens: Body and emotion in the making of consciousness.* San Diego: Harcourt.

Depestele, Frans. (2004). Space differentiation in experiential psychotherapy. *Person-Centered and Experiential Psychotherapies,* 3(2), 129-139.

DeYoung, Patricia A. (2003). *Relational psychotherapy.* New York: Routledge.

Doi, A., & Ikemi, A. (2003). How getting in touch with feelings happens: The process of referencing. *Journal of Humanistic Psychology,* 43(4), 87-101.

Earley, Jay. (2012). *Self-therapy: A step-by-step guide to creating wholeness and healing your inner child using IFS.* Larkspur, CA: Pattern System Books.

Ecker, Bruce, Tide, Robin, & Hulley, Laurel. (2012). *Unlocking the emotional brain: Eliminating symptoms at their roots using memory reconsolidation.* New York: Routledge.

Elliott, Robert, Davis, Kenneth L, & Slatick, Emil. (1998). Process-experiential therapy for posttraumatic stress disorders. In Leslie S. Greenberg, Jeanne C. Watson, and Germain Lietaer (Eds.), *Handbook of Experiential Psychotherapy.* New York: Guilford.

Elliott, Robert, & Greenberg, Leslie. (1997). Multiple voices in process- experiential therapy: Dialogues between aspects of the self. *Journal of Psychotherapy Integration, 7,* 225-239.

Elliott, Robert, Watson, Jeanne C., Goldman, Rhonda N, & Greenberg, Leslie S. (2004). *Learning emotion-focused therapy: The process-experiential approach to change.* Washington, DC: American Psychological Association.

Fisher, Andy. (2002). *Radical ecopsychology: Psychology in the service of life.* Albany: State University of New York Press.

Fleisch, G. (2008). Right in their hands: How gestures imply the body's next steps in focusing-oriented therapy. *Person-Centered and Experiential Psychotherapies,* 8(3), 173-188.

Fleisch, Glenn. (2009). Personal communication. Training program in Focusing-oriented therapy, lectures and course handouts.

Fodor, Iris. (2001). Making meaning of therapy: A. personal narrative of change over four decades. In Marvin R. Goldfried (Ed.), *How therapists change: Personal and professional reflections.* Washington, DC: American Psychological Association.

Fonagy, Peter, Gergely, Gyorgy, Jurist, Elliot, & Target, Mary. (2002). *Affect regulation, mentalization, and the development of the self.* New York: Other Press.

Fosha, Diana. (2000). *The transforming power of affect.* New York: Basic Books.

Fosha, Diana. (2008). Transformation, recognition of self by self, and effective action. In Kirk J. Schneider (Ed.), *Existential-integrative psychotherapy: Guideposts to the core of practice* (pp. 290-320). New York: Routledge.

Fosha, Diana, Siegel, Daniel J., & Solomon, Marion. (Eds.). (2009). *The healing power of*

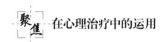

emotion: Affective neuroscience, development, and clinical practice. New York: W. W. Norton.

Frezza, Elena. (2008). *Focusing and chronic pain. The Folio: A Journal for Focusing and Experiential Therapy,* 21(1), 328-337.

Friedman, Neil. (1982). *Experiential therapy and focusing.* New York: Half Court Press.

Friedman, Neil. (1987). *Therapeutic essays.* New York: Half Court Press.

Friedman, Neil. (2007). *Focusing-oriented therapy (FOT).* Lincoln, NE: iUniverse.

Geiser, Christiane. (2010). Moments of movement: Carrying forward structure-bound processes in work with clients suffering from chronic pain. *Person-Centered and Experiential Psychotherapies,* 9(2).

Gendlin, Eugene. (1961). Experiencing: A variable in the process of therapeutic change. *American Journal of Psychotherapy,* 15(2), 233- 245.

Gendlin, Eugene. (1964). A theory of personality change. In Philip Worchel & Donn Byrne (Eds.), *Personality change* (pp. 100-148). New York: John Wiley and Sons.

Gendlin, Eugene. (1968). The experiential response. In Emanuel Frederick Hammer (Ed.), *Use of interpretation in treatment* (pp. 208-227). New York: Grune and Stratton.

Gendlin, Eugene. (1973). Experiential psychotherapy. In Raymond J. Corsini (Ed.), *Current psychotherapies* (pp. 317-352). Itasca, IL: Peacock.

Gendlin, Eugene. (1978). The body's releasing steps in experiential process. In James L. Fosshage & Paul Olsen (Eds.), *Healing: Implications for psychotherapy* (pp. 323-349). New York: Human Sciences Press.

Gendlin, Eugene. (1981). *Focusing.* New York: Bantam.

Gendlin, Eugene. (1984). The client's client. In Ronald L. Levant & John M. Shlien (Eds.), *Client-centered therapy and the person-centered approach.* New York: Praeger.

Gendlin, Eugene. (1990). The small steps of the therapy process: How they come and how to help them come. In Germain Lietaer, Jan Rombauts, & Richard Van Balen (Eds.), *Client-centered and experiential psychotherapy in the nineties* (pp. 205-224). Leuven: Leuven University Press.

Gendlin, Eugene. (1991). On emotion in therapy. In Jeremy D. Safran & Leslie S. Greenberg (Eds.), *Emotion, psychotherapy and change* (pp. 255-279). New York: Guilford.

Gendlin, Eugene. (1993). *Three assertions about the body. The Folio: A Journal for Focusing and Experiential Therapy,* 12(1), 21-33.

Gendlin, Eugene. (1996). *Focusing-oriented psychotherapy.* New York: Guilford.

Gendlin, Eugene. (1999). Implicit entry and focusing. *Humanistic Psychologist,* 27(1), 80-88.

Gendlin, Eugene. (2004a). The new phenomenology of carrying forward. *Continental Philosophy Review,* 37(1), 127-151.

Gendlin, Eugene. (2004b). Five philosophical talking points to communicate with colleagues who don't yet know focusing. *Staying in Focus,* 4(1), 5-8.

Gendlin, Eugene. (2007). Focusing: The body speaks from the inside. Presented at the 18th Annual International Trauma Conference, Boston, MA. Transcript available from the Focusing Institute.

Gendlin, Eugene. (2011). Focusing, psychotherapy, and the implicit.

Gendlin, Eugene, Beebe, John, Cassens, James, Klein, Marjorie H., & Oberlander, Mark. (1968). Focusing ability in psychotherapy, personality and creativity. In John M. Shlien (Ed.), *Research in psychotherapy* (vol. III, pp. 217-241). Washington, DC: American Psychological Association.

Gendlin, Eugene., & Lietaer, Germain. (1983). On client-centered and experiential psychotherapy: An interview with Eugene Gendlin. In Wolf-Rudiger Minsel & Wolfgang Herff (Eds.), *Research on psychotherapeutic approaches: Proceedings of the 1st European conference on psychotherapy research, Trier, 1981* (vol. 2, pp. 77-104). Frankfurt am Main: Peter Lang.

Gendlin, Eugene, & Zimring, Fred. (1955). The qualities or dimensions of experiencing and their change. Counseling Center Discussion Paper, 1(3). Chicago: University of Chicago Library.

Germer, Christopher K., Siegel, Ronald D., & Fulton, Paul R. (2005). *Mindfulness and psychotherapy.* New York: Guilford.

Goldfried, Marvin R. (Ed.). (2001). *How therapists change: Personal and professional reflections.* Washington, DC: American Psychological Association.

Grindler Katonah, Doralee. (In press). Focusing-oriented psychotherapy: A contemplative approach to healing trauma. In Victoria Follette, Deborah Rozelle, Jim Hopper, David

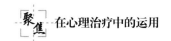

Rome, & John Briere (Eds.), *Contemplative methods in trauma treatment: Integrating mindfulness and other approaches.* New York: Guilford.

Harris, Russ. (2009). *ACT made simple.* Oakland, CA: New Harbinger.

Hendricks, Marion N. (1986). Experiencing level as a therapeutic variable. *Person-Centered Review,* 1(2), 141-162.

Hendricks, Marion N. (2001). Focusing-oriented/experiential psychotherapy. In David Cain & Jules Seeman (Eds.), *Humanistic psychotherapies: Handbook of research and practice.* Washington, DC: American Psychological Association.

Hendricks-Gendlin, Mary. (2003). Focusing as a force for peace: The revolutionary pause. Keynote address to the Fifteenth Focusing International Conference 2003 in Germany.

Hinterkopf, Elfie. (2004). The experiential focusing approach. In Len Sperry & Edward P. Shafranske (Eds.), *Spiritually oriented psychotherapy.* Washington, DC: American Psychological Association.

Ikemi, Akira. (2007). Focusing/listening training program in business corporations: A personal account of its development in Japan.

Ikemi, Akira. (2010). An explication of focusing-oriented therapy from a therapy case. *Person-Centered, and Experiential Psychotherapies,* 9(2).

Jaison, Bala. (2004). *Integrating experiential and brief therapy: How to do deep therapy— briefly and how to do brief therapy—deeply. Toronto: Focusing for Creative Living.*

Johnson, Sue. (2008). *Hold me tight: Seven conversations for a lifetime of love.* New York: Little, Brown.

Kabat-Zinn, Jon. (2005). *Coming to our senses.* New York: Hyperion.

Klagsbrun, Joan. (1999). Focusing, illness, and health care. *The Folio: A Journal for Focusing and Experiential Therapy,* 18(1), 162-170.

Klagsbrun, Joan. (2001). Integrating focusing with health care. *Staying in Focus,* 1(1).

Klein, Marjorie H., Mathieu, Philippa L., Gendlin, Eugene T, & Kiesler, Donald J. (1969). *The experiencing scale: A research and training manual* (vol. 1). Madison: Wisconsin Psychiatric Institute.

Kohut, Heinz. (1984). *How does analysis cure?* Chicago: University of Chicago Press.

Korbei, Lore. (2007). Eugene Gendlin. (Elisabeth Zinchitz, Trans.). Unpublished manuscript. (Original work published 1994.)

Kurtz, Ron. (1997). *Body-centered psychotherapy: The Hakomi method.* Mendocino, CA: LifeRhythm.

Lavender, Joan. (2010). Some thoughts about focusing and aging: Losses and gains. In *The Folio: A Journal for Focusing and Experiential Therapy, 22*(1), 26-35.

Leijssen, Mia. (2007). Coping with fear in short-term experiential psychotherapy. *The Folio: A Journal for Focusing and Experiential Therapy, 20*(1), 25-35.

Lessem, Peter A. (2005). *Self psychology: An introduction.* Lanham, MD: Jason Aronson.

Levine, Peter. (1997). *Waking the tiger.* Berkeley, CA: North Atlantic Books.

Levine, Peter. (2010). *In an unspoken voice: How the body releases trauma and restores goodness.* Berkeley, CA: North Atlantic Books.

Linehan, Marsha M. (1993). *Cognitive behavioral treatment of borderline personality disorder.* New York: Guilford.

Madison, Greg. (2001). Focusing, intersubjectivity, and therapeutic intersubjectivity. *Review of Existential Psychology and Psychiatry, 26*(1), 3-16.

Madison, Greg. (2004). Focusing-oriented supervision. In Keith Tudor & Mike Worrall (Eds.), *Freedom to practice.* London: PCCS Books.

Madison, Greg. (2011). Let your body be your coach. In Emmy van Deurzen & Monica Hanaway (Eds.), *Existential coaching* (pp. 117-127). London: Palgrave.

Madison, Greg, & Gendlin, Eugene. (2012). Palpable existentialism: An interview with Eugene Gendlin. In Laura Barnett & Greg Madison (Eds.), *Existential therapy: Legacy, vibrancy and dialogue* (pp. 81-96). New York: Routledge.

Main, M. (1999). Epilogue. Attachment theory: Eighteen points with suggestions for future studies. In Jude Cassidy & Phillip R. Shaver (Eds.), *Handbook of attachment: Theory, research, and clinical applications.* New York: Guilford.

McGavin, Barbara. (1994, September). The victim, the critic, and the inner relationship: Focusing with the part that wants to die. *Focusing Connection.*

McGavin, Barbara, & Cornell, Ann Weiser. (2002). *The focusing student's and companion's manual, part two.* Berkeley, CA: Calluna Press.

McGavin, Barbara, & Cornell, Ann Weiser. (2008). Treasure maps to the soul. *The Folio: A*

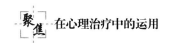
Journal for Focusing and Experiential Therapy, 21(1), 41-60.

Mearns, Dave, & Thorne, Brian. (2007). *Person-centred counselling in action.* Thousand Oaks, CA: Sage.

Millan, Cesar. (2007). *Be the pack leader.* New York: Harmony Books.

Muller, Dieter, & Feuerstein, Heinz-Joachim. (1999). Chronic physical pain: Your body knows the answer. *The Folio: A Journal for Focusing and Experiential Therapy,* 18(1), 96-107.

Nickerson, Carol J. Sutherland. (2009). Inner relationship focusing: Strengthening attachment and interpersonal neurobiological integration.

Nickerson, Carol J. Sutherland. (2012). Attachment and neuroscience: The benefits of being a focusing oriented professional. *The Folio: A Journal for Focusing and Experiential Therapy,* 23(1), 47-57.

Ogden, Pat, Minton, Kekuni, & Pain, Claire. (2006). *Trauma and the body: A sensorimotor approach to psychotherapy.* New York: W. W. Norton.

Omidian, Pat, & Lawrence, Nina Joy. (2007). A community based approach to focusing: The Islam and focusing project of Afghanistan. *The Folio: A Journal for Focusing and Experiential Therapy,* 20(1), 152-160.

Parker, Rob. (2007). *Making peace from the inside. The Folio: A Journal for Focusing and Experiential Therapy,* 20(1), 36-47.

Peris, Fritz, Hefferline, Ralph F., & Goodman, Paul. (1951). *Gestalt therapy.* New York: Julian Press.

Preston, Lynn. (2005). Two interwoven miracles: The relational dimension of focusing-oriented therapy. Focusing Institute.

Preston, Lynn. (2008). *The edge of awareness. International Journal of Psychoanalytic Self Psychology,* 3(4).

Purton, Campbell. (2004). *Person-centred therapy: The focusing-oriented approach.* London: Palgrave-Macmillan.

Purton, Campbell. (2007). *The focusing-oriented counselling primer.* Ross- on-Wye, UK: PCCS Books.

Purton, Campbell. (2010). Introduction to the special issue on focusing- oriented therapy. *Person-Centered and Experiential Psychotherapies,* 9(2).

Rappaport, Laury. (2009). *Focusing-oriented art therapy: Accessing the body's wisdom and creative intelligence.* London: Jessica Kingsley.

Rogers, Carl. (1958). A process conception of psychotherapy. *American Psychologist,* 13(4), 142-149.

Rogers, Carl. (1961). *On becoming a person.* Boston: Houghton-Mifflin.

Rogers, Carl. (1986a). Reflection of feelings. *Person-Centered Review,* 1(4). (Reprinted in *The Carl Rogers Reader.* Boston: Houghton Mifflin, 1989.)

Rogers, Carl. (1986b). Client-centered approach to therapy. In Irwin L. Kutash & Alexander Wolf (Eds.), *Psychotherapist's casebook: Theory and technique in practice* (pp. 197-208). San Francisco: Jossey Bass.

Rogers, Carl. (1994). *Freedom to learn* (3rd ed.). New York: Prentice Hall.

Rothschild, Babette. (2000). *The body remembers: The psychophysiology of trauma and trauma treatment.* New York: W. W. Norton.

Rothschild, Babette. (2002, July-August). Understanding dangers of empathy. *Psychotherapy Networker.*

Rowe, Crayton E., Jr., & Maclsaac, David S. (1991). *Empathicattunement.* Oxford: Rowman and Littlefield.

Scaer, Robert C. (2001). *The body bears the burden: Trauma, dissociation, and disease.* Binghamton, NY: Haworth.

Schegloff, Emanuel A. (1968). Sequencing in conversational opening. *American Anthropologist,* 70, 1075-1095.

Schore, Allan N. (2003). *Affect regulation and the repair of the self.* New York: W. W. Norton.

Schwartz, Richard C. (1995). *Internal family systems therapy.* New York: Guilford.

Schwartz, Richard C. (2013). The therapist-client relationship in internal family systems therapy. In Martha Sweezy & Ellen Ziskind (Eds.), *Internal family systems therapy: New dimensions.* New York: Routledge.

Shapiro, Francine. (2002). *EMDR as an integrative psychotherapy approach: Experts of diverse orientations explore the paradigm prism.* Washington, DC: American Psychological Association Books.

Siegel, Daniel J. (2007). *The mindful brain: Reflection and attunement in the cultivation of*

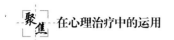
well-being. New York: W. W. Norton.

Siegel, Daniel J. (2010). *The mindful therapist.* New York: W. W. Norton.

Stapert, Marta, & Verliefde, Erik. (2008). *Focusing with children.* Ross-on- Wye, UK: PCCS Books.

Stern, Daniel N. (2004). *The present moment in psychotherapy and everyday life.* New York: W. W. Norton.

Stolorow, Robert, & Atwood, George. (1992). *Contexts of being: The inter- subjective foundations of psychological life.* Hillsdale, NJ: Analytic Press.

Stone, Hal, & Stone, Sidra. (1993). *Embracing your inner critic.* San Francisco: HarperSanFrancisco.

Suetake, Yasuhiro. (2010). The clinical significance of Gendlin's process model. *Person-Centered and Experiential Psychotherapies,* 9(2).

Summerville, Mary Ellen. (1999). Listening from the heart to people living with cancer. *The Folio: A Journal for Focusing and Experiential Therapy,* 18(1), 42-46.

Tidmarsh, Alan. (2010, May 5-9). Being-with the being-without: Relational focusing with substance misusers. Presented at the 22nd International Focusing Conference, Hohenwart Forum, Germany.

Vanaerschot, Greet. (2004). It takes two to tango: On empathy with fragile processes. *Psychotherapy: Theory, Research, Practice, Training,* 41(2), 112-124.

Van der Kolk, Bessel A., van der Hart, Onno, & Marmar, Charles R. (1996). Dissociation and information processing in posttraumatic stress disorder. In Bessel A. Van der Kolk, Alexander C. McFarlane, and Lars Weisaeth (Eds.), *Traumatic stress.* New York: Guilford.

Wachtel, Paul L. (2008). *Relational theory and the practice of psychotherapy.* New York: Guilford.

Wallin, David J. (2007). *Attachment in psychotherapy.* New York: Guilford.

Warner, Margaret S. (1998). A client-centered approach to therapeutic work with dissociated and fragile process. In Leslie S. Greenberg, Jeanne C. Watson, & Germain Lietaer (Eds.), *Handbook of experiential psychotherapy.* New York: Guilford.

Warner, Margaret S. (2000). Person-centred therapy at the difficult edge: A developmentally based model of fragile and dissociated process. In Dave Mearns & Brian Thorne (Eds.),

Person-centred therapy today: New frontiers in theory and practice. Thousand Oaks, CA: Sage.

Yalom, Irvin. (2002). *The gift of therapy.* New York: HarperCollins.

Yalom, Victor, & Yalom, Marie-Helene. (2010). Peter Levine on somatic experiencing.